肥満・糖尿病の人は なぜ新型コロナに弱いのか

「糖質過剰」症候群Ⅱ

清水泰行

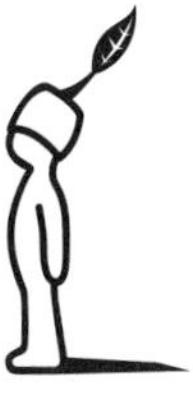

光文社新書

Even if you are a minority of one, the truth is the truth.

Mahatma Gandhi

たとえあなたが少数派であっても、真実は真実である。

マハトマ・ガンディー

はじめに

２０２０年。世界中が目に見えない小さなヤツに翻弄された。もちろん新型コロナウイルスである。人によっては感染の不安に陥り、人によっては死の恐怖に慄いた。新型コロナウイルス感染症のパンデミックにより日常生活まで変更や制限を余儀なくされた。

（＊）パンデミック：感染症により広い範囲の世界で非常に多数の感染者や患者を発生させること。

２０２０年は、本来なら日本は多くの外国人で溢《あふ》れ、日々お祭り騒ぎになるであろうオリンピックの年であった。しかし、新型コロナのせいで、日本だけでなく世界の動きが止まってしまった。オリンピックは1年延期されて強行されたが、緊急事態宣言の中でほぼ無観客開催を余儀なくされた。

新型コロナウイルスは当初未知のウイルスであったが、徐々に様々なことがわかってきた。このウイルスも、糖質を過剰摂取している人に対して有害な影響を大きく与えた。糖質過剰症候群の代表である糖尿病、肥満の人を中心に、重症者、死亡者の割合が非常に高いのだ。

糖質過剰摂取は血栓のリスクを高める。新型コロナ感染の重症化の多くは血栓症によると考えられる。

（＊）糖質過剰症候群：糖質を過剰に摂取したことにより起きる病気。正式な医学用語ではなく、著者の造語。詳しくは前著『「糖質過剰」症候群』参照。

（＊）血栓症：通常は血液が血管の中で固まってしまうことはないが、何らかの原因で血液が固まった血栓というものができ、血管に詰まってしまう状態。血栓が血管に詰まると血液の流れが途絶え、様々な病気や症状が起きる。たとえば心筋梗塞や脳梗塞などは血液の流れが途絶えて起きる病気である。

さらに糖質過剰摂取による高血糖は免疫力を低下させ、炎症を促進する。

しかし、新型コロナは恐れても、平気で糖質過剰摂取を行い、「コロナ太り」まで招いている。コロナ太りは、自らを新型コロナの感染時に重症化するリスクを高くするにもかかわらず、そこには恐怖を感じていないのは非常に不思議だ。

新型コロナ感染の重症化だけでなく、様々な病気の原因は糖質過剰摂取にあると考えられる。新型コロナウイルスのパンデミックは怖いのに、糖質過剰摂取により体を蝕《むしば》んでいる「糖化パンデミック」のことは、多くの人が大して意識していない。

世界中でパンデミックのように広がる、肥満、インスリン抵抗性など糖質過剰症候群は、新型コロナよりも多くの人に様々な病気をもたらしたり、死に至らしめたりしている。

（＊）糖化：糖質過剰摂取により体の中に糖がいっぱいになり、それと体の中のタンパク質が反応して有害な物質に変化してしまうこと。

（＊）糖化パンデミック：糖化が広範囲にわたることを表す著者の造語。

それにもかかわらず、多くの医師や栄養士は、糖化をもたらす糖質の摂取を推奨している。

糖質摂取はどうしてダメなのであろうか？

「だって、みんないっぱい食べているではないか。小さな頃から、ものごころつく前から毎日ずっと、当たり前のように食べているではないか。医師も栄養士も、糖質は重要なエネルギー源だとずっといい続けているではないか」

……信じたくないのは理解できる。しかし、人間の体の中に進化してきたメカニズムは、大量の糖質を受け入れられないのである。

２０１９年に、前著の『「糖質過剰」症候群』を出版させていただいた。様々な反響をいただき、同業の医師からも多くの好意的な意見をいただいた。

江部康二先生（一般財団法人高雄病院理事長）が２００１年から始めた糖質制限は、この数年間でさらに広がりを見せ、糖質オフをうたった商品も非常に多くなった。

しかし、医療の現場に大きな変化は認められない。

その前著から2年が経ち、新たにわかったこと、前著では述べなかったこと、もっと知ってほしいことがいっぱいあり、また1冊にまとめることにした。前著と併せて読んでいただければ、より理解が深まると思われる。

ただ、一般の方からは、前著はちょっと内容が難しすぎるという意見も少なくなかった。たしかに難しい内容も多かった。

今回は、注釈や、できる限りかみ砕いた表現を使うことを意識した。難しい内容が必要ないのであれば、難しい箇所を飛ばして読んでいただければ問題ない。特に第４章は、糖質過剰症候群のメカニズムについて詳しく述べているので、ちょっと内容的には難しいかもしれない。

難解な言葉もあると思うが、この本を読んだ後に糖質への恐怖を持っていただければ幸いだ。

目次

第1章

新型コロナウイルスパンデミックと糖質過剰症候群

Fear always springs from ignorance.
Ralph Waldo Emerson

恐怖はつねに無知から生じる。
ラルフ・ワルド・エマーソン

一部の人で重症化するウイルス——糖質過剰という脆弱性

２０２０年は新型コロナウイルスに翻弄され、今もまだなお混乱は続いている。２０２１年になってワクチン接種ができるようになっても、あざわらうかのように変異を繰り返すウイルス。いまだかつて、ここまで世界中を巻き込んだ感染症があったであろうか？

様々な国の人々が世界中を往来する時代だからこそ起きたとも考えられるが、もしかしたら世界の人々の体に変化が起きていることによるものとも考えられないだろうか？

感染症は人類が誕生したときからずっと問題となってきた。そして、進化の過程で免疫機能を発達させたおかげで、人類は絶滅せずにここまで生き延びてきた。それなのに、このウイルスは一部の人の脆弱性を狙ってきているようだ。

新型コロナウイルスのパンデミックの裏には、じつは糖質過剰摂取が関係していると考えられる。それは、このウイルス感染で重症化するリスクが高いのが、肥満、糖尿病、高血圧など、糖質過剰症候群の人が非常に多いことからもわかる。

よくマスコミなどで「基礎疾患」のある人という言葉が使われるが、実際には「疾患」は、検査などを受けて診断されて初めて「疾患あり」となる。つまり、血圧を測定していなければ高血圧とは診断されないし、血糖値を測定していなければ糖尿病の診断は下されない。
だから、診断された基礎疾患がある場合はもちろんだが、診断されていなくても危険な病態になっている人はたくさん存在すると思われる。

その危険な病態をもたらす最も大きな原因は、糖質過剰摂取だと考える。基礎疾患というよりも、普段の体の状態や代謝などの「基礎異常」が問題となるのであろう。糖質過剰摂取による食後高血糖、高インスリン血症、内臓脂肪がたっぷり詰まったポッコリお腹だけでも十分な「基礎異常」なのである。

基礎疾患と重症化・死亡の関係

アメリカの新型コロナ感染で、２０２０年３月から２０２１年３月までの18歳以上の入院患者54万６６７人を分析すると、人工呼吸となった人で基礎疾患が全くなかったのはたった１・５％であり、死亡した人の中で基礎疾患がゼロなのはたった０・９％だった。基礎疾患がない人が人工呼吸になったのは４・３％、死亡は２・７％で、基礎疾患が１つ以上ある人の中で人工呼吸となったのは14・７％、死亡は15・５％、基礎疾患が10個以上という人は人工呼吸が17・７％、死亡は21・６％だった。

資料１は基礎疾患の数と重症化・死亡のリスク比である。

基礎疾患なしの人と比較して、基礎疾患がある人の死亡リスクは、基礎疾患が１つの場合は１・５３倍、２~５個の場合は２・５５倍、６~10個で３・２９倍、10個以上の場合は３・８２倍であった。人工呼吸のリスク比は、基礎疾患１つで１・５７倍、10個以上の場合には４・４７倍にもなったのである。ＩＣＵ入室のリスク比は、基礎疾患１つで１・３２倍、10以上の場合では１・９６倍であった。

基礎疾患の内容を見ると、肥満、糖尿病、高血圧、腎障害、胃食道逆流症、認知症、睡眠障害、うつ病、変形性関節症、脂質異常症、冠動脈アテローム性動脈硬化症など、ほとんどが糖質過剰症候群である。基礎疾患の一つ一つはそれほどのリスクではないものもあるのかもしれないが、糖質過剰摂取は様々な症状、疾患をいくつも同時に合併する。基礎疾患がそれぞれ別の原因で起きているわけではない。

(Kompaniyets L.et al. Underlying Medical Conditions and Severe Illness Among 540,667 Adults Hospitalized With COVID-19, March 2020–March 2021. Prev Chronic Dis 2021;18:210123.)

資料1　新型コロナにおける基礎疾患の数と重症化・死亡のリスク比

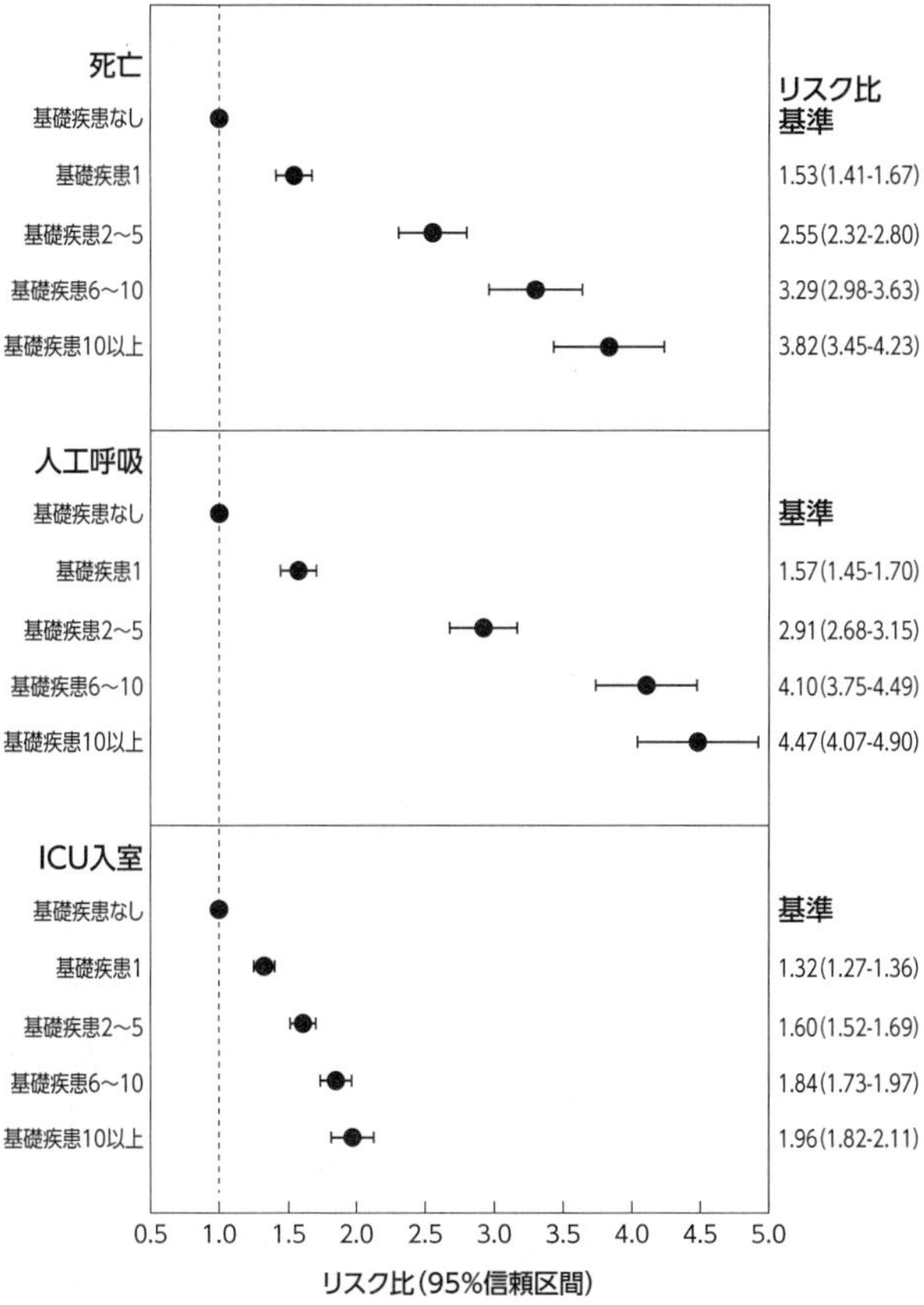

資料2　非糖尿病患者と比較した糖尿病患者の様々な治療の可能性（オッズ比）

治療の種類	オッズ比
高流量酸素	1.47
人工呼吸器	3.13
ECMO	4.75
持続的腎代替療法	5.58

（＊）ECMO：人工肺とポンプを用いた体外循環回路による治療。
（＊）持続的腎代替療法：持続的に行われる血液浄化。

糖尿病と肥満で跳ね上がるリスク

新型コロナ感染で重症化、死亡リスクの高い要因として、男性、高齢、肥満、糖尿病、高血圧などがある。

19件の研究、１万８８０１人の患者を合わせた分析（メタアナリシス）では、新型コロナ感染による糖尿病患者と非糖尿病患者の死亡率は、それぞれ21・３％と６・１％であり、非糖尿病と比較して糖尿病の死亡の可能性は２・３９倍であった。糖尿病患者の重症化は１・４３倍であった。

また糖尿病患者では、非糖尿病患者と比較して、急性呼吸促迫症候群（ＡＲＤＳ）で２・３８倍、急性心障害が２・５９倍、急性腎障害は１・９７倍だった。非糖尿病患者と比較して、糖尿病患者ではより高度な、より体に負担のかかる治療が必要であった。

(Kaminska H.et al. Impact of diabetes mellitus on in-hospital mortality in adult patients with COVID-19: a systematic review and meta-analysis. Acta Diabetol. 2021 Mar 20:1-10.)

資料2は、非糖尿病患者と比較した糖尿病患者の様々な治療の可能性（オッズ比）である。

新型コロナ感染での入院時の高血糖に関連する16件の研究、６３８６人のデータの分析では、入院時の高血糖が死亡の可能性を３・４５倍増加させ、重症化も２・０８倍増加させた。

(Yang Y.et al. Hyperglycemia at admission is a strong predictor of mortality and severe/critical complications in COVID-19 patients: a meta-analysis. Biosci Rep. 2021 Feb 26;41(2):BSR20203584.)

16件の研究、10万９８８１人のデータ分析では、ＢＭＩ30以上の患者は、ＢＭＩ30未満の患者と比較して、重症化が２・３５倍、死亡が２・６８倍であった。

（＊）ＢＭＩ：ボディマスインデックス。身長と体重より計算される。ＢＭＩ30以上を肥満、25以上を太りすぎ（過体重）と定義している。

さらに、肥満で年齢が60歳を超える患者では、重症化が３・１１倍、死亡が３・９３倍に

資料3　BMIと重症化との関連

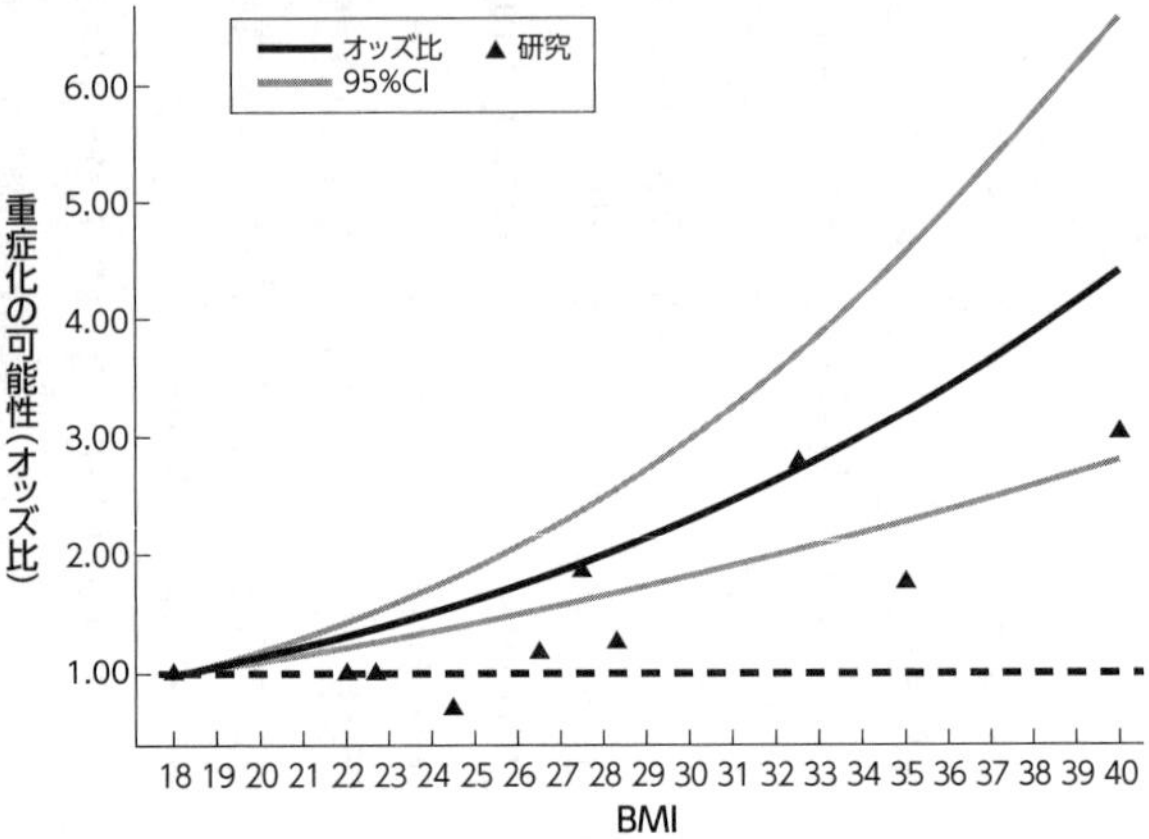

資料4　BMIと死亡率との関連

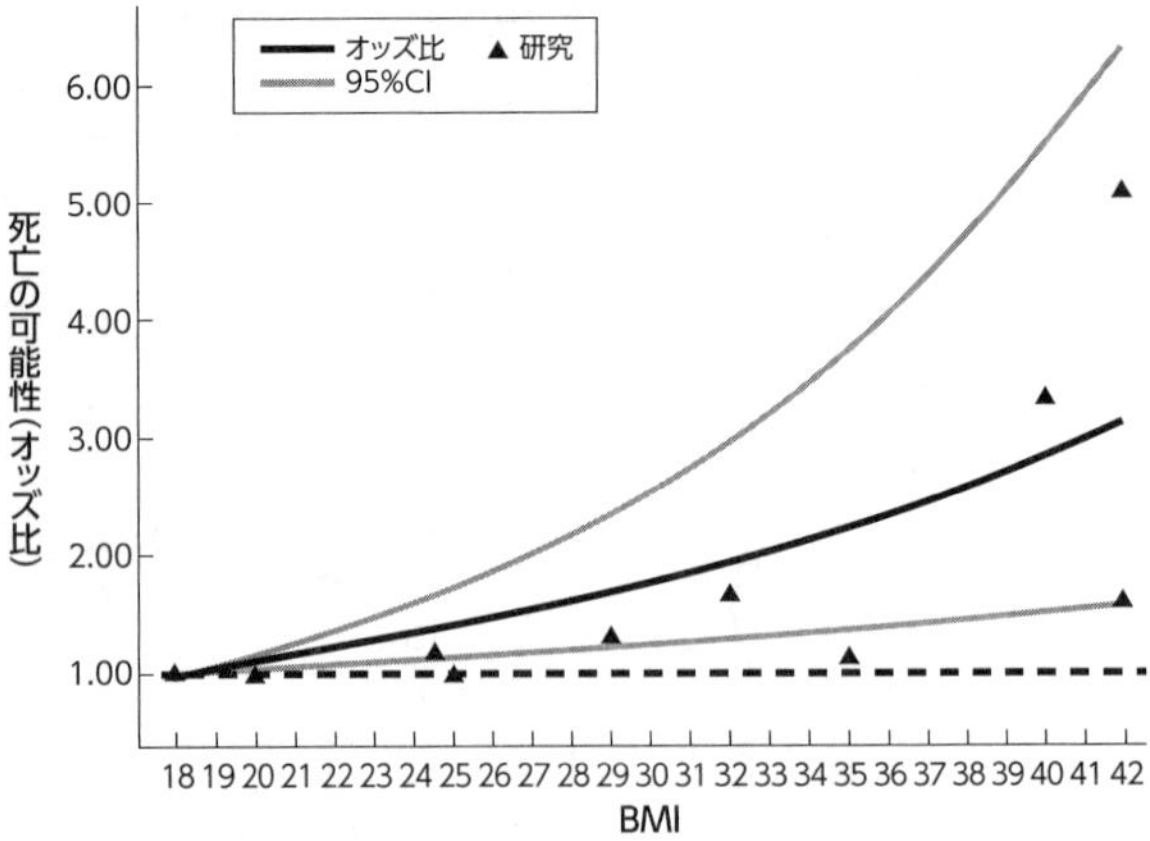

もなった。また、**資料３・資料４**に示すように、ＢＭＩが増加するに従い、重症化および死亡の可能性は高くなっていく。

(Du Y.et al. Association of body mass index (BMI) with critical COVID-19 and in-hospital mortality: A dose-response meta-analysis. Metabolism. 2021 Apr;117:154373.)

アメリカの50歳以下の新型コロナ感染の入院患者では、大多数（85％）が過体重または肥満である。

(Hendren NS.et al. Association of Body Mass Index and Age With Morbidity and Mortality in Patients Hospitalized With COVID-19: Results From the American Heart Association COVID-19 Cardiovascular Disease Registry. Circulation. 2020 Nov 17.)

メタボリックシンドロームがあると、新型コロナ感染で集中治療室へ入る可能性が４・５９倍高くなり、人工呼吸器を必要とする可能性が４・７１倍高くなり、死亡する可能性は３・４２倍高くなるという報告もある。

(Xie J.et al. Metabolic Syndrome and COVID-19 Mortality Among Adult Black Patients in New Orleans.Diabetes Care Jan 2021, 44 (1) 188-193.)

24件の研究、９万９９１８人のデータの分析では、高血圧を持つ患者の重症化は１・８２

倍であり、死亡は２・１７倍であった。

（Du Y.et al. Hypertension is a clinically important risk factor for critical illness and mortality in COVID-19: A meta-analysis. Nutr Metab Cardiovasc Dis. 2021 Mar 10;31(3):745-755.）

76件の研究、15万３１１５人のデータ分析を見ると、年齢が75歳を超えることは、新型コロナ感染で重症化が２・６５倍であり、死亡は５・５７倍にもなった。

（Booth A.et al. Population risk factors for severe disease and mortality in COVID-19: A global systematic review and meta-analysis. PLoS One. 2021 Mar 4;16(3):e0247461.）

資料5　事前に持っている疾患・病態と、重症化・死亡との関連

疾患・病態	重症化	死亡
糖尿病	1.43	2.39
入院時高血糖	2.08	3.45
肥満（BMI30以上）	2.35	2.68
高血圧	1.82	2.17
高齢（75歳以上）	2.65	5.57

資料5は、新型コロナ感染の患者が事前に持っている疾患または病態（状態）と、重症化や死亡との関連をまとめたものである。

アメリカの新型コロナ感染者２万８０９３人を分析したところ、集中治療室に入る可能性は、年齢が65歳以上、男性、２型糖尿病、肥満の４つの項目のうち、どの項目にも当てはまらない人と比較すると、２つの項目が当てはまる場合が約15倍、３つ当てはまると約38倍、４つではなんと約56倍にもなっていた。

（Ando W.et al. Impact of overlapping risks of type 2 diabetes and obesity on coronavirus disease severity in the United States. Sci Rep. 2021 Sep 9;11(1):17968.）

高血糖がウイルス感染を加速――気道における最初の防御システムを損なう

これらの疾患や病態では、なぜ重症化、死亡のリスクが高くなるのであろうか？　糖質過剰摂取との関係はどうなっているのであろうか？

高血糖は、新型コロナウイルスのライフサイクル、病気の進行、症状の提示の各主要な段階に関連している。具体的には、ブドウ糖の上昇は、ウイルスが肺の免疫防御システムの最初のレベルを弱めて回避し、人間のアンギオテンシン変換酵素Ⅱ（ＡＣＥ２）受容体というものに結合して細胞に入り、ウイルスの複製を加速するための理想的な条件を提供する。さらに細胞内で細胞死を増加させ、肺の炎症反応を誘発し、すでに弱まっている免疫系を圧倒し、全身感染、炎症、細胞損傷、サイトカインストーム、血栓症の雪崩《なだれ》を引き起こす。

（＊）サイトカインストーム：感染などが契機となり、マクロファージやリンパ球などの炎症細胞などからサイトカインという物質が分泌される。サイトカインは免疫応答を調節する生理活性物質であり、ウイルスや細菌などの微生物に対して生体の防御の役割を担っている。免疫が暴走し、血中にサイトカインが過剰に産生され、致死的な状態にまでなることをサイトカインストームという。

まずはウイルスが感染するところから見てみよう。

ウイルスは、上気道の鼻やのど、下気道の肺上皮と気管および気管支の表面にある気道表面液（ＡＳＬ）によって形成される、気道や肺の最初の非特異的な抗病原体防御システムを突破する必要がある。

通常、気道の状態が健康な人であれば、気道に到達したウイルスを、気道の異物や病原体の排泄機構である粘液繊毛クリアランスおよび反射性の咳やくしゃみによって排出する。一部の感染性のあるウイルスが深い気道や肺胞に到達すると、ＡＳＬ（気道表面液）の様々な防御因子により捕捉され、不活性化され、排除される。

（Logette E.et al. A Machine-Generated View of the Role of Blood Glucose Levels in the Severity of COVID-19. Front Public Health. 2021 Jul 28;9:695139.）

苦味を感じる受容体は、舌だけでなく鼻や副鼻腔、気道にも存在し、病原体を検知して殺菌性一酸化窒素の放出を誘発し、粘液線毛クリアランスを増加させ、抗病原体因子の分泌を促進する。

一方、甘味を感じる受容体も同様に、鼻や副鼻腔に存在している。ＡＳＬのブドウ糖の増加による甘味受容体の活性化は、苦味受容体を介した防御作用を阻害する。

（Lee RJ.et al. Bitter and sweet taste receptors regulate human upper respiratory innate immunity. J Clin Invest. 2014 Mar;124(3):1393-405.）

ＡＳＬ（気道表面液）中のブドウ糖は血糖値の12分の１～10分の１程度であり、血糖値が上昇すると増加する。通常の状態ではＡＳＬの適切な機能と無菌性を維持するには、７・２㎎／dℓ程度の非常に低いブドウ糖濃度が必要である。

しかし、たとえば糖尿病患者では、ＡＳＬのブドウ糖濃度は21・６㎎／dℓと報告されており、血糖値の値や炎症によってはさらに高くなるであろう。糖尿病では鼻汁や唾液のブドウ糖濃度も、健康な人の数倍高い。血糖値と比較するとＡＳＬのブドウ糖濃度は低いが、このレベルのブドウ糖濃度でも、苦味受容体を阻害するのには十分である。

気道の自然免疫にとって、病原体を認識する重要な役割のあるレクチンというタンパク質の活性も、ＡＳＬのブドウ糖の増加で低下し、ウイルスの認識が損なわれる。

また、気道の細胞は様々な病原体を防御する因子を分泌しているが、それらの因子の活性や分泌は、ＡＳＬのブドウ糖の増加により低下する可能性がある。そして高血糖は、肺のマクロファージや好中球などの細胞性免疫の機能を低下させる（**資料6**）（**資料7**）。

ＡＳＬのpHは通常では中性であるが、ＡＳＬのブドウ糖の上昇は乳酸産生を増加させて酸性化を招き、粘液繊毛クリアランスを低下させ、免疫細胞の機能低下も起こす。

さらに、ＡＳＬにブドウ糖の増加が存在すると、終末糖化産物（ＡＧＥｓ：タンパク質が糖化してできる物質で、老化や様々な疾患に関与する原因物質として知られる）の発現が増加し、ＡＳＬ機能に深刻な結果をもたらす。ＡＧＥｓの増加によりリゾチームやラクトフェリンなどの抗病原体因子が減少し、ＡＧＥｓの受容体であるＲＡＧＥを介して炎症が誘発される。

このようにしてＡＳＬのブドウ糖の増加は、気道における最初の非特異的な抗病原体防御システムを損なうのである。糖質過剰摂取では、ウイルスに対する防御の最初の段階でつま

資料6　感染が引き起こす反応

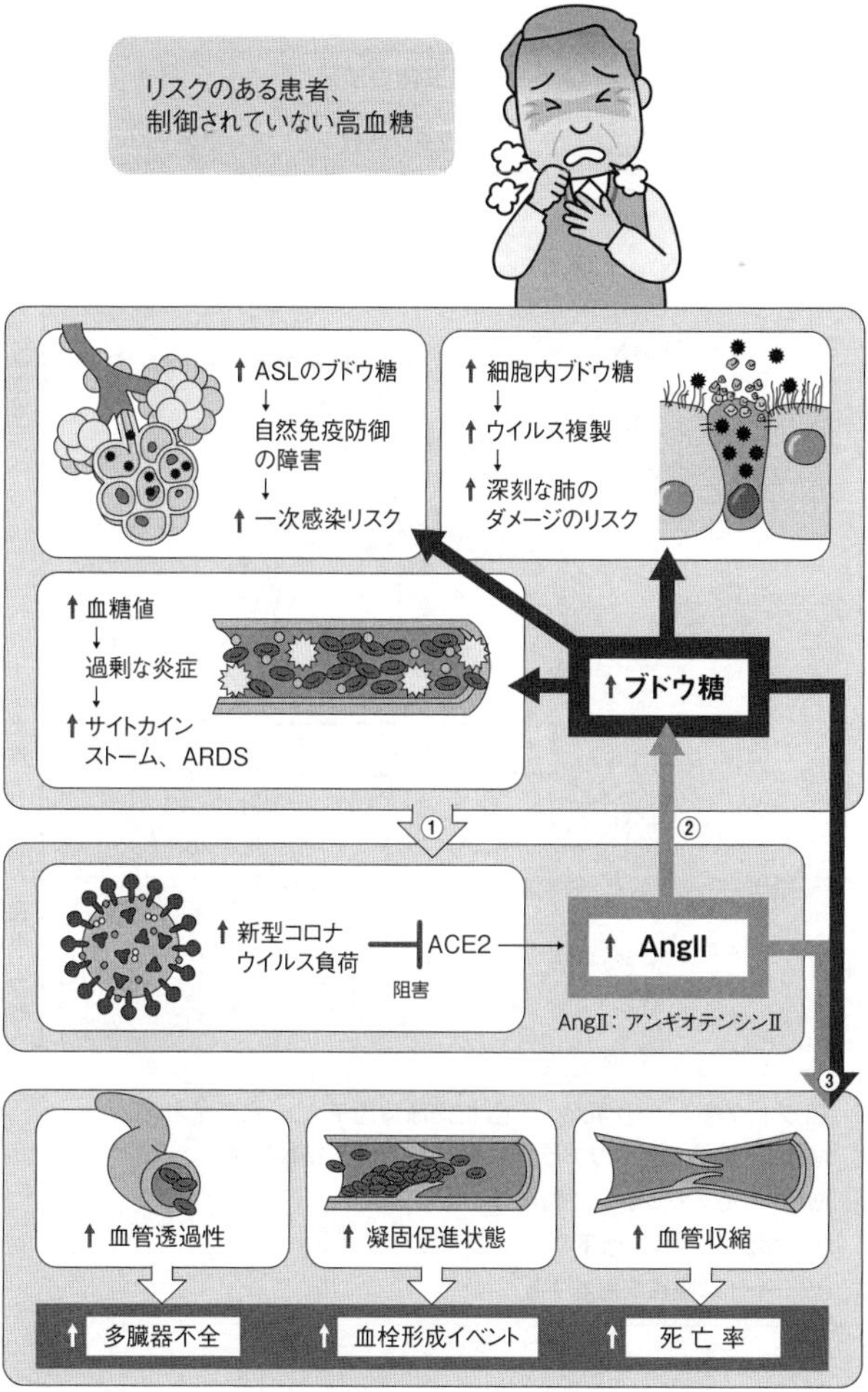

資料７　ブドウ糖による気道の防御機能の低下

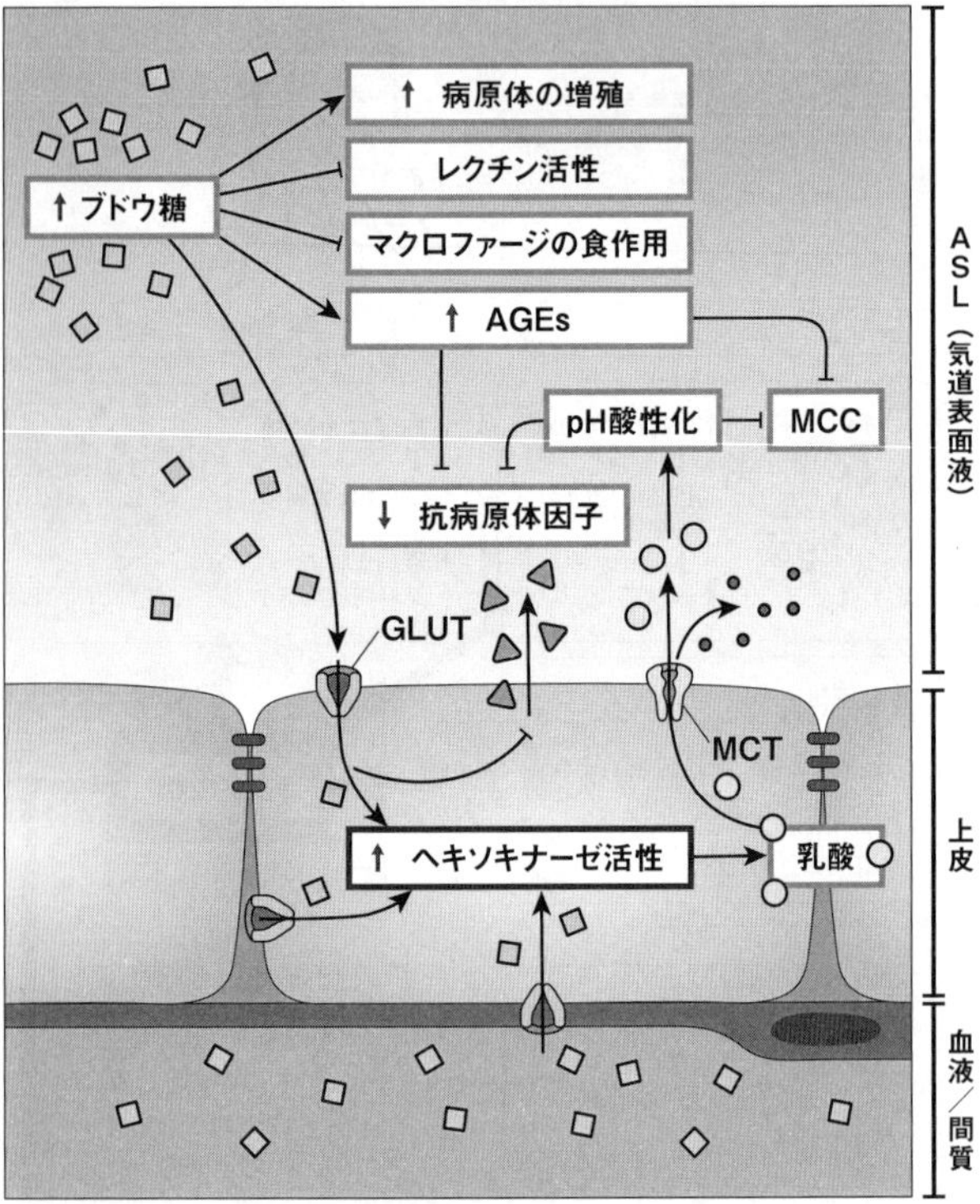

□ブドウ糖　○乳酸　△抗病原体因子　•水素イオン
MCC：粘液線毛クリアランス　GLUT：糖輸送体
MCT：モノカルボン酸輸送体
↑：増加　↓：低下
——┤ は阻害を意味する

ずいてしまう。

ブドウ糖の大量供給はウイルスにとって理想的な環境

ウイルスの受容体であるＡＣＥ２受容体に到達した新型コロナウイルスに対しても、ＡＳＬ（気道表面液）のブドウ糖の増加は侵入や複製に有利になる。

新型コロナウイルスが体内に侵入するときには、ＡＣＥ２受容体を使用して細胞に侵入する。ＡＣＥ２は通常、肺、口腔粘膜、腸、心血管系、脳、すい臓のランゲルハンス島、精巣、腎臓、および免疫細胞などで発現している。さらに、肥満の人に蓄積している脂肪組織では、肺組織よりも高いレベルでＡＣＥ２が発現している。高血圧や糖尿病などは、様々な組織でＡＣＥ２発現レベルを上昇させる。

ＡＳＬはそのブドウ糖濃度の増加により酸性化すると、ウイルスのＡＣＥ２結合と細胞侵入を促進する（**資料８**）。

グリカン（糖鎖）によるシールドは、新型コロナウイルスなどのウイルスが免疫系を回避するのを助ける糖のバリアである。

（＊）グリカン：糖鎖。糖が鎖のように連なった物質。

資料8　ＡＣＥ２受容体を使用して細胞に侵入する新型コロナウイルス

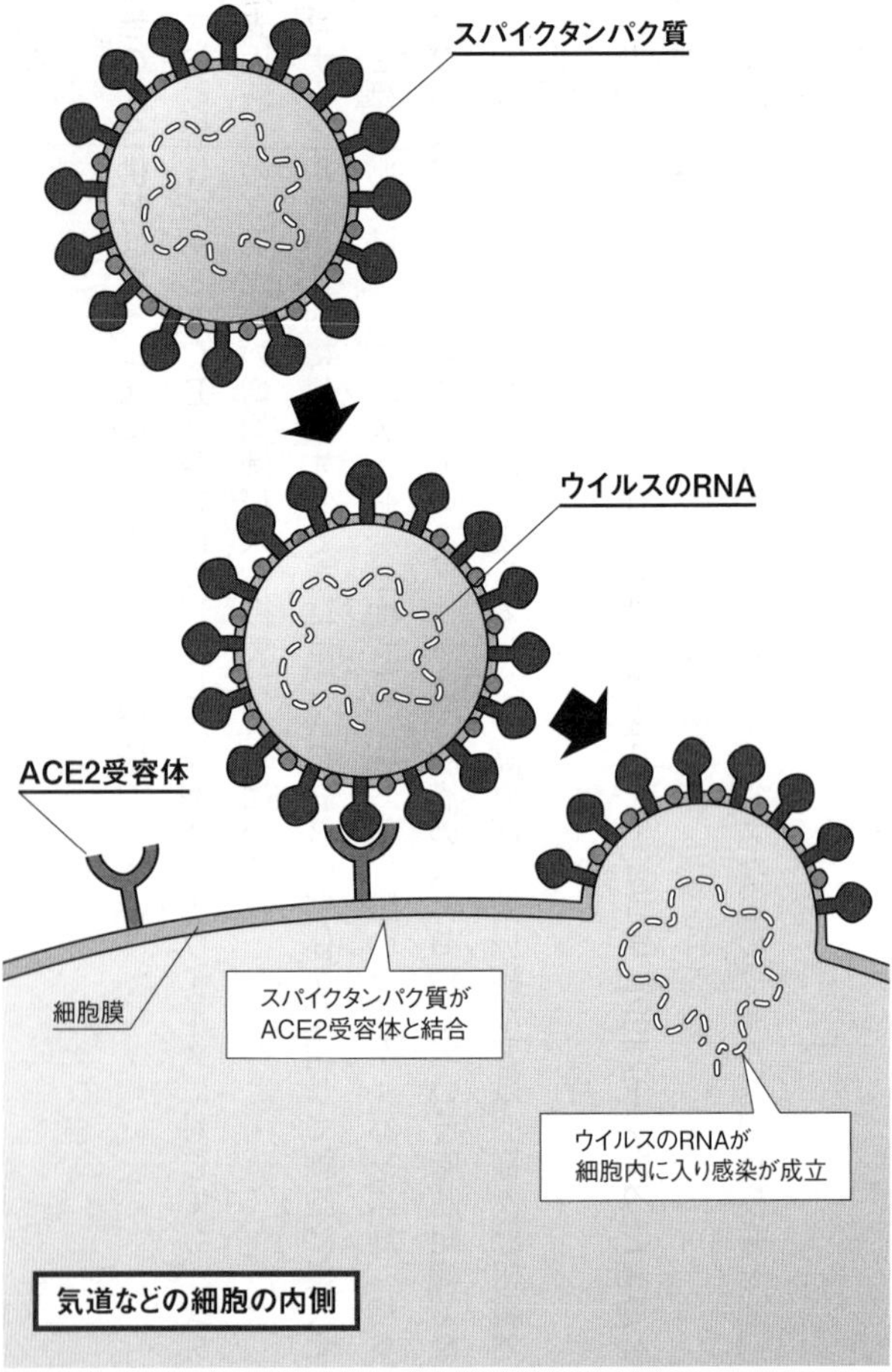

グリコシル化（糖鎖付加）という、グリカンをウイルスのタンパク質にくっつける反応により、ウイルスは人間の免疫応答を効率的に回避するだけでなく、ＡＣＥ２受容体のグリコシル化によりウイルスが結合し侵入しやすくなる。

細胞内のブドウ糖の大量供給は、感染の進行を通して、ウイルスタンパク質と人間のタンパク質の両方のグリコシル化を確実にするための理想的な環境を提供するのである。その結果、感染による重症度が増加してしまう可能性が高くなる。

新型コロナ感染での死亡後の心臓を調べたところ、糖尿病の人では非糖尿病の人よりも、心筋細胞内に局在する新型コロナウイルスの数が大幅に多かった。そして、非糖尿病と比較して、糖尿病の心臓の筋肉のＡＣＥ２は、より高く発現していた。

(D'Onofrio N.et al. Glycated ACE2 receptor in diabetes: open door for SARS-COV-2 entry in cardiomyocyte. Cardiovasc Diabetol. 2021 May 7;20(1):99.)

ＡＣＥ２は本来、炎症に対して保護効果を持ち、生理活性物質であるアンギオテンシンⅡをアンギオテンシン１－７に変換し、血管拡張を促進する。しかし新型コロナウイルスが侵入すると、ＡＣＥ２が破壊され低下してしまう。その結果として、アンギオテンシンⅡおよび代謝物が蓄積してしまい、細胞損傷、過剰な炎症、呼吸不全などを引き起こし、最終的に急性呼吸促迫症候群または劇症心筋炎など、様々な臓器不全につながる可能性がある。

(Bornstein SR.et al. Practical recommendations for the management of diabetes in patients with COVID-19. Lancet Diabetes Endocrinol. 2020 Jun;8(6):546-550.)

また、インスリンを分泌するすい臓のβ細胞にもＡＣＥ２が発現しているので、新型コロナ感染で新たな糖尿病が発症したり、糖尿病が悪化したりしうる。

(Wu CT.et al. SARS-CoV-2 infects human pancreatic β cells and elicits β cell impairment. Cell Metab. 2021 May 18:S1550-4131(21)00230-8.)

糖質はウイルス増殖のエサとなる——ケトン食の有効性

ウイルスは非生物であり、そのため独自の代謝を持っていない。したがってウイルスは、遺伝子の複製、タンパク質の合成、組み立てなどのためのエネルギー需要が大幅に増加し、エネルギーであるアデノシン三リン酸（ＡＴＰ）（242頁参照）の供給を必要とする。

新型コロナウイルスが細胞に侵入すると、細胞は乗っ取られ、細胞の代謝が変化させられる。通常の細胞は、後で述べるようにエネルギー代謝として、解糖系（詳しくは**第４章**）、

ＴＣＡ回路とそれに続くミトコンドリアでの電子伝達系で生み出されるエネルギーを利用している。しかし、新型コロナウイルスに乗っ取られた細胞は、代謝が変更され、エネルギー産生効率の悪い解糖系にシフトする。まるでがん細胞のように。

解糖系は酸素を必要とせずにウイルスにＡＴＰをすばやく提供できるが、ブドウ糖の取り込みを増やす必要がある。高血糖は、グリコシル化や、細胞内に入ったウイルスに複製に必要な核酸（272頁参照）やＡＴＰを生成するための材料を豊富に与える環境を作っていることになる。新型コロナウイルスに感染した細胞でどんどんウイルスの複製が行われ続けると、大量のエネルギーを消費し、解糖系を加速させ、大量の乳酸が産生される。

（Mahrooz A.et al. The complex combination of COVID-19 and diabetes: pleiotropic changes in glucose metabolism. Endocrine. 2021 May;72(2):317-325.)

新型コロナウイルスは、解糖系の中間体からの経路であるヘキソサミン経路（詳しくは**第4章**）を増加させ、グリコシル化のグルカンを産生するだけでなく、大量のインターフェロン調節因子－５（ＩＲＦ５）をもたらす。ＩＲＦ５はＩＬ－６、ＩＬ－12、ＩＬ－23、ＴＮＦ－αなどの炎症誘発性サイトカインの誘導をもたらし、炎症促進経路の悪化を伴い、最終的には過剰な炎症、サイトカインストーム、多臓器不全につながる。つまり、糖質過剰摂取の状態では、新型コロナの猛威に晒《さら》されて、重篤な状態になる可能性が高くなる。
(Laviada-Molina HA.et al. Working Hypothesis for Glucose Metabolism and SARS-CoV-2 Replication: Interplay Between the Hexosamine Pathway and Interferon RF5 Triggering Hyperinflammation. Role of BCG Vaccine? Front Endocrinol (Lausanne). 2020 Jul 7;11:514.)

糖質過剰摂取は、がんの場合と同様に、ウイルス感染においてもウイルスにエサを与えるようなものだ。感染後にケトン食を行えば、大幅に重症化や死亡を減らせる可能性がある。

（＊）ケトン食：糖質・炭水化物の摂取を可能な限り減らし、摂取エネルギーの60～90％を脂質で摂り、体内のケトン体を持続的に増加させる食事療法の一種。

新型コロナ感染で入院した人１０２人を、健康食と考えられている地中海食を食べる群とケトン食を摂取する群に分けて比較したところ、全体の死亡率は21・６％（22／102）であった。地中海食群の死亡率は27・９％（19／68）であり、ケトン食群の死亡率は８・８％（３／34）であった。１０２人のうち14人（13・７％）がＩＣＵに入院し、地中海食群が19・１％（13／68）、ケトン食群ではたった１人、２・９％だった。

(Sukkar SG.et al. Clinical efficacy of eucaloric ketogenic nutrition in the COVID-19 cytokine storm: A retrospective analysis of mortality and intensive care unit admission. Nutrition. 2021 Mar 7;89:111236.)

入院、特にＩＣＵへ入院した患者は、新型コロナ感染および特別な治療室への入院によるストレスにより、ストレス性の高血糖になりやすい。また感染による炎症でもインスリン抵抗性が惹起《じゃっき》され血糖値が高くなる。集中治療などで使われる薬によっても高血糖が起こりうる。

さらに入院中の病院食、食事ができない場合には管で栄養を送り込む経管栄養、点滴による栄養などはすべて糖質たっぷりのものなので、それによっても高血糖を招く。つまり、医原性の糖質過剰による高血糖の割合も非常に高いのである。少なくとも食事や栄養による高血糖は避けられるはずである。

脂肪細胞はウイルスの貯蔵庫となり、ウイルスの排出量を増やし長期化させる

脂肪組織は高いレベルのＡＣＥ２発現を示す。肥満の人では痩せた人よりも脂肪組織が多く、結果としてＡＣＥ２が多くなる。そのため重症化を起こしやすくなったり、脂肪組織はウイルスの貯蔵庫としての役割を果たし、肥満ではウイルスの排出を長くする可能性がある。

　このことは、新型コロナウイルスでは未確認だが、インフルエンザ感染では認められている。より具体的には、肥満ではインフルエンザウイルスの排出が長期化し、吐き出す呼気中のウイルス量が多くなるために、より伝染性が強かった。肥満患者では、免疫応答の障害、特にマクロファージの活性化の低下、およびB細胞・T細胞（どちらも免疫細胞であるリンパ球の一種）の応答の障害により、ウイルス排出も長期化する。

（Aghili SMM.et al. Obesity in COVID-19 era, implications for mechanisms, comorbidities, and prognosis: a review and meta-analysis. Int J Obes (Lond). 2021 May;45(5):998-1016.）

　また、そのため肥満患者では、新型コロナ感染での入院期間が長くなると考えられる。

（Gao F.et al. Obesity Is a Risk Factor for Greater COVID-19 Severity. Diabetes Care. 2020 Jul;43(7):e72-e74.）

免疫反応——高血糖だと役に立たなくなる

　人間の免疫応答は本来、様々な反応が非常に制御されて自動的に起こるものである。しかし、高血糖であると最初の防御機構が低下し、自然免疫および獲得免疫のタイミングのずれや機能低下をもたらし、ウイルスの大きな増加や過剰な免疫応答を引き起こしてしまう。

糖尿病では、免疫機能が障害され、感染そのものが起きやすくなる。

(Geerlings SE, Hoepelman AI. Immune dysfunction in patients with diabetes mellitus (DM). FEMS Immunol Med Microbiol. 1999 Dec;26(3-4):259-65.)

高血糖になると、サイトカイン産生の抑制、白血球動員阻害、病原体認識の欠陥、好中球機能障害、マクロファージの機能不全、ナチュラルキラー細胞の機能不全、および抗体・補体エフェクターの阻害などが起きると考えられている。簡単にいえば、高血糖になるとあなたの免疫機能は役立たずになるのだ。

(Berbudi A.et al. Type 2 Diabetes and its Impact on the Immune System. Curr Diabetes Rev. 2020;16(5):442-449.)

高血糖がよくないのであれば、血糖値を下げる薬であるインスリンを使った治療を積極的にすればよいのではないかと思うかもしれない。しかし、インスリン治療は、新型コロナ感染の重症化や死亡に有害な影響を与えているという報告もある。２型糖尿病でインスリン治療をしている場合、新型コロナ感染での死亡率は5倍以上であった。

(Yu B.et al. Insulin Treatment Is Associated with Increased Mortality in Patients with

COVID-19 and Type 2 Diabetes. Cell Metab. 2020 Nov 23:S1550-4131(20)30647-1.）

自然免疫の次に、より特異的な免疫反応である獲得免疫が働く。獲得免疫は抗体産生を行うB細胞、ヘルパーT細胞（CD４＋T細胞）、キラーT細胞（CD８＋T細胞）が主に活躍する。新型コロナウイルスの除去に対して、抗体産生は重要な役割を担うが、抗体産生とメモリーB細胞形成に必須のヘルパーT細胞、およびウイルスに対する防御機能を発揮するキラーT細胞の両者の機能がより重要であり、強いヘルパーT細胞、キラーT細胞応答が重症化を防ぐと考えられている。

しかし年齢とともに、ナイーブT細胞（これまでに抗原に出合ったことのないT細胞）の量が減少するため、獲得免疫が低下すると考えられている。

（Moderbacher CR.et al. Antigen-Specific Adaptive Immunity to SARS-CoV-2 in Acute COVID-19 and Associations with Age and Disease Severity. Cell. 2020 Nov 12;183(4):996-1012.e19.）

肥満ではヘルパーT細胞、キラーT細胞の数と機能が減少し、抗ウイルス活性が低下する。

（De Bandt JP, Monin C. Obesity, Nutrients and the Immune System in the Era of COVID-19. Nutrients. 2021 Feb 13;13(2):610.）

また過剰な活性酸素も、ヘルパーＴ細胞、キラーＴ細胞の数と機能の低下を引き起こし、獲得免疫を抑制してしまう。さらにその結果、長期にわたる抗ウイルス免疫の発達に必要な抗ウイルス抗体の効率的な産生が妨げられる。糖質過剰摂取は過剰な活性酸素を生み出す。

（Schönrich G.et al. Devilishly radical NETwork in COVID-19: Oxidative stress, neutrophil extracellular traps (NETs), and T cell suppression. Adv Biol Regul. 2020 Aug;77:100741.）

実際に、31人の新型コロナ感染で重症ではない患者を調べたところ、９人が２型糖尿病であり、そのうちの３人、33％が、ＰＣＲ検査陽性から２週間経っても抗体が産生されていなかった。

（Pal R.et al. Impaired anti-SARS-CoV-2 antibody response in non-severe COVID-19 patients with diabetes mellitus: A preliminary report. Diabetes Metab Syndr. 2021 Jan-Feb;15(1):193-196.）

先ほど述べたケトン食は、ヘルパーＴ細胞、キラーＴ細胞のサイトカイン産生および細胞溶解能力を増強させる。さらに、制御性Ｔ細胞の数と機能を強化し、メモリーＴ細胞の形成を増強させる。

つまり、ケトン食はＴ細胞の免疫を改善、強化すると考えられる。新型コロナ感染ではヘルパーT細胞、キラーT細胞の両方の調節不全と枯渇、およびメモリーT細胞の障害が報告されているため、ケトン食は非常に有効な手段であることが証明される可能性がある。
(Hirschberger S.et al. Very-low-carbohydrate diet enhances human T-cell immunity through immunometabolic reprogramming. EMBO Mol Med. 2021 Jun 21:e14323.)

（＊）制御性T細胞、メモリーT細胞については**第4章**参照。

肥満と免疫応答——ワクチンの効果が得られにくい

日本でも新型コロナのワクチンの接種が進められているが、インフルエンザのワクチンでは太りすぎと肥満の人では免疫応答が大きく低下していた。つまりせっかくワクチンを接種しても十分な効果が得られないことも考えられる。
(Faich HA.et al. Overweight and obese adult humans have a defective cellular immune response to pandemic H1N1 influenza A virus. Obesity (Silver Spring). 2013 Nov;21(11):2377-86.)

インフルエンザワクチンを接種した肥満の人では、抗体が健康な人と同程度できているのにもかかわらず、ワクチンを接種した健康な人よりもインフルエンザ発症が2倍高い。

(Neidich SD.et al. Increased risk of influenza among vaccinated adults who are obese. Int J Obes (Lond). 2017 Sep;41(9):1324-1330.)

実際に新型コロナワクチンでも、ワクチンによってできる抗体が、肥満の人では半分程度であることも指摘されている。

(Pellini R.et al. OBESITY MAY HAMPER SARS-CoV-2 VACCINE IMMUNOGENICITY. medRxiv 2021.02.24.21251664.)

つまり、肥満であれば抗体もできにくいし、できた抗体の機能も低いのかもしれない。

トール様受容体と新型コロナウイルス——過剰な活性が炎症を招く

トール様受容体というものがある。これは細菌やウイルスなどを感知して、炎症や免疫反応を起こすものである（詳しくは**第４章**）。

もちろん、新型コロナウイルスに対してもこのトール様受容体が活性化する。通常の程度のトール様受容体の活性化は必要であるが、過剰に活性化すると炎症も過剰となり、サイトカインストームなどの有害作用をもたらす。

新型コロナウイルスに存在するスパイクタンパク質というものは、ＡＣＥ２受容体に結合するとされているが、細胞表面のトール様受容体４（ＴＬＲ４）が新型コロナウイルスの分子パターンの認識に関与して炎症反応を誘発する可能性が最も高いのである。そして、ウイルスがＴＬＲ４に結合して活性化し、ウイルスの侵入を促進するＡＣＥ２の発現を増加させるというメカニズムが考えられている。

(Brandão SCS.et al. Is Toll-like receptor 4 involved in the severity of COVID-19 pathology in patients with cardiometabolic comorbidities? Cytokine Growth Factor Rev. 2020 Sep 21:S1359-6101(20)30205-7.)

(Aboudounya MM, Heads RJ. et al. COVID-19 and Toll-Like Receptor 4 (TLR4): SARS-CoV-2 May Bind and Activate TLR4 to Increase ACE2 Expression, Facilitating Entry and Causing Hyperinflammation. Mediators of Inflammation, vol. 2021, Article ID 8874339, 18 pages, 2021.)

一方、高血糖はトール様受容体を増加させる。実験的にはＴＬＲ４だけでなく、様々なトール様受容体が高血糖で増加する。しかも、高血糖で増加したトール様受容体は、元のレベルに戻るまでに48～72時間もかかる。つまり一度活性化されたトール様受容体は、２～３日活性化されたままなのである。糖質過剰摂取をしていれば、毎日トール様受容体が活性化され続ける可能性が高い。

(Dasu MR.et al. High glucose induces toll-like receptor expression in human monocytes: mechanism of activation. Diabetes. 2008 Nov;57(11):3090-8.)

糖尿病の患者はＴＬＲ４の発現が高く、軽度の新型コロナ感染でさえ、ＴＬＲ４経路の産物である炎症誘発性サイトカインＩＬ－６、ＩＬ－１β、ＴＮＦ－α、ＭＣＰ－１、およびＩＰ－10を大量に提示する可能性があり、それらによってさらにインスリンの低下が起こり高血糖を悪化させる可能性がある。

つまり、糖質過剰摂取をしているということは、感染での過剰な炎症の下地を作っているようなものである。小さな炎もすぐに大きな大火災につながるのである。

血栓の形成――高血糖、高インスリン血症が増加させる

第４章で詳しく述べるが、①感染が起きると、②好中球が出動し、③病原体を捕捉する。その仕組みは自然免疫システムの一部であり、好中球細胞外トラップ（ＮＥＴｓ）と呼ばれるが、これが調節不全となると、④血栓を作りやすくなる。そして、⑤様々な臓器に血栓を起こしうる（**資料９**）。

(Bautista-Becerril B.et al. Immunothrombosis in COVID-19: Implications of Neutrophil Extracellular Traps. Biomolecules. 2021 May 6;11(5):694.)

このＮＥＴｓは、**第４章**で述べるように、高血糖で過剰に誘導される。

資料10は、

Ａ：健康な人と比較した新型コロナ感染の状態と血中のＮＥＴｓの比較

Ｂ：新型コロナ感染の生存者と死亡者の血中のＮＥＴｓの比較

Ｃ：呼吸機能（PaO2/FiO2）と血中のＮＥＴｓの関係

を示したものである。

33人の新型コロナ感染の患者（28人が入院、5人が回復期）と17人の健康な人の血中のＮＥＴｓを比較すると、健康な人および回復期の人と比較して、入院中の患者でＮＥＴｓが増加し、しかも人工呼吸を必要としている患者では大幅に増加していた。

新型コロナ感染で生存している人と死亡した人を比較しても、死亡した人の方がＮＥＴｓが非常に増加していた。さらに呼吸機能とＮＥＴｓの関係を見てみると、呼吸機能が低下している人の方がＮＥＴｓは増加していた。ＮＥＴｓが大きく増加し、血栓を形成して肺血栓塞栓症を起こし、酸素を上手く取り入れられなくなったと思われる。

資料9　感染から血栓ができるまで

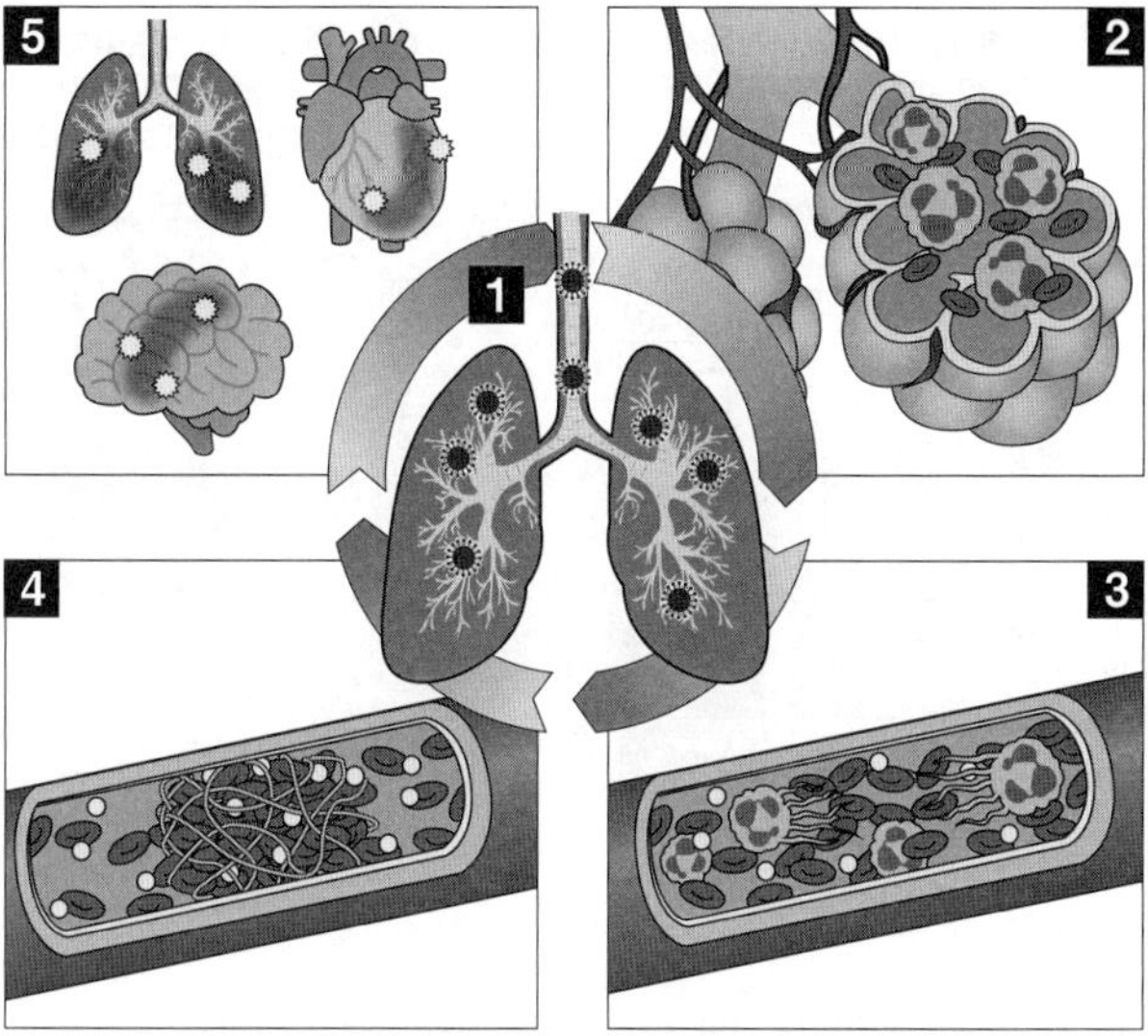

1 感染が起きる

↓

2 好中球が出動

↓

3 病原体を捕捉

↓

4 血栓を作りやすくなる

↓

5 様々な臓器に血栓を起こしうる

資料10　感染や重症化・死亡とNETsの関係

Ⓐ 健康な人と比較した新型コロナ感染の状態と血中のNETsの比較

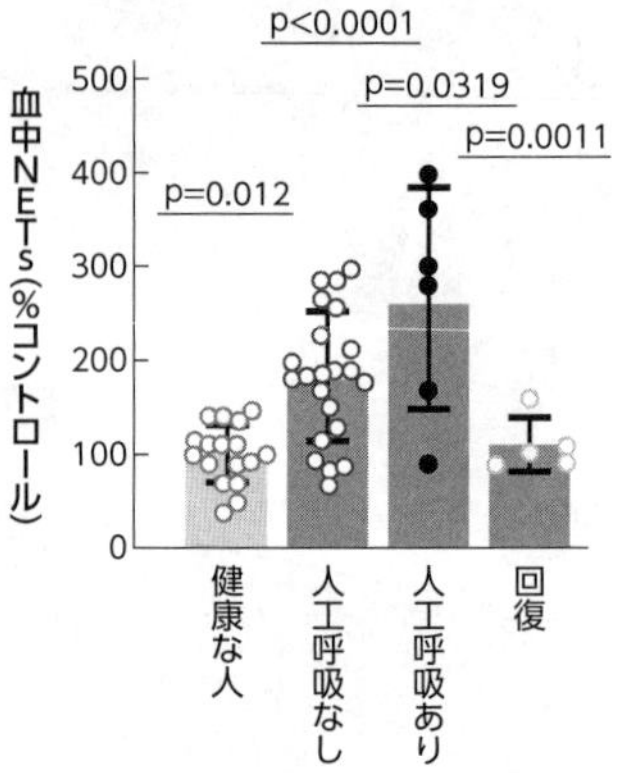

Ⓑ 新型コロナ感染の生存者と死亡者の血中のNETsの比較

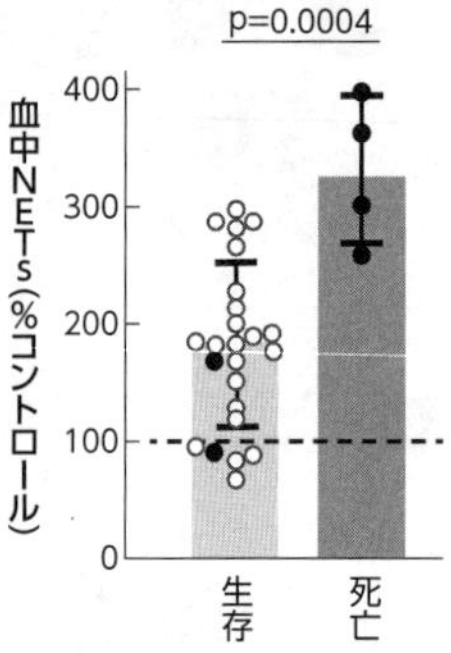

Ⓒ 呼吸機能（PaO_2/FiO_2）と血中のNETsの関係

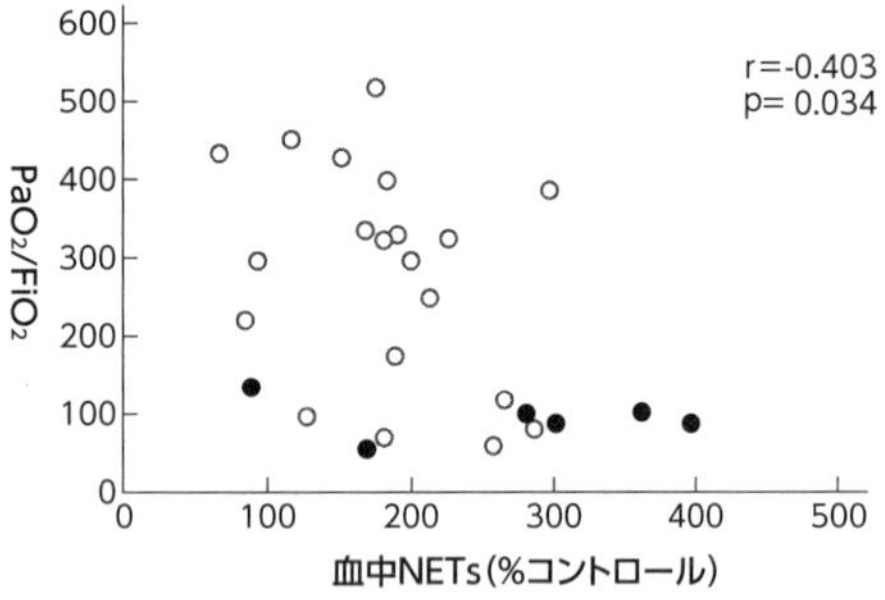

(Middleton EA.et al. Neutrophil extracellular traps contribute to immunothrombosis in COVID-19 acute respiratory distress syndrome. Blood. 2020 Sep 3;136(10):1169-1179.)

肺血栓塞栓症だけでなく、心筋梗塞や脳梗塞なども、同様のメカニズムで起きる。

新型コロナ感染では血栓症が起こりやすくなるが、糖質過剰摂取でも同様に血栓症を起こしやすい。糖質過剰症候群の代表である肥満だと血栓症になりやすくなる。

資料11は、ＢＭＩと静脈血栓塞栓症という血栓を作る病気のリスクの関係を表している。明らかにＢＭＩが増加するほどリスクが高くなる。

(Hagan KA. et al. Adiposity throughout the life course and risk of venous thromboembolism. Thromb Res. 2018 Dec;172:67-73.)

さらに、糖質過剰摂取による高血糖は、血液が固まり血栓を作る凝固を促進し、高血糖に反応した高インスリン血症は血栓を溶かす反応である線溶を阻害する。

(Stegenga ME. et al. Hyperglycemia enhances coagulation and reduces neutrophil degranulation, whereas hyperinsulinemia inhibits fibrinolysis during human endotoxemia. Blood. 2008 Jul 1;112(1):82-9.)

資料11　BMIと静脈血栓塞栓症のリスクの関係

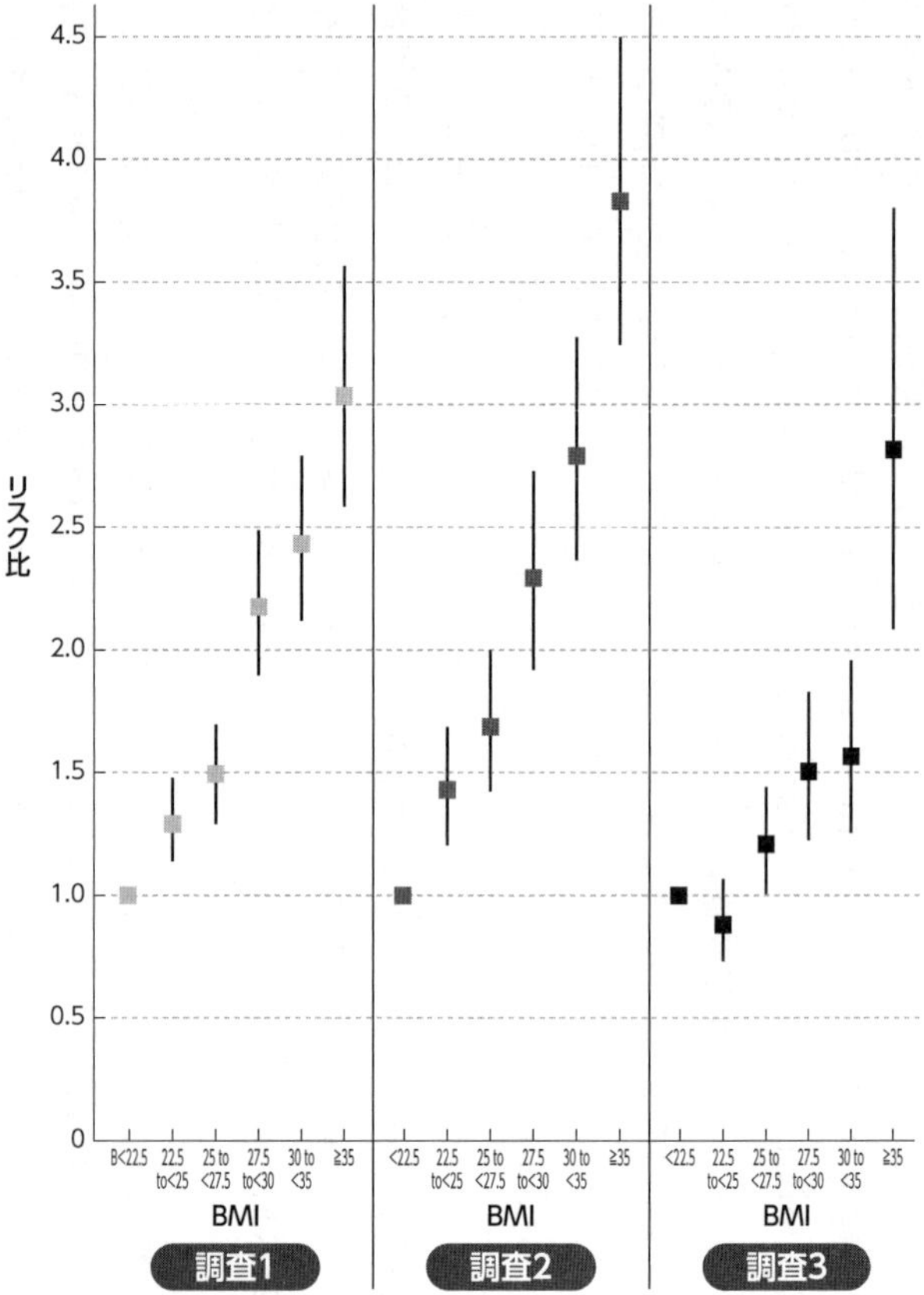

急性高血糖はインスリンレベルとは無関係に凝固を活性化するのに対し、高インスリン血症は血糖値レベルに関係なく線溶を阻害する。だから、インスリンを積極的に注射することが有益であるとは思えない。

そしてまた、糖質過剰摂取による高血糖や高インスリン血症自体がすでに炎症状態である。そこに感染でさらなる大きな炎症が起きれば、血液の凝固は増加し、線溶系が低下してしまい、血栓を形成するリスクが非常に高くなるのも当然である。

新型コロナ感染では、男性の方が女性よりも重症化、死亡のリスクが高いが、血栓症のリスクの高さも男性の方が女性の2倍以上高い。男性は糖質過剰摂取に対してより注意が必要であるかもしれない。

(Roach REJ. et al. Sex difference in risk of second but not of first venous thrombosis: paradox explained. Circulation. 2014 Jan 7;129(1):51-6.)

どのようなメカニズムで男性の血栓症が起こりやすくなっているのかは完全にはわかっていない。後で述べる性ホルモンや遺伝的要素が大きく関連しているとは思うが、狩猟採集時代では、男性は狩猟を行う役割だったので、外傷が多く、そのためすぐに出血を止めることができる遺伝子を持っている方が生存に有利だった可能性がある。

現在のところ、日本を含めたアジアの国々では、欧米などと比較して新型コロナ感染の死者数は少ない。これも人種間の血栓症のリスクの差から一部説明することもできる。アジア人はもともと、欧米人よりも血栓ができにくいのである。遺伝的に血栓ができやすい変異は白人に多いが、アジア人では皆無である。

（Zakai NA, McClure LA. Racial differences in venous thromboembolism. J Thromb Haemost. 2011 Oct;9(10):1877-82.）

高血糖によるグリコカリックスの減少と新型コロナウイルスの重症化

グリコカリックスというのは、血管のバリアである。糖質過剰摂取では、このバリアが減少してしまい、新型コロナ感染による重症化も、このバリア低下と関連していると考えられる。

資料12は、血管の内腔のグリコカリックスの写真である。右上は健康な状態、右下は不健康な状態である。

（Gouverneur M.et al. Vasculoprotective properties of the endothelial glycocalyx: effects of fluid shear stress. J Intern Med. 2006 Apr;259(4):393-400.）

資料12　血管の内腔に生えるグリコカリックス

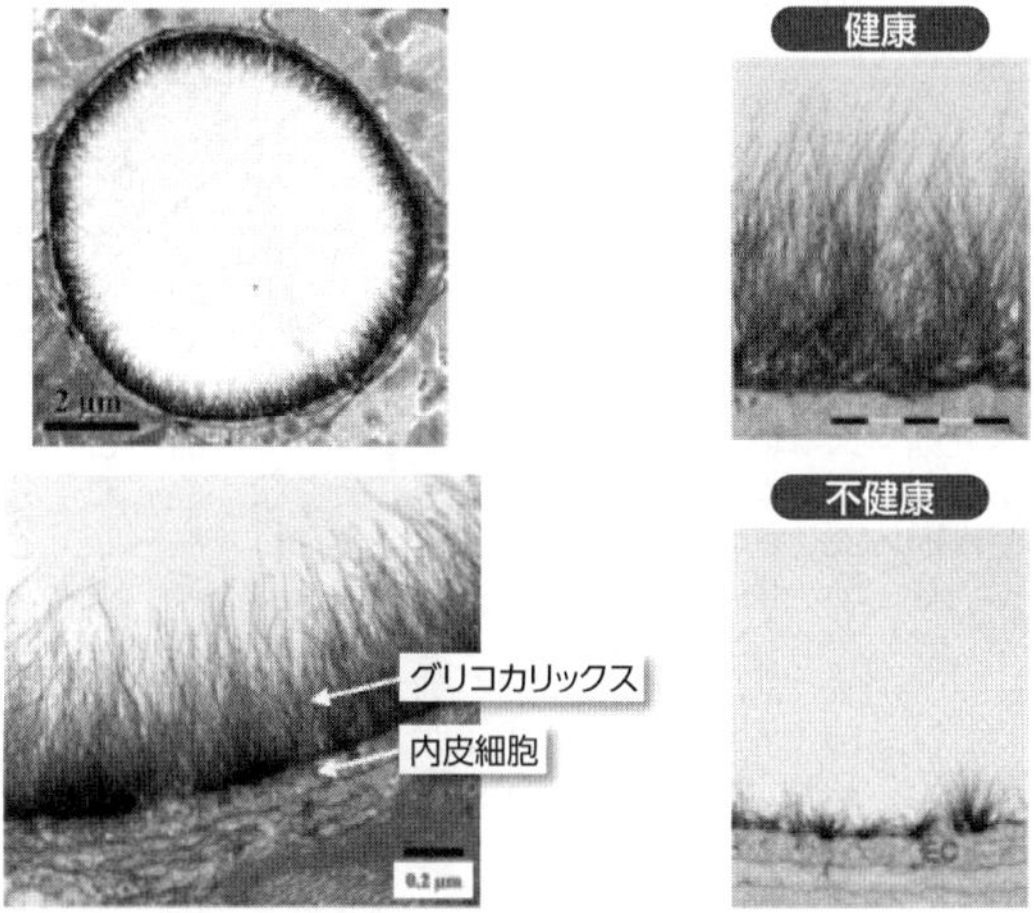

　血管の内腔には、このようにグリコカリックスという「毛」のようなものがびっちりと生えている。このグリコカリックスは非常に重要なもので、高血糖になると血管のバリアとして機能しているグリコカリックスが大きく減少する。グリコカリックスの減少から新型コロナ感染を見ていくと、多くの現象が説明できてしまう。新型コロナ感染は血管疾患とも考えられるのである。

（Yamaoka-Tojo M. Endothelial glycocalyx damage as a systemic inflammatory microvascular endotheliopathy in COVID-19. Biomed J. 2020 Oct;43(5):399-413.）

　新型コロナ感染では、高血圧、心血管疾患、肥満、糖尿病などが重症化や死亡のリスクを高めることがわかっているが、どれもグリコカリックスが減少している病態である。

そのような状態では、もともと血管を守るグリコカリックスが少ないので、ウイルスやその炎症による攻撃に対して非常に脆弱である。また、グリコカリックスが少ないと凝固も活性化してしまうので、血栓もできやすい。新型コロナ感染による血栓症もグリコカリックスが少なければ起きやすくなるであろう。

新型コロナ感染の23人（人工呼吸器使用14人、人工呼吸器なし9人）と、健康な人のグリコカリックスや毛細血管密度（毛細血管網）を比較すると、**資料13**のAおよびBに示すように、新型コロナ感染の患者では、健康な対照と比較して、直径が4〜10μmである毛細血管の血管密度が大幅に低下することが明らかになった。

このことは人工呼吸器を装着した患者の方が、人工呼吸器を必要としなかった患者よりも顕著であり、人工呼吸器が必要な患者では60％以上の毛細血管が脱落し（機能しなくなり）、最小の毛細血管では最大で95％が脱落していた。人工呼吸をしていない患者では、最小の毛細血管の最大65％が深刻な損傷を受けていた。そして、毛細血管密度の低下は、血栓症の指標となるDダイマーレベルと相関していた。

また、**資料13**のCに示すように、人工呼吸器が必要な患者では、毛細血管の赤血球の速度

資料13　新型コロナ患者と健康な人との血管の状態の比較

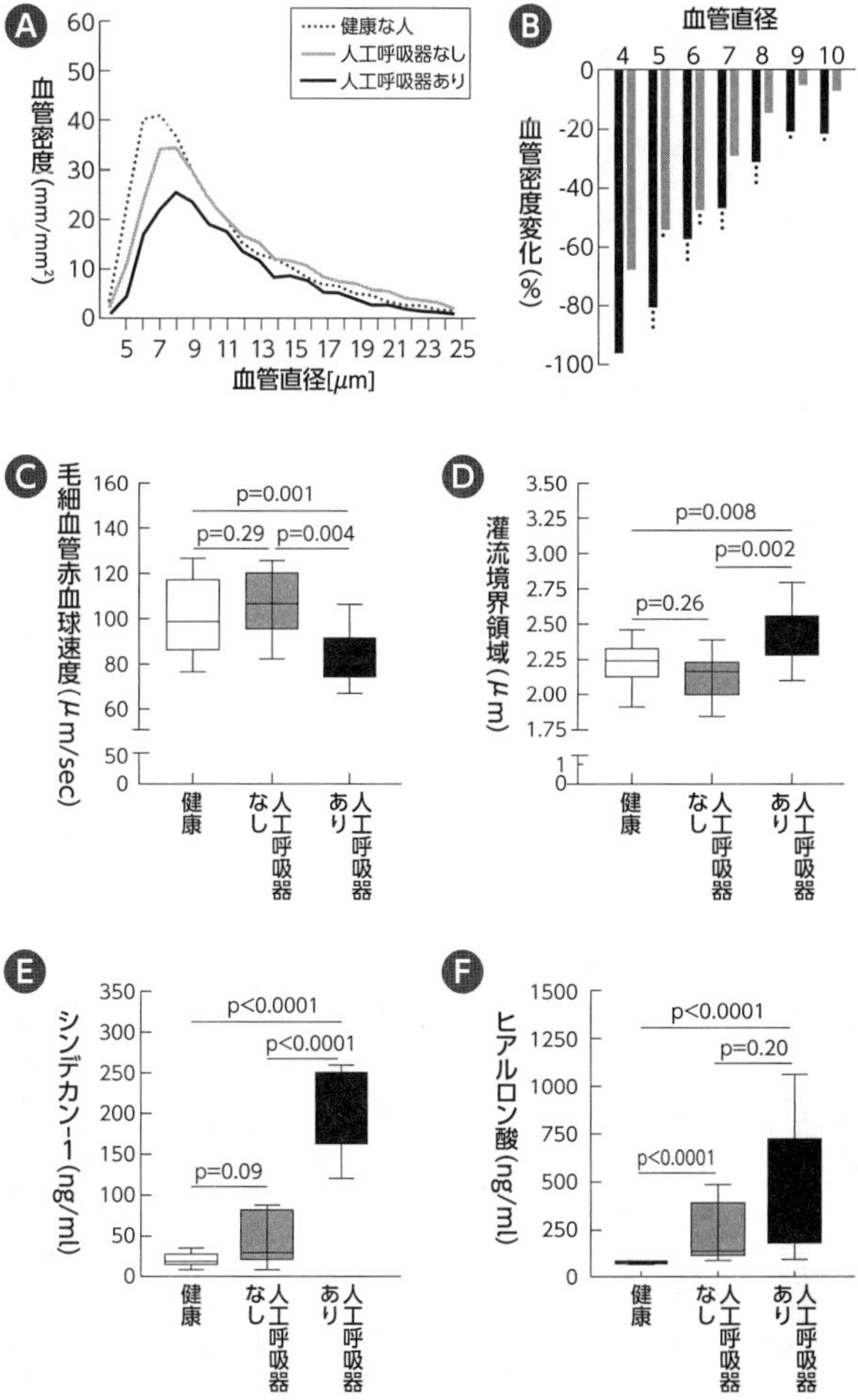

が低下していた。**資料**13のDの灌流境界領域（灌流境界領域とは、**資料**14に見るように血管の中で赤血球が通れる領域のことで、グリコカリックスが減少すると、この値は大きくなる）は、人工呼吸器を装着した患者で増加していた。

また**資料**13のEおよびFに示すように、グリコカリックスの障害の指標となる血中のシンデカン－1とヒアルロン酸は、新型コロナ感染患者で増加し、人工呼吸器使用患者では大幅に増加していた。

つまり、新型コロナ感染では、微小循環やグリコカリックスが大幅に低下し、重症になるほどその程度が大きくなる。

（Rovas A.et al. Microvascular dysfunction in COVID-19: the MYSTIC study. Angiogenesis. 2021 Feb;24(1):145-157.）

資料15は、灌流境界領域と新型コロナ感染の生存率を示している。灌流境界領域が増加している患者では、40日間の生存確率はおよそ30％である。つまりグリコカリックスの減少は死亡率を大きく高める。

さらに、世界中で新型コロナ感染により「川崎病」のような症状を呈している人が何人も報告されたが、川崎病も血管の病気であり、重大な合併症である心臓の冠動脈の病変とグリ

資料14　グリコカリックスの変化と灌流境界領域

グリコカリックスの変化を灌流境界領域で評価する

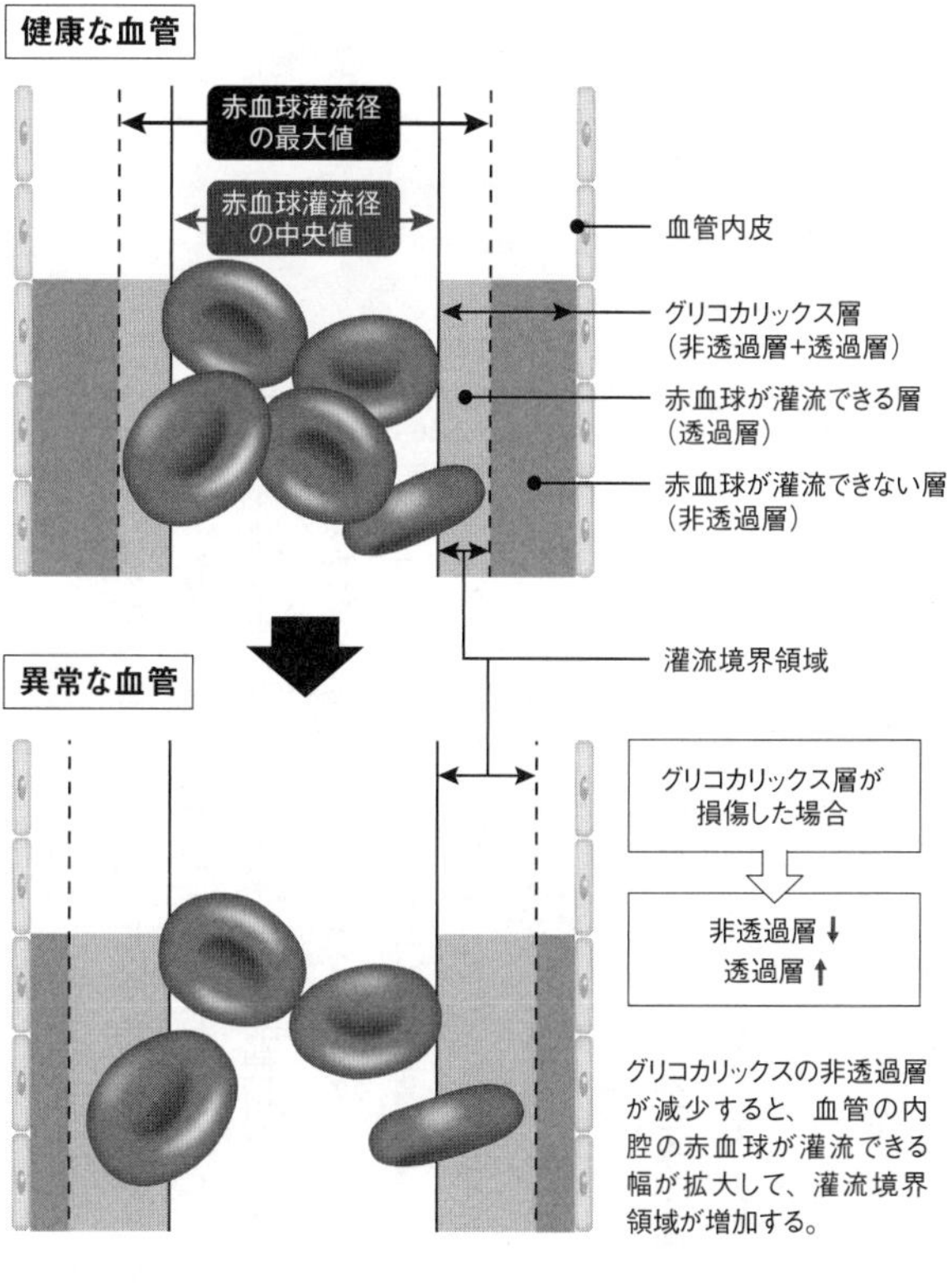

資料15　灌流境界領域と新型コロナ感染の生存率

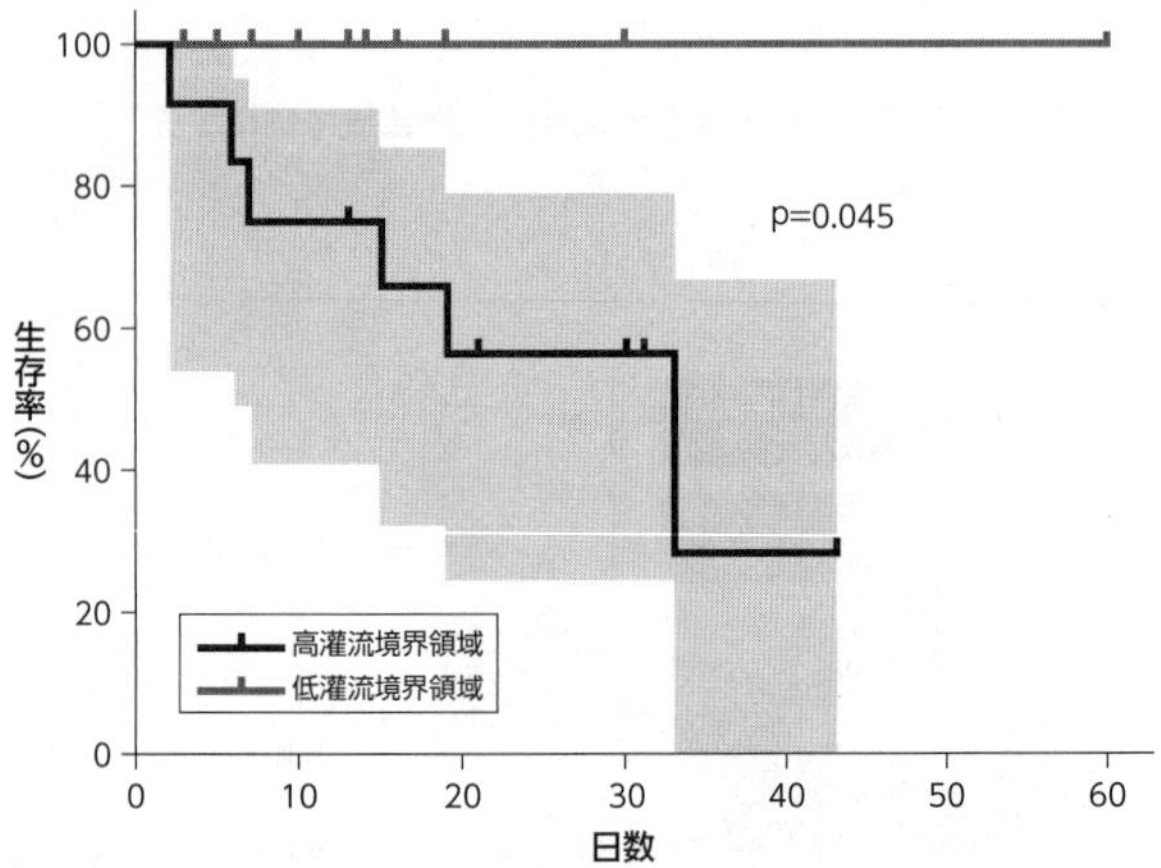

コカリックスは関連している。

もともとグリコカリックスが少なければ、新型コロナの感染で川崎病様症状が出ることも不思議ではない。

（Ohnishi Y.et al. Circulating endothelial glycocalyx components as a predictive marker of coronary artery lesions in Kawasaki disease. Int J Cardiol. 2019 Oct 1;292:236-240.）

ホルモンの関係——男性の死亡率が高い理由

新型コロナ感染では、男性の方が死亡率が高い。

資料16は、新型コロナ感染において、女性を1とした場合の男性の比率を示している。

資料16　新型コロナ感染における男女比（女性を１とする）

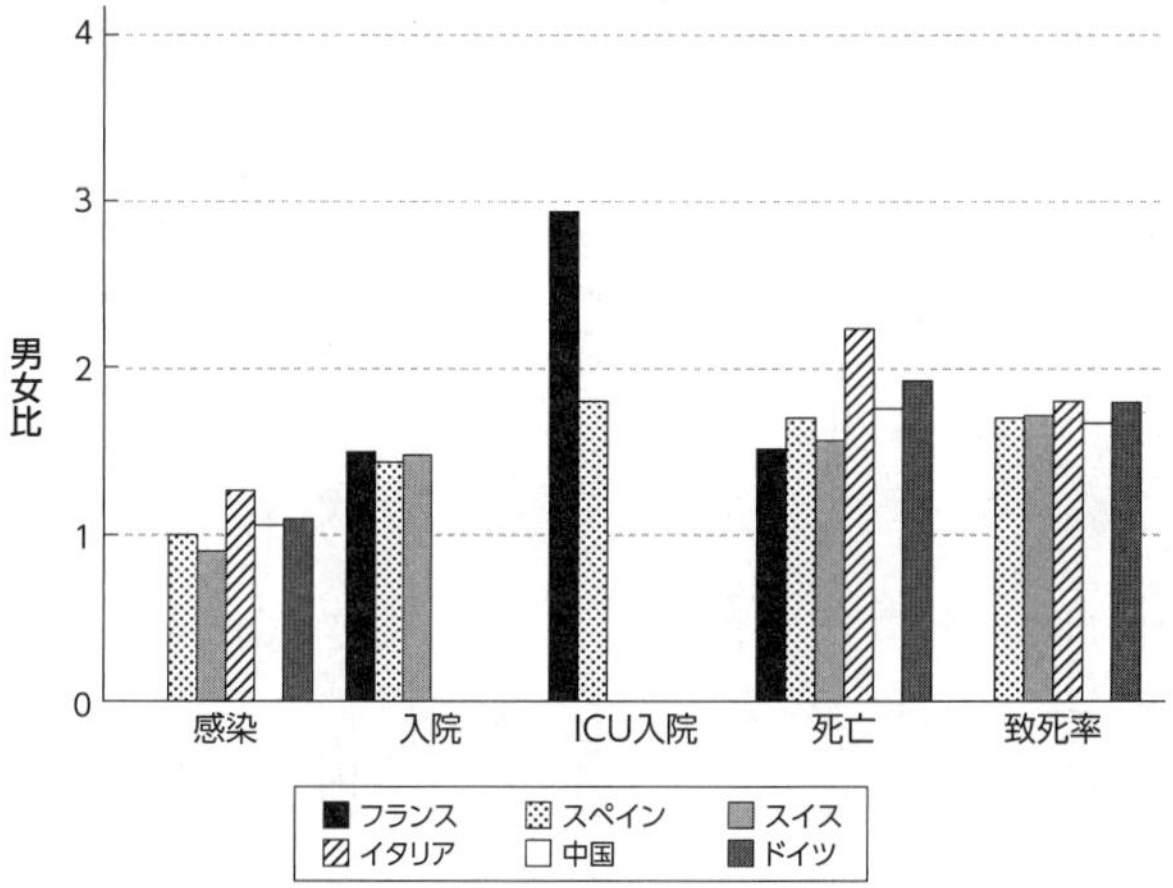

中国とヨーロッパの5カ国のデータを見ると、男性は女性よりも新型コロナウイルス感染で入院する割合がおよそ50％高く、ＩＣＵに入る割合もさらに高くなる。

そして死亡率は、男性は女性の１・７〜１・８倍である。

（Gebhard C.et al. Impact of sex and gender on COVID-19 outcomes in Europe. Biol Sex Differ. 2020 May 25;11(1):29.)

なぜ、男性のリスクが高いのであろうか。

それにはいくつもの因子が影響していると考えられる。男性よりも女性の方がもともと免疫反応が強いといわれている。女性は、ウイルス感染に対する自然免疫と獲得免疫において、どちらも男性より高い免疫反応性を維持する。

女性はより高い抗体反応を生成するため、ワクチン接種では、男性よりも女性の抗体レベルが高く、効果的な防御を提供する。ただしこれは、女性で免疫反応が高まるため、男性よりも副反応が悪化する可能性があることを意味する。

このような性別による差の大きな原因は、性ホルモンの違いである。性ホルモンは免疫反応において重要な役割を果たし、女性ホルモンのエストロゲンは免疫増強剤として、男性ホルモンのテストステロンは免疫抑制剤として作用すると考えられている。

(Taneja V. Sex Hormones Determine Immune Response. Front Immunol. 2018 Aug 27;9:1931.)

新型コロナ感染に対して、女性ホルモンのエストロゲンは、レニン‐アンギオテンシン系(血圧や血液の量を調節するホルモン)を調節することで、心血管系の障害や肺の障害を保護する可能性があるが、他方で、ＡＣＥ２発現を増加させることによりウイルス感染力の増加につながる可能性がある。

しかし、男性と女性の感染率はほぼ同じである。女性の場合は、ＡＣＥ２の過剰発現に加えて、新型コロナウイルスが細胞に侵入するとＡＣＥ２が破壊されて低下するが、エストロゲンのフィードバック機能が活性化され、ＡＣＥ２の産生が増加してそのレベルのバランスが維持されるという仮説が立てられている。

男性の死亡率増加はおそらく、新型コロナ感染後にＡＣＥ２レベルが低下したときに、ＡＣＥ２の産生を増加させるエストロゲンによる効果がないためである可能性もある。

(Lipsa A, Prabhu JS. Gender disparity in COVID-19: Role of sex steroid hormones. Asian Pac J Trop Med. 2021;14(1):5-9.)

肥満＝テストステロンの低下と感染症の悪化

男性ホルモンであるテストステロンのレベルが低下すると、ＡＣＥ２の増加が起こり、新型コロナウイルスの細胞への侵入が促進される。

(Hussain AN.et al. Role of testosterone in COVID-19 patients - A double-edged sword? Med Hypotheses. 2020 Nov;144:110287.)

また、新型コロナ感染前のテストステロンが低いと、ＩＣＵ入院および死亡のリスクが大幅に増加する可能性があることが示唆されている。

(Çayan S.et al. Effect of serum total testosterone and its relationship with other laboratory parameters on the prognosis of coronavirus disease 2019 (COVID-19) in SARS-CoV-2 infected male patients: a cohort study. Aging Male. 2020 Dec;23(5):1493-1503.)

肥満や2型糖尿病ではテストステロンが低いことが多い。45歳以上の男性、２０００人以上の分析では、テストステロンが低下する性腺機能低下症の可能性は、肥満で２・３８倍、２型糖尿病で２・０９倍であった。

(Mulligan T.et al. Prevalence of hypogonadism in males aged at least 45 years: the HIM study. Int J Clin Pract. 2006 Jul;60(7):762-9.)

血中のテストステロンが低いと、血管の内皮機能不全、血栓症、免疫応答の障害が起こりやすくなり、ウイルスの除去の障害と全身性炎症の両方が引き起こされる。その結果、最終的には呼吸器および全身は深刻な状況に陥る可能性が高くなる。

(Giagulli VA.et al. Worse progression of COVID-19 in men: Is testosterone a key factor? Andrology. 2021 Jan;9(1):53-64.)

いくつかの研究では、性腺機能低下症は炎症誘発性サイトカインの増加と関連しており、テストステロン治療はＩＬ－１β、ＩＬ－６、およびＴＮＦ－αを減少させることが示された。

(Pozzilli P, Lenzi A. Commentary: Testosterone, a key hormone in the context of COVID-19 pandemic. Metabolism. 2020 Jul;108:154252.)

血中のテストステロン濃度が増加すると、血栓を溶解する線溶系の組織プラスミノーゲン活性化因子は活性化し、線溶系を抑制するプラスミノーゲン活性化抑制因子－１（ＰＡＩ－１）および血液の凝固因子であるフィブリノーゲンは低下する。したがって、凝固系および線溶系に対して、テストステロンは抗血栓的な役割を担っていると考えられている。

ケトン食はテストステロンを増加させる

ケトン食は２型糖尿病のテストステロンを大幅に増加させる。２型糖尿病でケトン食を摂取している群とケトン食を摂取していない群、そして健康な対照群、それぞれ30人ずつでテストステロンを測定したところ、２型糖尿病のケトン食群は健康な対照群と同程度のテストステロンだったが、２型糖尿病のケトン食を摂取していない群では、大幅にテストステロンが低値であった（**資料17**）。

(Almsaid, H, and Khalfa, HM. The effect of Ketogenic diet on vitamin D3 and testosterone hormone in patients with diabetes mellitus type 2. Current Issues in

資料17　2型糖尿病におけるケトン食とテストステロンの関連

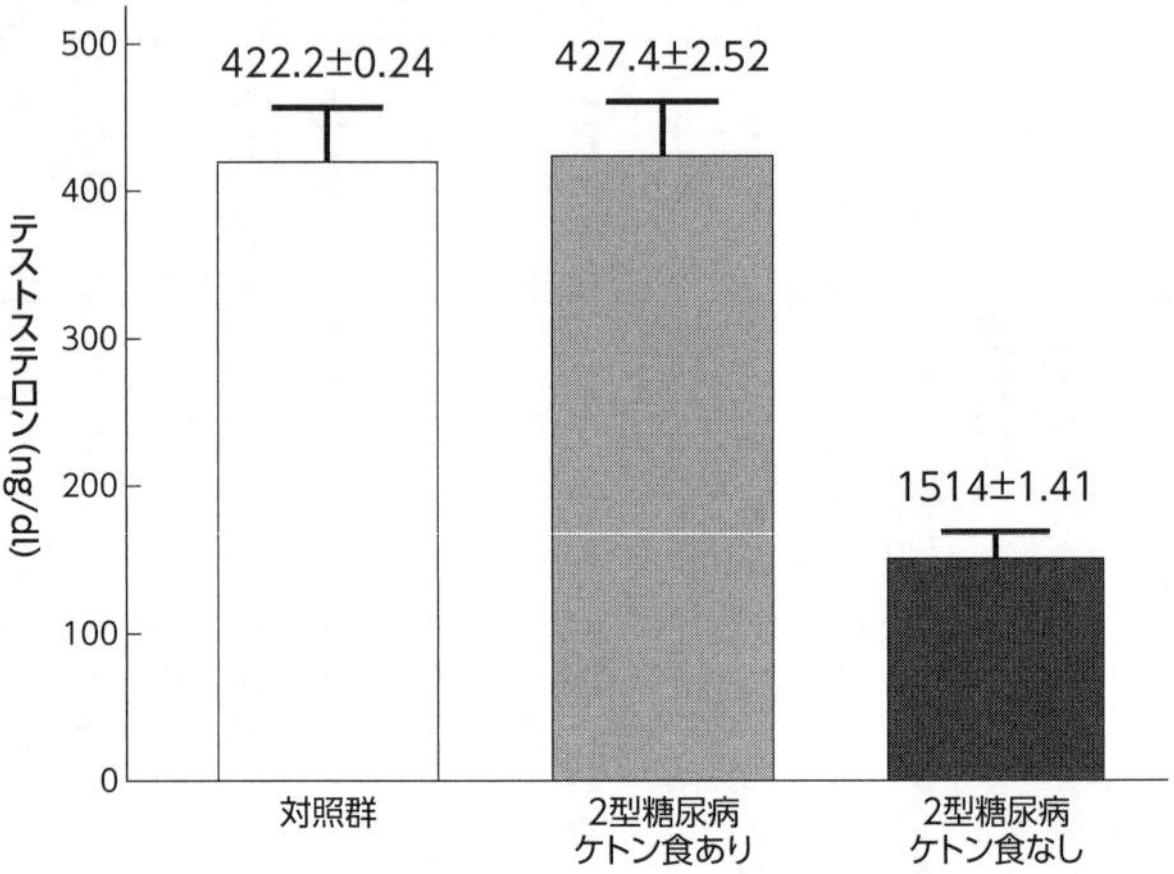

Pharmacy and Medical Sciences. vol.33, no.4, 2021,202-205.)

一方、脂質を悪玉だと思い込み、低脂肪食を摂取していると、テストステロンは低下してしまう。

(Whittaker J, Wu K. Low-fat diets and testosterone in men: Systematic review and meta-analysis of intervention studies. J Steroid Biochem Mol Biol. 2021 Jun; 210:105878.)

新型コロナは体内の弱点を突いてくる

ここまで見てきたとおり、糖質過剰摂取および糖質過剰症候群が、新型コロナ感染で重症化したり、死亡したりするリスクのいくつもの要因を作り出しているのがわかるであろう。

新型コロナウイルスは、エボラウイルスのように毒性が強いわけではない。人間にもともと備わっている代謝などのメカニズムを無視した食事によって体内で起きている弱点を、このウイルスに突かれてしまったのだ。

食事は人間が生きていく上で基本であり、食事の違いにより、人間の体はよくも悪くも変化する。よい食事は感染の予防、感染時の防御にもなるし、悪い食事は大炎上を巻き起こす。

新型コロナ感染だけでなく、何らかの病気を患《わずら》ったり、食欲が低下したときに、「何でもいいから口にできるものを食べなさい」という根拠のないアドバイスを受けたことがあるかもしれない。多くの場合、提供されたり、自分で口にするものは、お粥《かゆ》であったり、糖質過剰の口当たりのよい冷たいゼリーやアイスだったりする。

新型コロナに感染した際に宿泊療養施設で提供されるのも、糖質たっぷりのお弁当などであろう。これらのものを摂取することは、血糖値を上げ、さらに状況を悪くさせる可能性すらある。

さらに、本当に恐ろしいのは、糖質過剰摂取によって起こっている「糖化パンデミック」

である。糖質過剰摂取による糖化、酸化が原因で起こる様々な疾患により、世界中で新型コロナ感染の何倍もの人が苦しみ、死亡している。

次の章では、現在の日本や世界で起きている様々なパンデミックと糖質過剰摂取の関係を見ていく。

第2章

糖化パンデミック

The truth is too simple: one must always get there by a complicated route.

George Sand

真実はとてもシンプルだが、そこにたどり着くにはいつも入り組んだ道を経なければならない。

ジョルジュ・サンド

新型コロナ感染の重症化や死亡には、じつは糖質過剰摂取が関係していると考えられることを前章で述べた。しかし、このウイルス感染よりももっと恐ろしいことが起きている。

(1) 糖化パンデミック

症状も死者数もひどいが、渦中にいても気づかない

マスコミはほとんど報道しないが、糖質過剰摂取による様々なパンデミック「糖化パンデミック」が起こり、多くの犠牲者を出している。新型コロナの感染者数、死者数とは比べ物にならないほどの数である。糖化による影響で日常生活が制限されたり、体の重要な機能の一部を失ってしまうことさえある。

２０２０年は、新型コロナウイルスのパンデミックに世界中が襲われた。２０２１年になっても感染は収まっていない。しかし、それよりもかなり前から、もっと恐ろしく大きな「糖化パンデミック」が続いている。それに対してマスコミは見向きもしないし、連日いわ

ゆる「専門家」がその危険性を訴えるわけでもない。糖化を防ぐために緊急事態宣言が出されることもない。

むしろマスコミは、連日、スイーツや糖質いっぱいの料理などを取り上げて、糖質摂取を勧めているようだ。専門家も糖質に言及する場合には、「極端な糖質制限は体に害がある」などと質の低い論文を引用して、一般の人を誤った考えに誘導しているように見える。

いまだに専門家の口ぐせは、「３食きっちりと」「バランスのよい食事」だ。３食きっちりバランスのよい食事が健康によいというエビデンスは存在しない。しかも、最もよいバランスというのもわからない。何と何のバランスかも曖昧だ。

日々、せっせと口に入れている過剰な糖質により我々の体は糖化パンデミックに襲われていても、静かに症状が進むだけで、多くの人がその渦中にいても気が付いていない。

新型コロナに感染すると、様々な症状が出現し、味覚障害や嗅覚障害が起きることもある。後遺症で悩む人もいるであろう。もちろん重症化して死亡することもある。それによって不安になったり、死への恐怖を感じている人もいるかもしれない。

一方、糖質過剰摂取により糖化が進むと、糖質過剰症候群になり、様々な症状が出現する。

肥満、糖尿病、心筋梗塞、脳梗塞、認知症など、日常生活に制限が出ることも少なくないし、体の機能を一部失ってしまう場合もある。さらに、糖質過剰症候群では死者もものすごい数、出ているのである。

新型コロナの感染には怯《おび》え、細心の注意を払いながら、家の中で糖質をむさぼり食う人も少なくないであろう。それは現在の不調や症状、病気が、糖質によって起きていると思ってもいないからである。

（２）糖尿病パンデミック

年間４２０万人が死亡――新型コロナの３５０万人を超える

糖尿病は、新型コロナ感染よりも多くの犠牲者を出している。

世界の糖尿病の人口は爆発的に増え続けている。２０１９年、糖尿病を患っている人の数は４億６３００万人に上ることが明らかになった。中国では１億人を超えるといわれている。

日本でも約１０００万人が糖尿病に罹患している。２０１９年には糖尿病が原因で、世界で４２０万人が死亡した。

新型コロナの感染が世界的に拡大して１年以上が経つので、２０２１年８月５日までの１年間で見てみると、新型コロナウイルスの検査陽性者は約１億８２００万人で、死者数は約３５０万人である。新型コロナウイルスの検査陽性者の中の死者数は、糖尿病の死者数のおよそ83%である。どちらがより大きなパンデミックかわかるだろう（実際には新型コロナ感染そのものが原因の死者数はもっと少ないと考えられる）。

ちなみに日本の２０２１年８月５日現在での１年間での新型コロナウイルスの死者数は約１万４０００人で、２０２０年の日本の死因としての糖尿病による年間の死者数は１万３８９１人で、ほぼ同数である（厚生労働省「令和２年〔２０２０〕人口動態統計月報年計〔概数〕の概況」より）。

糖尿病に関連する病気も相当数あるので、実際には糖尿病が関わる死亡はもっと多いと思われる。

世界中で約９３００万人が糖尿病性網膜症、そのうち２８００万人が、視力を脅《おびや》かすレベルの糖尿病性網膜症である。糖尿病性網膜症は、日本では現在失明の原因の第３位で、全体の12・8%という結果が出ている（白神史雄：厚生労働科学研究費補助金〔難治性疾患政策研究事業〕網膜脈絡膜・視神経萎縮症に関する調査研究　平成28年度総括・分担研究報告書：視覚身体障害者認定の実態疫学調査）。

少し古いデータでは、日本での糖尿病性網膜症による年間の失明者数は、約３０００人といわれている。

また、日本の人口１００万人あたりの透析患者数（有病率）は２６８８人で世界第２位、国民３７８・８人に１人が透析患者であることになる。

透析の新規導入患者は、２０１９年では４万８８５人で、「糖尿病性腎症」はそのうち39・１%にもなり、透析の原因の第１位である。

つまり、１年間に１万５０００人以上が糖尿病により透析が必要になっているのである（**資料18**）（腎臓病については後述する）。

これだけ様々な糖尿病治療薬があるにもかかわらず、これだけの糖尿病による死亡や合併症が起きているということは、現在の糖尿病治療に根本的な間違いがあることを意味しているのではないだろうか？

このままだと、糖尿病パンデミックはまだまだ収束しないであろう。

資料18　透析導入患者数および死亡患者数の推移
（1983～2019年）

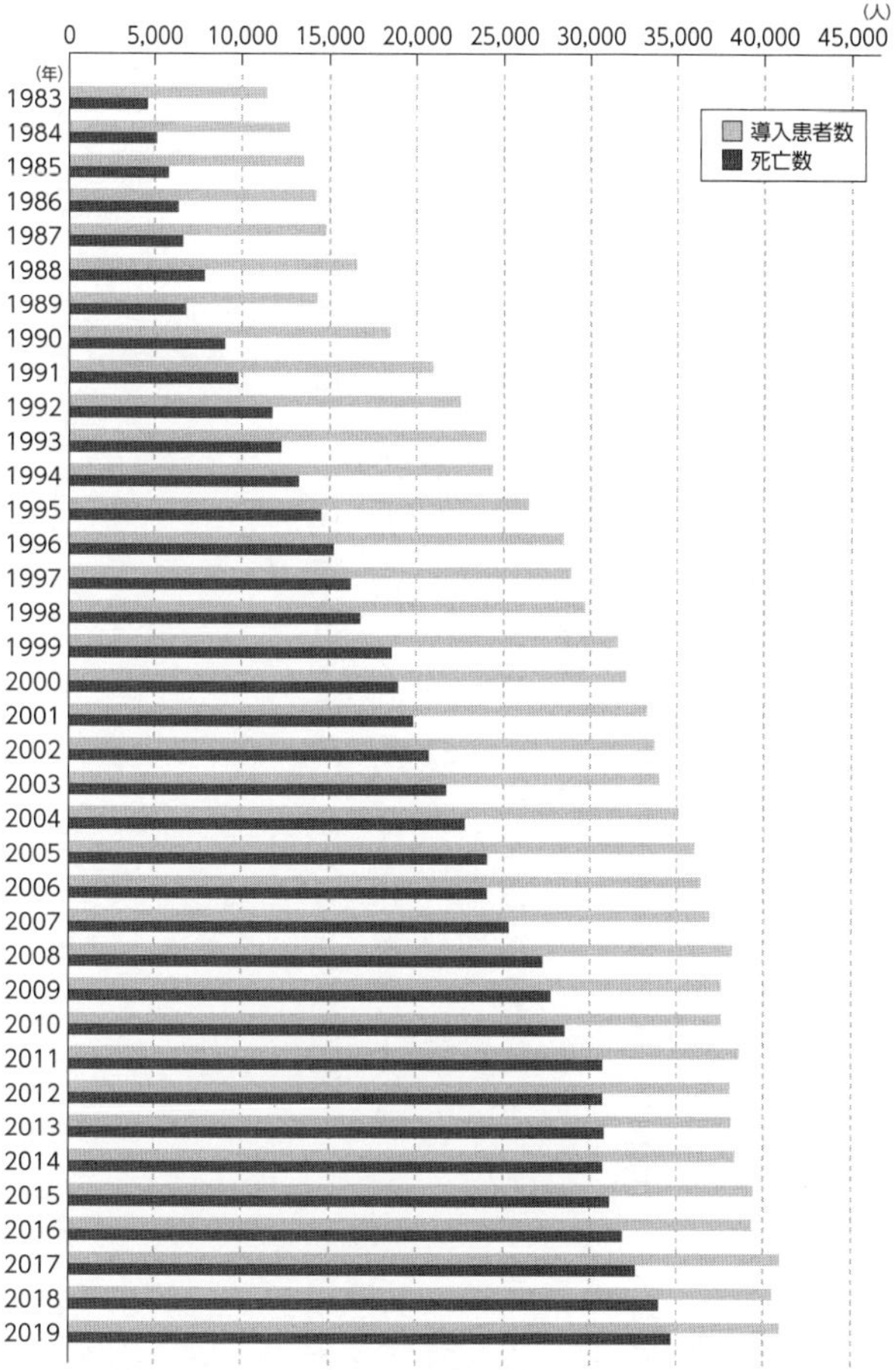

出所：一般社団法人透析医学会「わが国の慢性透析療法の現況（2019年12月31日現在）」

（3）肥満パンデミック

この40年で肥満人口は3倍に——19億人以上の成人が太りすぎか肥満

肥満も世界に蔓延して多くの犠牲者を出している。今や19億人以上の成人が太りすぎか肥満である（ＢＭＩ30以上が肥満、25以上が太りすぎ）。

少し古いが、２００９年のＷＨＯの「GLOBAL HEALTH RISKS」というレポートでは、２００４年の時点の死亡のリスク因子が挙げられている。

(https://www.who.int/healthinfo/global_burden_disease/GlobalHealthRisks_report_full.pdf)

そのレポートによると、高血圧で年間７５０万人が死亡し、太りすぎや肥満では２８０万人が死亡していると報告している。高血圧で１分に14人、１日に２万５４８人が死亡し、肥満では１分に５人、１日に７６７１人が死亡している計算になる。糖質過剰症候群の肥満に

資料19　新型コロナウイルスのパンデミックと糖化パンデミックの比較

	新型コロナウイルスパンデミック	糖化パンデミック	
		糖尿病パンデミック	肥満パンデミック
陽性者/有病者数	1億8,200万人	4億6,300万人	19億人以上
死者数	350万人	420万人	280万人
	死者数の中には、たまたまPCR検査で陽性であるだけで、本当の死因は別にある人も多数含まれている。	失明、腎不全、下肢切断など多くの重篤な症状を呈し得る。新型コロナウイルスの重症化・死亡のリスク増加。	新型コロナウイルスの重症化・死亡のリスク増加。

よる年間の死者数は、新型コロナの検査陽性者の中の死者数の８割にもなる（**資料19**）。

世界的な肥満は、１９７５年以来ほぼ３倍になっている。２０１６年には、18歳以上の39%、19億人以上の成人が、太りすぎか肥満であり、13%、６億５０００万人以上が肥満である。現在では低体重での死亡よりも、肥満での死亡の方が多い。

２０１９年には、５歳未満の３８００万人の子どもが太りすぎまたは肥満であり、２０１６年には５～19歳の18%強、３億４０００万人を超える子どもと青年が、太りすぎまたは肥満であった。

１９７５年時点では、５～19歳の子どもと

資料20　ウイルスよりも猛威を振るっているともいえる
糖質過剰

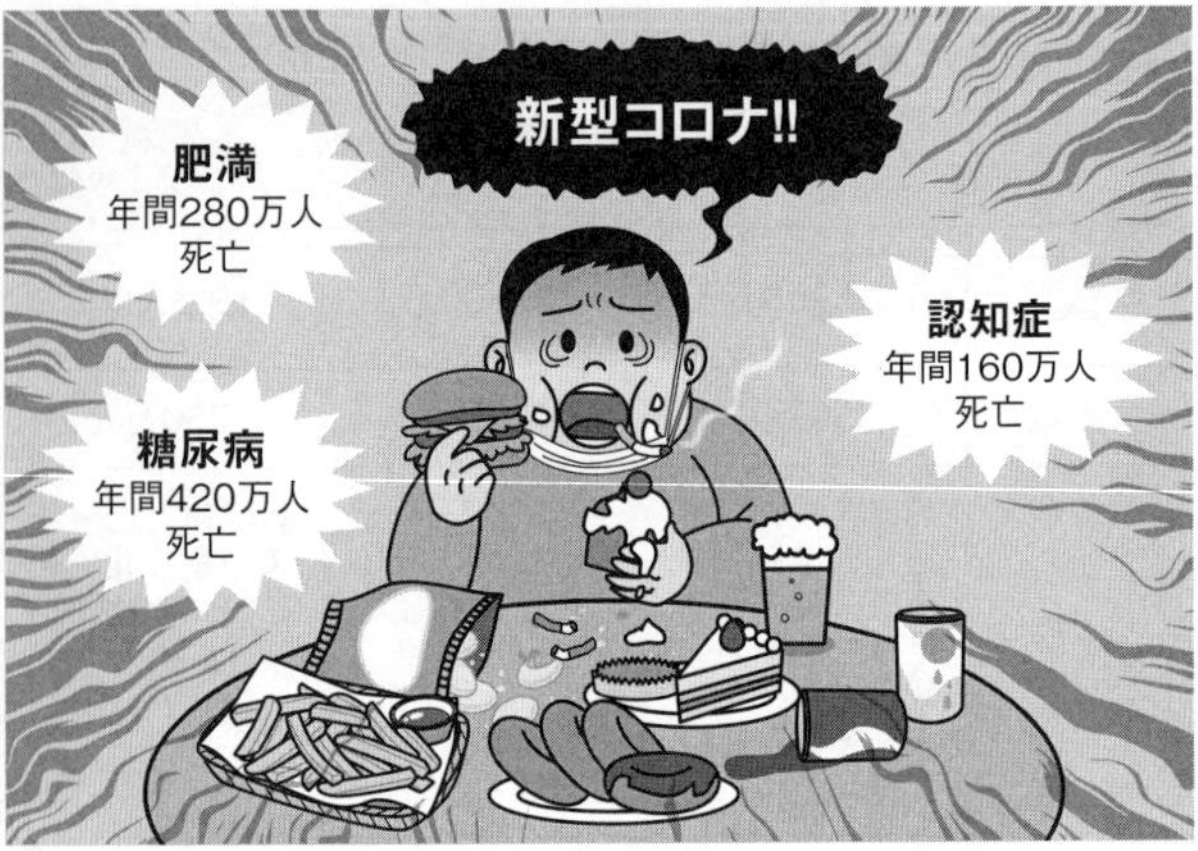

青年の太りすぎと肥満の有病率はわずか４％であり、肥満はたった１％弱だったのである。非常に恐ろしい数字、恐ろしい増え方である。

（https://www.who.int/news-room/factsheets/detail/obesity-and-overweight）

これは世界的な肥満パンデミックである。糖質過剰症候群の糖尿病も肥満も、静かでゆっくりと進行するパンデミックなので、多くの人は注目していないが、年間死者数では新型コロナに感染して亡くなるのとそれほど差がないほど多くの人が肥満で亡くなっているのである。

肥満は糖質過剰摂取により起こる。脂質をたくさん摂るからではない。糖質を摂るとインスリンが分泌されてそれが糖質を脂肪に変えて体に蓄積して太るのである。

ウイルスに対してはマスクなどで必死に侵入を防ぐように努力しているのに、糖質の侵入には無防備どころか、自ら積極的に体の中に招き入れている。実際に、新型コロナのパンデミックの間に、アメリカ人の成人の42%が、平均約13kgの体重増加を認めている。

(https://www.apa.org/news/press/releases/2021/03/one-year-pandemic-stress)

糖質の侵入は、ときにはウイルスよりも猛威を振るうのである（**資料20**）。

（4）腎臓病パンデミック

糖質過剰と腎臓病は深い関係にある

日本の透析患者死亡数は、２０１９年で３万４６４２人にもなる。日本人の新型コロナ検査陽性者の中の死者数の２倍以上である。腎臓病の原因の多くは糖質過剰摂取である。

糖質過剰摂取により産生される非常に有害な終末糖化産物（ＡＧＥｓ）は、糖尿病患者の動脈壁および血中に通常よりも速い速度で蓄積する。血中を循環しているＡＧＥｓの増加は、糖尿病性腎症における腎機能障害の重症度と並行している。

（Makita Z.et al. Advanced glycosylation end products in patients with diabetic nephropathy. N Engl J Med. 1991 Sep 19;325(12):836-42.)

　糖質過剰摂取が腎臓を傷めつけて、それが繰り返されてＡＧＥｓが蓄積してしまうと、腎臓病を引き起こすと考えられる。慢性腎臓病で透析の原因となる第１位は糖尿病性腎症であるが、第２位は慢性糸球体腎炎、第３位は腎硬化症、第４位は多発性嚢胞腎である（**資料21**）。

　慢性糸球体腎炎は様々な原因によるものであり、その中には糖質過剰摂取によるものも少なくないであろうと考えられる。実際に糖尿病の人の腎臓の生検（病気の診断のために組織の一部を切り取って顕微鏡などで調べる検査）をしてみると、糖尿病性腎症の割合よりも、そうではない他の腎疾患の方が多いという研究結果もあるのである。

（Fiorentino M, et al; ERA-EDTA Immunonephrology Working Group. Renal biopsy in patients with diabetes: a pooled meta-analysis of 48 studies. Nephrol Dial Transplant. 2017 Jan 1;32(1):97-110.)

　48の研究を分析すると、糖尿病性腎症が疑われる糖尿病患者では、非糖尿病性腎障害の有

資料21　慢性透析患者の原疾患割合の推移（1983～2019年）

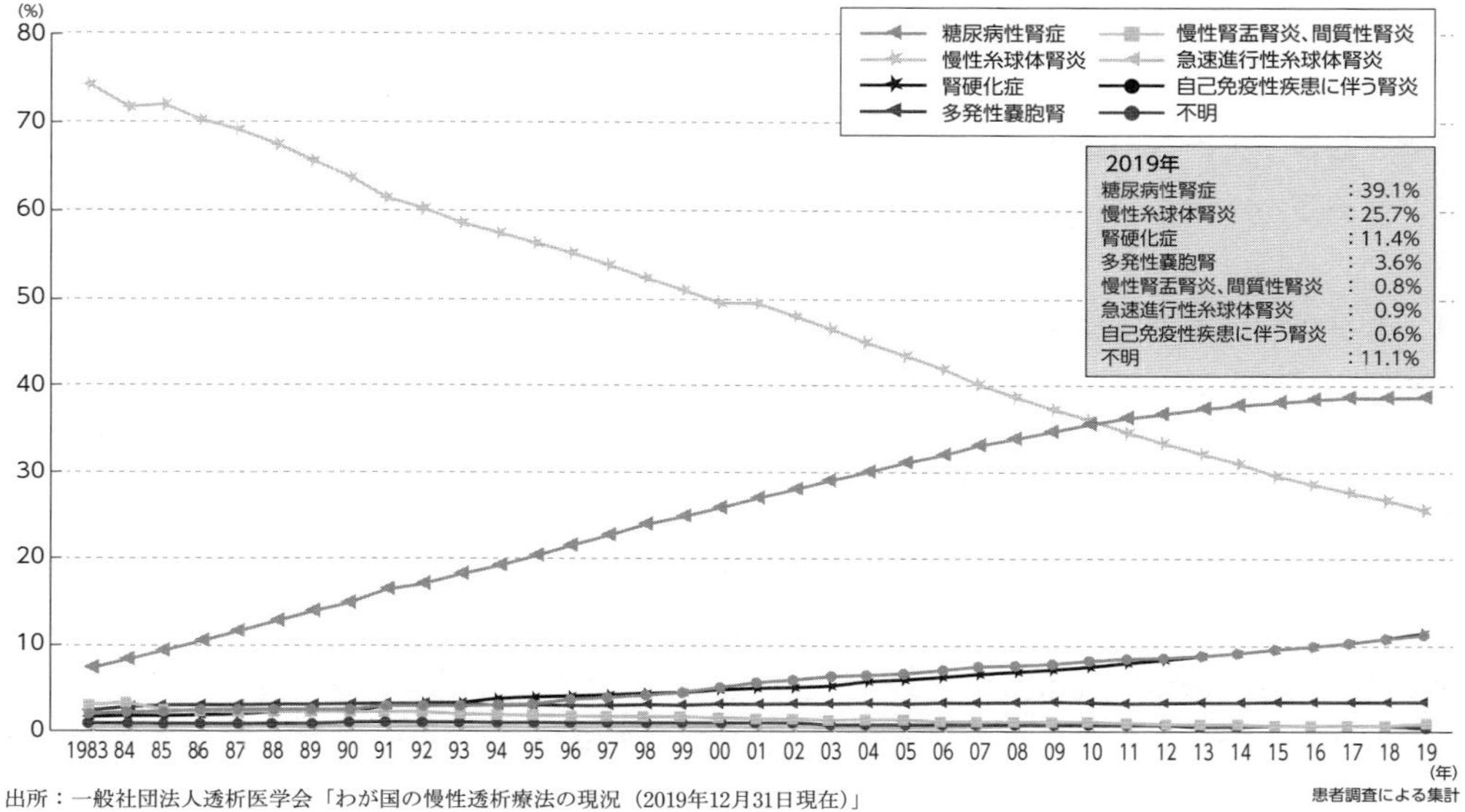

出所：一般社団法人透析医学会「わが国の慢性透析療法の現況（2019年12月31日現在）」

病率が実際に非常に高いことが示されている。すべての研究を分析した生検の結果は、糖尿病性腎症単独だと約半分であり、非糖尿病性腎障害であったのは36％以上であり、残りは糖尿病性腎症と非糖尿病性腎障害の両方を合併していた。ある研究では、最大で82・9％が非糖尿病性腎障害であり、糖尿病性腎症はたった6・5％であった。

逆に考えると、糖尿病は糖尿病性腎症のみならず他の腎疾患と大きく関連していると思われる。糖尿病患者の中で最も有病率の高かった他の腎疾患はＩｇＡ腎症であり、それは透析の原因の第2位の慢性糸球体腎炎の中で最も多い疾患である。

特にアジアの研究では、糖尿病患者の腎臓病にＩｇＡ腎症が多く認められたという結果であった。たとえば、糖尿病の日本人を対象にした研究でも、非糖尿病性腎障害のうち最大で44・8％がＩｇＡ腎症であった。

はたして、糖尿病に偶然ＩｇＡ腎症が発症したのであろうか？　これほど多くのＩｇＡ腎症が糖尿病患者に認められるからには、高血糖やＡＧＥｓがＩｇＡ腎症にも大いに関わりがあると考えるのが自然である。

ＩｇＡ腎症患者の腎組織においても、先ほど述べたトール様受容体が増加している。トール様受容体の増加はＩｇＡ腎症の症状の悪化と関連している。

(Ciferska H.et al. Does the renal expression of Toll-like receptors play a role in patients with IgA nephropathy? J Nephrol. 2020 Apr;33(2):307-316.)

糖尿病の人の様々な腎疾患との関わり

ＩｇＡ腎症の発症機序はいまだに不明な点が多いが、何かを抗原としてＩｇＡが過剰産生されて免疫複合体を形成して、それが糸球体内沈着することによって引き起こされると考えられている。免疫反応を惹起させる何らかの原因抗原の存在が想定されているが、いまだに同定されていない。

しかし、ＡＧＥｓは免疫反応を起こす抗原に十分になりうる。糖尿病患者でＩｇＡ腎症が多いことを考えれば、原因抗原に糖化、ＡＧＥｓが関与している可能性が十分にある。

（＊）抗原：ウイルスや細菌、花粉などの、生体に免疫の反応を引き起こす物質。

（＊）抗体：異物と捉えられる体内の抗原を攻撃して、体外へ排除するために作られる免疫グロブリンというタンパク質。

（＊）免疫複合体：抗原と抗体からなる複合体のこと。少量ではマクロファージなどにより処理できるが、大量にできた場合には、腎臓などの組織に沈着して異常を起こす。

糖尿病性腎症ではない、その他の糸球体腎炎も、糖尿病で多く認めるのは偶然ではないであろう。

(Gans RO.et al. The occurrence of IgA-nephropathy in patients with diabetes mellitus may not be coincidental: a report of five cases. Am J Kidney Dis. 1992 Sep;20(3):255-60.)

糖尿病では多くの自己抗体が産生される。それらが免疫複合体を形成し、腎臓の糸球体などに沈着して炎症を惹起していると考えられる。

（＊）自己抗体：本来自分の体の組織、成分などは通常、異物とは見なされないが、何らかの原因で自分の体の組織や成分などに対してできた抗体。自己免疫疾患と呼ばれる様々な病気では、自己抗体が出現して病気が起こる。

第４章で述べる好中球細胞外トラップ（ＮＥＴｓ）も腎臓の疾患に大きく関わっていると思われる。

透析の原因としての糖質過剰摂取

そして、第3位の腎硬化症も、糖質過剰摂取が大いに関連していると考えられる。先ほどの48の研究の中でも、腎硬化症が非糖尿病性腎障害のうち最大で24・4％を占めていた。

腎硬化症は、高血圧が原因で腎臓の血管に動脈硬化を起こし、腎臓の障害をもたらす腎疾患である。ＡＧＥｓはアテローム性動脈硬化症を起こす。高血圧、動脈硬化は糖質過剰摂取で起きることを考えると、当然腎硬化症も糖質過剰摂取が大きな要因である。

第4位の多発性嚢胞腎については、動物実験上ではあるが、ケトン体を増加させてケトーシスをもたらすケトン食や、インターミッテントファスティング（断続的な断食）を行うと、多発性嚢胞腎が失速または逆転することがわかっている。

（＊）ケトーシス：ケトン体が血中に増加すること。

そして、血流中のケトン体の存在が、腎臓の嚢胞の成長を阻害することが発見されている。多発性嚢胞腎では、がんと同様に、ブドウ糖の代謝においてワールブルグ効果という好気的解糖によりエネルギーであるＡＴＰを得ている。したがって、糖質摂取は多発性嚢胞腎を発症させたり進行させたりすると考えられる。

（＊）好気的解糖：酸素が十分にある中でミトコンドリアによるＡＴＰ産生よりも、解糖系でＡＴＰを産生する現象。解糖系については**第４章**で後述。

さらに、果糖の摂取は腎臓の血管の抵抗を増加させて、血流を低下させ、腎臓の障害が促進される可能性がある。

（Chapman CL.et al. High-fructose corn syrup-sweetened soft drink consumption increases vascular resistance in the kidneys at rest and during sympathetic activation. Am J Physiol Renal Physiol. 2020 Apr 1;318(4):F1053-F1065.）

こうして見ていくと、透析の原因の腎疾患の１～４位まですべてに、糖質過剰摂取が大きく関わるだけでなく、糖質過剰摂取こそが最大の原因とも考えられる。腎臓病パンデミックも糖質過剰摂取によるものなのである。

（5）認知症パンデミック

「3型糖尿病」＝認知症は世界中で爆発的に増加

認知症のアルツハイマー病は３型糖尿病とも呼ばれており、糖質過剰摂取が大きく関連している。今や認知症は爆発的に増加し、認知症による死者数は日本を含む高所得の国の死因の第２位であり、この20年間で３・７倍に増加している。

世界的に見ても、アルツハイマー病などの認知症は爆発的に増加している。２０００年におけるアルツハイマー病やその他認知症での死者数は約58万人だったのが、２０１９年では１６０万人を超えている。なんと20年間で２・８倍の増加だ。

(https://www.who.int/data/gho/data/themes/mortality-and-global-health-estimates/ghe-leading-causes-of-death)

世界中で約５０００万人が認知症を患っており、毎年１０００万人近くが新たに発症している。そのうち60〜70%はアルツハイマー病である。

(https://www.who.int/news-room/fact-sheets/detail/dementia)

これはまさに認知症パンデミックである。認知症患者はほとんどが高齢者である。1年間に、新型コロナ検査陽性者の中の死者数の半分程度の人が認知症で亡くなっている。アルツハイマー病は糖質過剰症候群である。治療薬ができるのを待っていてはさらに増加するばかりだ。

厚生労働省はすでに認知症と糖尿病の関連を知っている。

厚生労働省は、長期の縦断的な認知症の有病率調査を行っている久山町研究のデータからモデルを作成し、年齢、性別、糖尿病の有病率が認知症の有病率に影響することがわかった、と公表している。

以前の久山町研究における、米の摂取量と認知症の関係もすでにわかっていることであり、なぜもっと認知症予防に対する糖質摂取の制限を厚生労働省が推奨しないのか不思議である。

（6）自己免疫疾患・難病パンデミック

酸化・糖化により修飾された抗原

完全に遺伝的・先天的な難病を除いて、多くの難病には自己免疫が関与していると考えられている。遺伝的・先天的な難病でも、子宮内での免疫が関与している可能性もある。自己免疫と糖質過剰摂取の関係については**第4章**で詳しく述べる。

自己免疫疾患や難病は近年増加している（**資料22**）。

自己免疫疾患・難病に関連する、酸化および糖化により修飾された抗原が多く見つかっている。酸化や糖化は糖質過剰摂取で大きく増加する。

(Kurien BT, Scofield RH. Autoimmunity and oxidatively modified autoantigens. Autoimmun Rev. 2008 Jul;7(7):567-73.)

いくつかの難病にケトン食が有効であることがいくつも報告されている。ケトン体が有益

資料22　特定疾患治療研究事業における疾患別受給者件数の推移

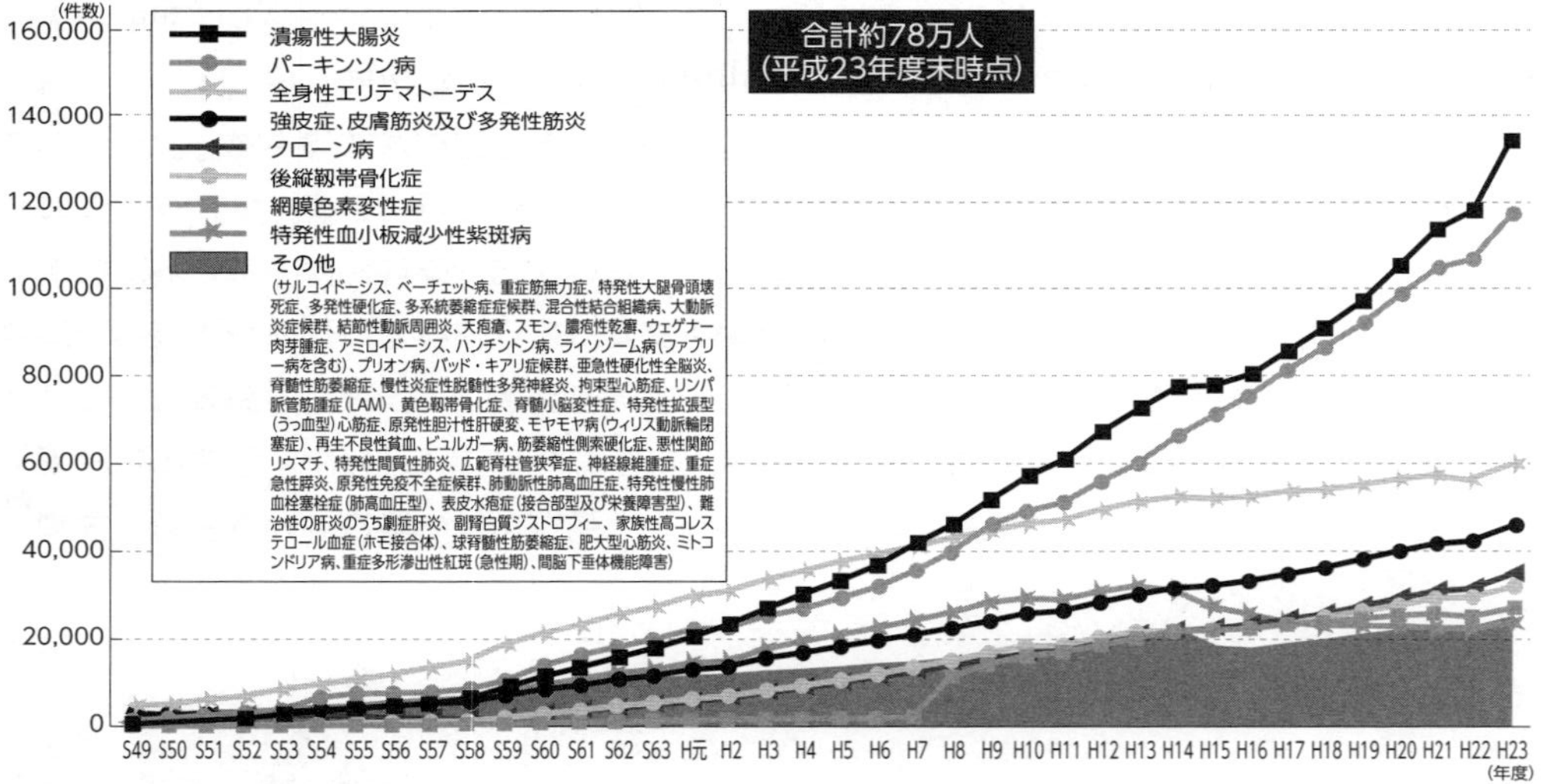

出所：公益財団法人　難病医学研究財団／難病情報センター HP
https://www.nanbyou.or.jp/entry/4141

な効果を示していることも当然あるが、糖質摂取量が大きく減少したことも有益な作用を示すと考えられる。

筋萎縮性側索硬化症とケトン食

ケトン食は高脂肪食である。高脂血症が、筋萎縮性側索硬化症患者の生存の重要な予後因子であることを示すいくつかの疫学データがある。

（Paoli A.et al. Ketogenic diet in neuromuscular and neurodegenerative diseases. Biomed Res Int. 2014;2014:474296.）

また、ケトン体はミトコンドリアの機能を改善し、炎症や酸化ストレスを低下させることにより、筋萎縮性側索硬化症の病状を改善する可能性がある。

（Caplliure-Llopis J.et al. Therapeutic alternative of the ketogenic Mediterranean diet to improve mitochondrial activity in Amyotrophic Lateral Sclerosis（ALS）: A Comprehensive Review. Food Sci Nutr. 2019 Dec 16;8(1):23-35.）

（＊）酸化ストレス：体内の反応性が高い活性化された酸素（活性酸素）の産生が過剰になり、活性酸素から自己を防御する抗酸化システムとのバランスが崩れて活性酸素が上回り、細胞を傷害する

資料23　スタチンによる筋萎縮性側索硬化症のリスク増加

スタチンの種類	オッズ比（ROR）
ロスバスタチン（クレストール）	9.09
プラバスタチン（メバロチン）	16.2
アトルバスタチン（リピトール）	17.0
シンバスタチン（リポバス）	23.0
ロバスタチン（メバコール）	107

状態。

スタチンによる筋萎縮性側索硬化症のリスク

少し話は逸れるが、ＬＤＬコレステロール値を低下させるスタチンという薬は、筋萎縮性側索硬化症の発症リスクを大きく増加させる。２０１８年に出された衝撃的な報告によると、スタチンが筋萎縮性側索硬化症にかなり大きく関連しているということである。

スタチンが神経細胞を損傷させる可能性が高いことは長い間いわれてきた。神経のシナプスは、主にコレステロールで作られており、コレステロールは神経細胞を囲んで保護するミエリン鞘《しょう》の健康を維持するために必要とされている。

おそらく、スタチンがコレステロール合成を阻害する直接的な効果により、神経細胞を損傷させると考えられる。

では、スタチンによって、どれほど筋萎縮性側索硬化症のリスクが増加するのか？

１・５倍や２〜３倍などというかわいい数字ではない。９〜１０７倍である（**資料23**）。

(Golomb BA.et al. Amyotrophic Lateral Sclerosis Associated with Statin Use: A Disproportionality Analysis of the FDA's Adverse Event Reporting System. Drug Saf. 2018 Apr;41(4):403-413.)

（7）精神疾患・発達障害パンデミック

急増する発達障害と代謝の関係

精神疾患や発達障害の急増にも、糖質過剰摂取が大きく関係している。

日本の注意欠陥多動性障害（ＡＤＨＤ）の推移は**資料24**のようである。

(https://www.mext.go.jp/a_menu/shotou/tokubetu/material/__icsFiles/afieldfile/2017/04/07/1383567_03.pdf)

２０１２年に文部科学省が全国の小中学校で、約５万人を対象にした調査によると、「発達障害の可能性がある」と思われる児童・生徒は、全体の約６・５％に及ぶと報告されている。**資料24**のように平成18年と平成28年の人数を比較してみると、自閉症は約４倍、ＡＤＨＤや学習障害は約10倍に増えている。

どうして発達障害がこれほどまでに増加しているのか？

１つは、発達障害の診断基準の変更で、該当する子どもが増加したことによると考えられる。もう１つは、医師だけでなく教育関係者など、そして親でも、多くの人が発達障害について認識するようになったことが考えられる。

しかし、診断基準や認識の違いだけではないと思われる。そこにはやはり代謝が大きく関係している。

母体の糖尿病と子どものＡＤＨＤの関係

ニューヨークでのＡＤＨＤの就学前児童、２１２人の研究では、母親の妊娠糖尿病は、そ

資料24　通級による指導を受けている児童生徒数の推移（障害種別／公立小・中学校合計）

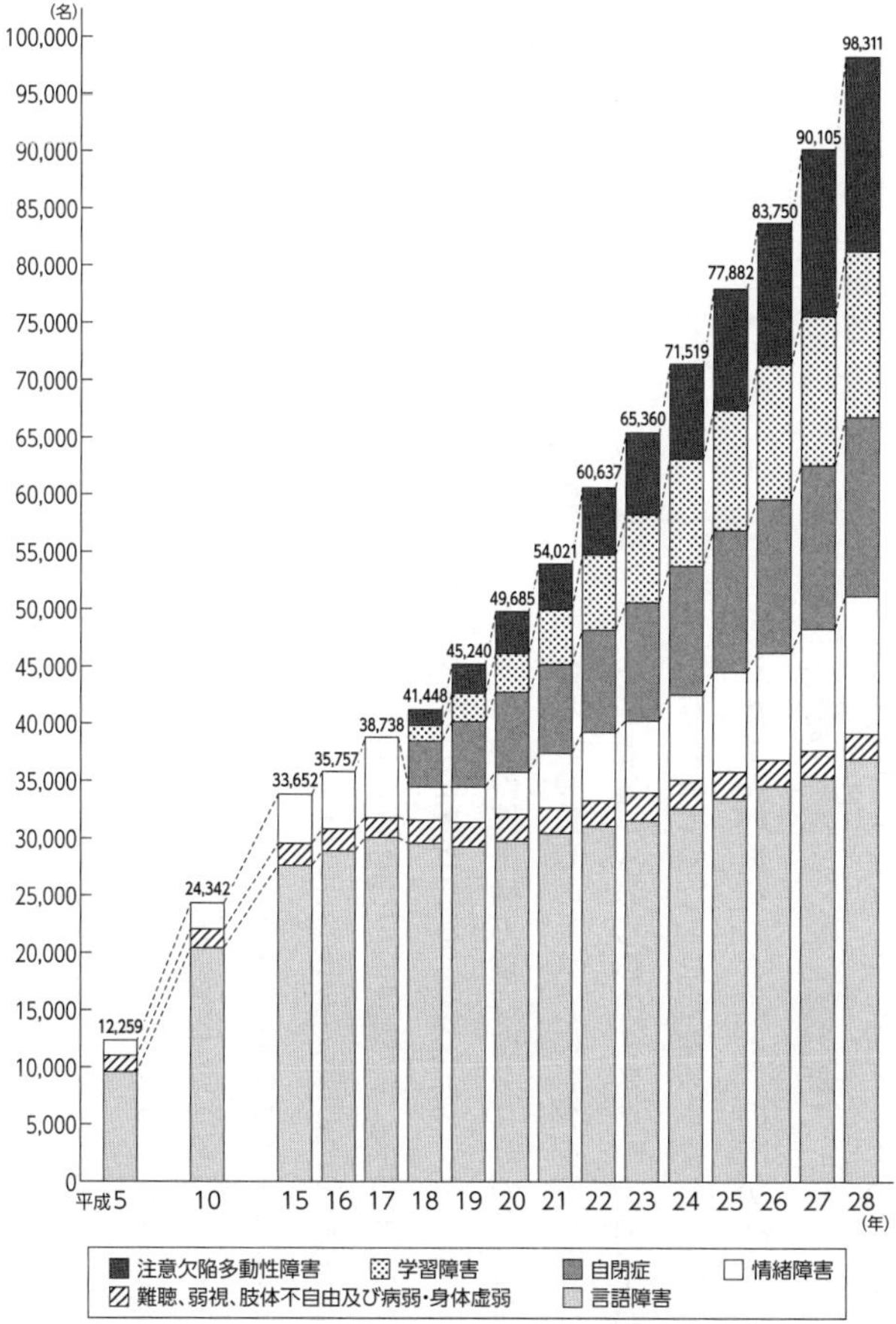

資料25　母体の糖尿病の重症度と子どものADHDの発生率

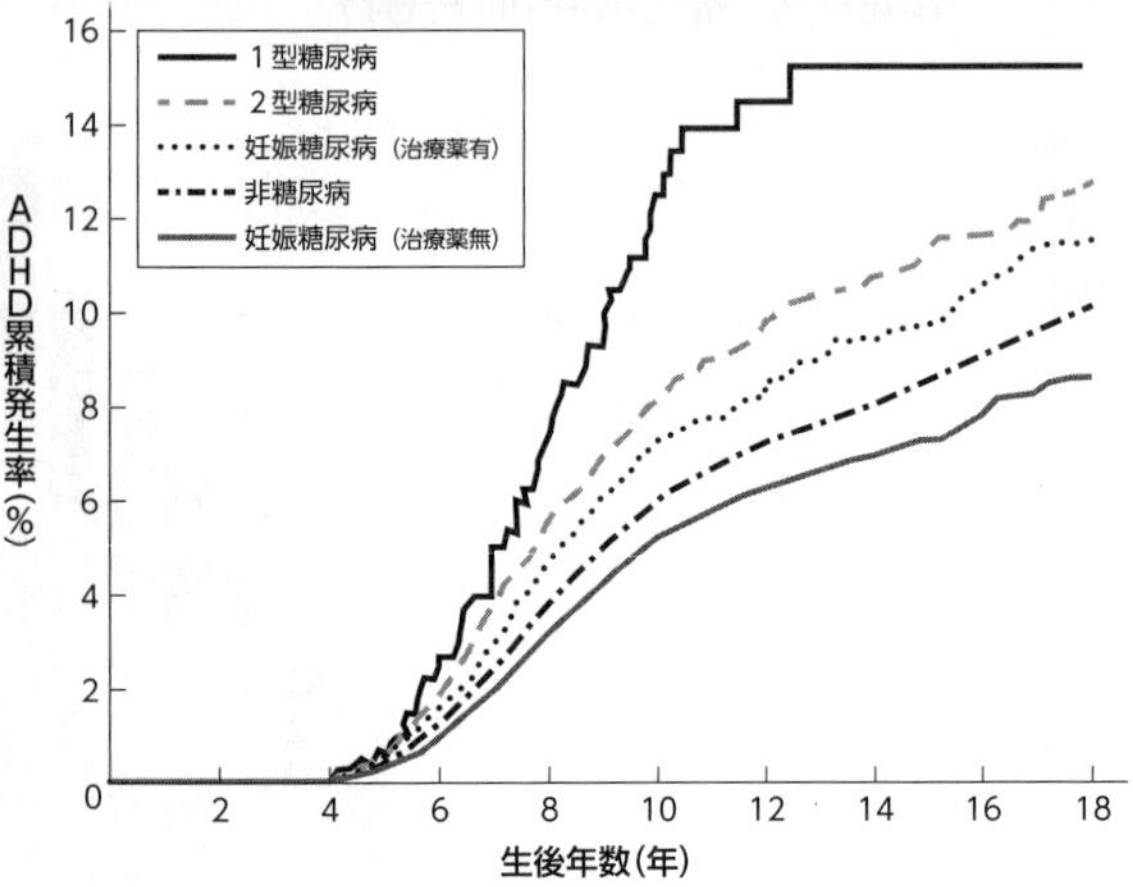

の子どもが6歳の時点でのＡＤＨＤのリスクを2倍以上増加させることがわかった。

（Nomura Y.et al. Exposure to gestational diabetes mellitus and low socioeconomic status: effects on neurocognitive development and risk of attention-deficit/hyperactivity disorder in offspring. Arch Pediatr Adolesc Med. 2012 Apr;166(4):337-43.）

　母体の糖尿病の重症度が、その子どもにおけるＡＤＨＤのリスクに影響を与える。

　子どものＡＤＨＤのリスクは、糖尿病薬を投与されていない妊娠糖尿病よりも、投薬された妊娠糖尿病のグループの方が約１・５倍と有意に高かった（**資料25**）。

（Xiang AH.et al. Maternal Gestational

Diabetes Mellitus, Type 1 Diabetes, and Type 2 Diabetes During Pregnancy and Risk of ADHD in Offspring. Diabetes Care. 2018 Dec;41(12):2502-2508.）

妊娠前からインスリン治療を受けている肥満のある糖尿病では、子どものＡＤＨＤのリスクは非常に高い。

ＢＭＩが35以上の重度の肥満の母親は、ＢＭＩが25未満の母親と比較して、言葉や運動、学力の発達障害の子どもを産むリスクが約１・７倍高くなり、ＡＤＨＤおよび行動障害のリスクが約１・９倍高くなり、精神疾患や気分・不安障害のリスクも約１・７倍高くなる。

母体の糖尿病・重度の肥満と、子どもの自閉症との関係

さらに、糖尿病のない重度の肥満のみの母親と比較して、妊娠前からの糖尿病の重度の肥満の母親では、その子どもの様々な発達障害のリスクが約2倍高い。特に、自閉症スペクトラム障害とＡＤＨＤ、行動障害に対して顕著だ。

妊娠前からの糖尿病の重度の肥満の母親は、正常体重の糖尿病のない母親と比較して、その子どもの自閉症スペクトラム障害で約6・5倍、ＡＤＨＤおよび行動障害で約6倍、リスクが高かった。また、感情と行動の混合障害、社会的機能の障害、およびチック症も、約

４・３倍高かった。

さらに、重度ではない通常の肥満の妊娠前からの糖尿病の母親でも、子どもの自閉症スペクトラム障害のリスクは約３・６倍の増加であった。また、子どもの統合失調症および気分・不安障害などは、通常の肥満の妊娠前からの糖尿病の母親の子では、妊娠前の糖尿病がない肥満の母親の子と比較して約２倍のリスクであった。

(Kong L.et al. The Risk of Offspring Psychiatric Disorders in the Setting of Maternal Obesity and Diabetes. Pediatrics. 2018 Sep;142(3):e20180776.)

自閉症スペクトラム障害と知的障害の同時発生リスクは、妊娠糖尿病と肥満が合併すると６・５３倍、妊娠前からの糖尿病と肥満が合併すると９・７３倍となり、大幅な増加と関連している。

(Li M.et al. The Association of Maternal Obesity and Diabetes With Autism and Other Developmental Disabili-ties. Pediatrics. 2016 Feb;137(2):e20152206.)

２０１２年に日本で行われた調査では、５歳児の自閉症スペクトラム障害の有病率が４・４８％であった（今井美保、伊東祐恵「横浜市西部地域療育センターにおける自閉症スペクトラム障害の実態調査―その１：就学前に受診したＡＳＤ児の疫学―」『リハビリテーショ

資料26　増加する自閉症スペクトラム障害の有病率（アメリカ）

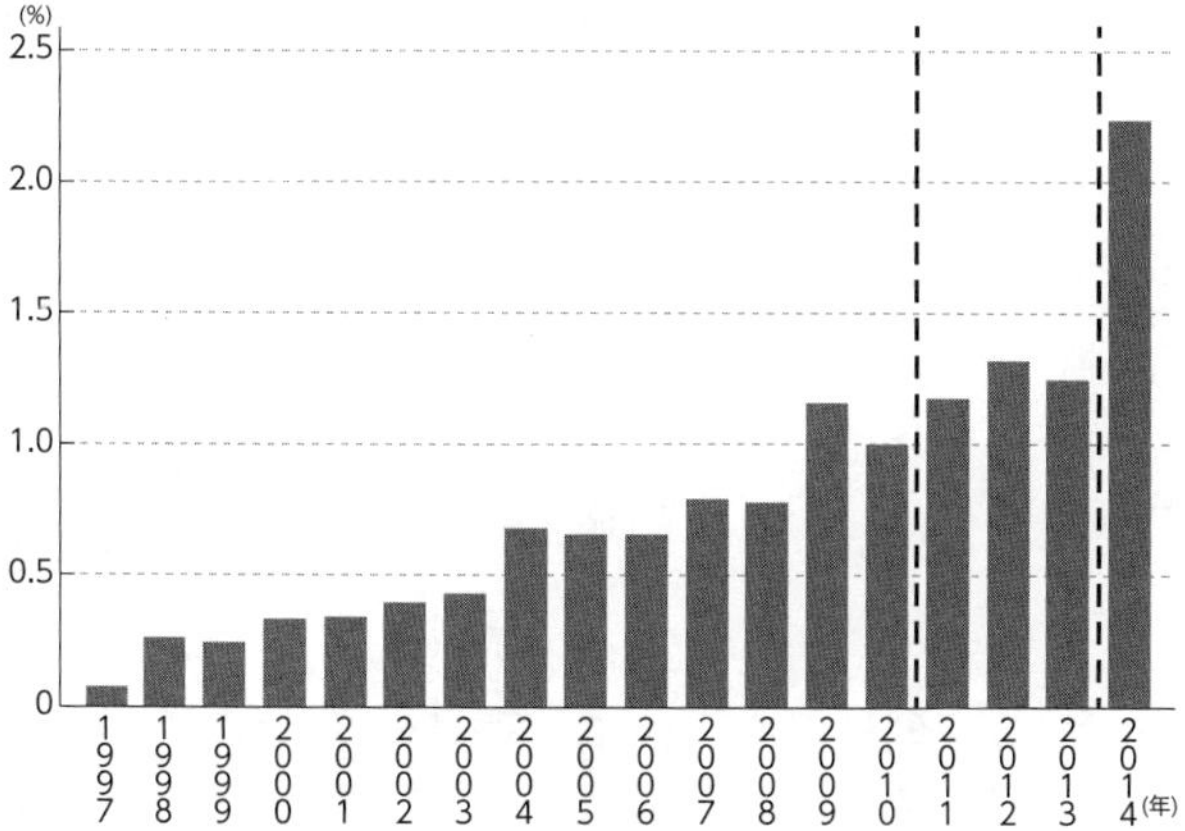

調査年別の親が報告した自閉症スペクトラム障害の診断を受けた３〜17歳の子供の推定生涯有病率（アメリカ、1997年〜2014年）

ン研究紀要』23号41〜46頁、２０１４年）。

アメリカのデータを含めて考えても、自閉症スペクトラム障害の有病率は増加の一途をたどっていると考えられる（**資料26**）。

(Zablotsky B.et al. Estimated Prevalence of Autism and Other Developmental Disabilities Following Questionnaire Changes in the 2014 National Health Interview Survey. Natl Health Stat Report. 2015 Nov 13;(87):1-20.)

母体の抗胎児脳自己抗体が胎児の脳を攻撃する

母体血中のメチルグリオキサールおよびＡＧＥｓレベルの上昇は、新生児血中のメチルグリオキサールおよびＡＧＥｓレベルの上昇と相関しており、胎児や乳児を高い酸化ストレスおよび炎症に晒す可能性がある。

（Maher P. Methylglyoxal, advanced glycation end products and autism: is there a connection? Med Hypotheses. 2012 Apr;78(4):548-52.）

（Mericq V.et al. Maternally transmitted and food-derived glycotoxins: a factor preconditioning the young to diabetes? Diabetes Care. 2010 Oct;33(10):2232-7.）

（＊）メチルグリオキサール：ブドウ糖の代謝の過程でできる糖化に関わる非常に反応性の高い物質（**第４章**で後述）。

デンマークで70万人近い子どもを対象とした大規模な研究では、母親が関節リウマチで１・７倍、セリアック病で３倍、その子どもが自閉症スペクトラム障害であるリスクが高くなる。母親が１型糖尿病でも、子どもの自閉症スペクトラム障害のリスクが２・１倍となる。どれも自己免疫疾患である。

(Atladóttir HO.et al. Association of family history of autoimmune diseases and autism spectrum disorders. Pediatrics. 2009 Aug;124(2):687-94.)

そうすると「糖質過剰摂取＋自己免疫」が非常に重要だと推測される。

自閉症スペクトラム障害では、母体の抗胎児脳自己抗体が産生され、その抗体が胎児の脳を攻撃すると考えられている。子どもが重度の自閉症スペクトラム障害を示した１４５人の母親で、２型糖尿病または妊娠糖尿病と診断された母親は、健康な母親と比較して自閉症スペクトラム障害特異的抗胎児脳抗体を持っている可能性が２・７倍高かった。特に妊娠糖尿病と診断された人は、これらの抗胎児脳抗体を持っている可能性が３倍以上高かった。

(Krakowiak P.et al. Autism-specific maternal anti-fetal brain autoantibodies are associated with metabolic conditions. Autism Res. 2017 Jan;10(1):89-98.)

自閉症スペクトラム障害およびその他の神経発達障害は、通常、自己免疫疾患とは見なされていないが、自己抗体は自閉症スペクトラム障害、ＡＤＨＤ、双極性障害、統合失調症、うつ病などの患者の血液中で検出されている。

(Hoffmann C.et al. Autoantibodies in Neuropsychiatric Disorders. Antibodies (Basel). 2016 Apr 21;5(2):9.)

糖質過剰摂取が血液脳関門の透過性を高くし、自己抗体を侵入させる

通常では抗体は簡単に脳に入り込むことはできない。血液脳関門という障壁があるからである。しかし、免疫のＴ細胞は血液脳関門の完全性の破壊、ひいては抗体の脳への侵入に関与している可能性がある。Ｔ細胞の中のＴｈ17細胞の活性化が血液脳関門の完全性を破壊し、循環する自己抗体が脳に侵入するのを促進するという報告がある。

（Dileepan T.et al. Group A Streptococcus intranasal infection promotes CNS infiltration by streptococcal-specific Th17 cells. J Clin Invest. 2016 Jan;126(1):303-17.）

Ｔｈ17細胞は自己免疫疾患に大きく関わると考えられており、ｍＴＯＲの制御を受けている。糖質過剰摂取はｍＴＯＲを強く刺激するので、Ｔｈ17の活性化を促進する。

（Zambrano-Zaragoza JF.et al. Th17 cells in autoimmune and infectious diseases. Int J Inflam. 2014;2014:651503.）

（Kurebayashi Y.et al. PI3K-Akt-mTORC1-S6K1/2 axis controls Th17 differentiation by regulating Gfi1 expression and nuclear translocation of RORγ. Cell Rep. 2012 Apr 19;1(4):360-73.）

（＊）ｍＴＯＲ：ほぼすべての細胞に存在するスイッチのような役割をするタンパク質。ｍＴＯＲが活性化すると、タンパク質合成が増加し、エネルギーを蓄積し、オートファジーが抑制される。逆にｍＴＯＲが抑制されると、脂肪を燃焼させ、オートファジーを活性化して細胞内の有害物質やがん細胞などを除去する。

（＊）オートファジー：細胞内の不要なタンパク質を分解したり、それをアミノ酸にリサイクルして、細胞内部の恒常性を維持する、すべての真核生物に備わっているシステム。

また、ＡＧＥｓも血液脳関門を破壊する可能性がある。

(Shimizu F.et al. Advanced glycation end-products disrupt the blood-brain barrier by stimulating the release of transforming growth factor-β by pericytes and vascular endothelial growth factor and matrix metalloproteinase-2 by endothelial cells in vitro. Neurobiol Aging. 2013 Jul;34(7):1902-12.)

糖尿病では血液脳関門の透過性が高くなり、細菌の侵入さえも許してしまい、細菌性髄膜炎のリスクが２倍高くなる。

(van Veen KE.et al. Bacterial meningitis in diabetes patients: a population-based

資料27　気分障害の患者数の推移

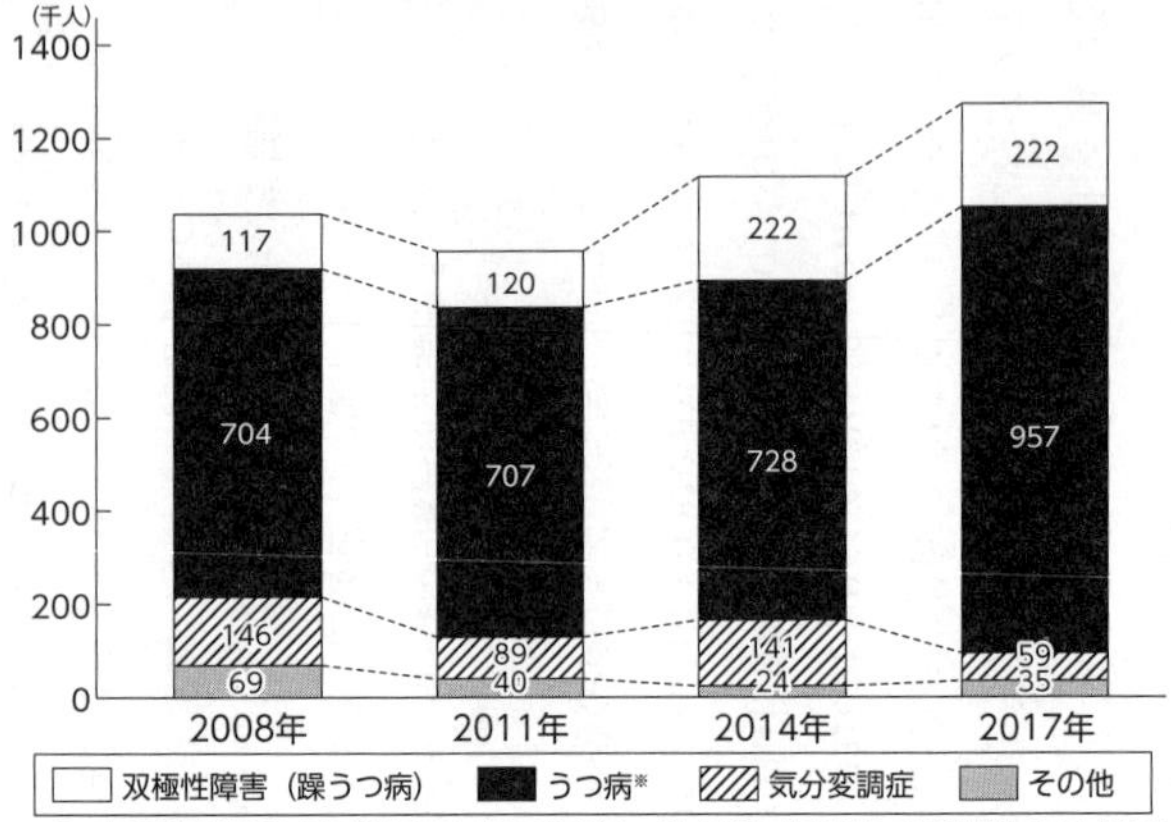

※うつ病の患者数はICD-10におけるF32（うつ病エピソード）とF33（反復性うつ病性障害）を合わせた数

出所：患者調査

prospective study. Sci Rep. 2016 Nov 15;6:36996.)

糖質過剰摂取では血液脳関門の透過性が高くなるため、自己抗体の影響を受けやすくなるであろう。

双極性障害も緩やかではあるが増加している。10年間で約2倍である（**資料27**）（双極性障害については**第3章**で述べる）。

ADHDや双極性障害の増加には、進化の過程で人類が身につけた、生存のためのメカニズムも大きく関係していると思われる。

それについては**第4章**でも述べる。

（8）胃食道逆流パンデミック

逆流性食道炎の急増

胃食道逆流症（逆流性食道炎）もかなり増加しており、この逆流が非常に多くの病気に関連している。それは大人だけではなく、子どもにも当てはまる。そして逆流を起こす最も大きな原因は糖質過剰摂取だと考えられる。

胃食道逆流症は近年増加している。現在の有病率は10％前後である。健診受診者の内視鏡検査での有病率は、1990年代では2・5％だったのが、2000年代では9・8％に増加していた（日本消化器病学会　胃食道逆流症〔GERD〕診療ガイドライン2015）。

高血糖は胃腸の運動を低下させる

血糖値の急激な変化は、正常な人と糖尿病患者の両方の胃腸運動機能に大きな影響を及ぼす。顕著な高血糖は、食道、胃、胆嚢、小腸、大腸、および肛門や直腸の運動性を低下させる。正常な人であっても、高血糖は下部食道括約筋（ＬＥＳ）圧を低下させ、その持続時間を増加させ、食道蠕動《ぜんどう》の速度を低下させる。

(Zhang Q.et al. Effect of hyperglycemia on triggering of transient lower esophageal sphincter relaxations. Am J Physiol Gastrointest Liver Physiol. 2004 May;286(5):G797-803.)

（＊）下部食道括約筋：食道と胃の境界の少し上にあるリング状の筋肉で、食べ物と胃酸が胃から食道を逆流して口の方に行かないようにする役割を果たす。

（＊）食道蠕動：飲み込まれた食べ物を胃の方へ移動させる波のような食道の筋肉の動き。

扁桃肥大、声帯ポリープと胃食道逆流の関係

糖質制限をすれば劇的に胃食道逆流が改善することが多い。高血糖が胃食道逆流を増加させ、様々な症状や疾患を引き起こす。

逆流は多くの頭頸部や胸の疾患・症状に関連している。いくつもの耳鼻咽喉科の疾患との関連は非常に興味深い。特に問題になるのは、胃酸ではなくペプシンかもしれない。ペプシ

ンは胃の中でタンパク質を分解する役割を担っている酵素である。逆流した胃液のペプシンは炎症、免疫反応を起こす。

たとえば、胃液の逆流は扁桃肥大や扁桃炎をもたらす。扁桃肥大または慢性扁桃炎の54人の子どもと成人30人の扁桃の組織を調べてみると、すべての人の扁桃にペプシンが検出された。そのペプシンの存在と一致して、炎症、免疫反応の因子が認められていた。

逆流したペプシンが扁桃を傷害し、ペプシンまたはペプシンによって傷害を受けた成分が抗原となって免疫反応が活性化されて、扁桃肥大が起きているものと思われる。

(Kim JH.et al. Extra-Esophageal Pepsin from Stomach Refluxate Promoted Tonsil Hypertrophy. PLoS One. 2016 Apr 8;11(4):e0152336.)

他にも、声帯ポリープなど声の問題を引き起こす可能性もある。声の障害を起こした人の約80％に胃食道逆流症が存在していたという報告もある。また、別の研究では声帯ポリープ組織の75％にペプシンを認めたと報告している。

(Makhadoom N.et al. Prevalence of gastroesophageal reflux disease in patients with laryngeal and voice disorders. Saudi Med J. 2007 Jul;28(7):1068-71.)

(Hassan W.A. Laryngeal polyp associated with reflux disease: a case report. J Med Case

Rep. 2020 Jan 4;14(1):2.）

（Wang L.et al. Association between Laryngeal Pepsin Levels and the Presence of Vocal Fold Polyps. Otolaryngol Head Neck Surg. 2017 Jan;156(1):144-151.）

副鼻腔炎は、胃食道逆流症があると2・36倍リスクが高くなる。副鼻腔炎にもペプシンが関係していると考えられる。

（Lin YH.et al. Increased Risk of Chronic Sinusitis in Adults With Gastroesophgeal Reflux Disease: A Nationwide Population-Based Cohort Study. Medicine (Baltimore). 2015 Sep;94(39):e1642.）

（Wang J.et al. Effects of pepsin A on heat shock protein 70 response in laryngopharyngeal reflux patients with chronic rhinosinusitis. Acta Otolaryngol. 2017 Dec;137(12):1253-1259.）

さらに、子どもの中耳炎の原因にもなる。滲出性《しんしゅつせい》中耳炎の小児において鼓膜《こまく》切開を行った中耳から30％以上でペプシンが検出された。

（Formánek M.et al. Diagnosis of extraesophageal reflux in children with chronic otitis

media with effusion using Peptest. Int J Pediatr Otorhinolaryngol. 2015 May;79(5):677-9.)
(Luo HN.et al. Role of pepsin and pepsinogen: linking laryngopharyngeal reflux with otitis media with effusion in children. Laryngoscope. 2014 Jul;124(7):E294-300.)

喉頭がんの60％にペプシンが検出されたという報告もある。
(Johnston N.et al. Pepsin promotes proliferation of laryngeal and pharyngeal epithelial cells. Laryngoscope. 2012 Jun;122(6):1317-25.)

さらに、喘息《ぜんそく》を含む慢性の咳の原因の多くが、胃液の逆流である可能性がある。
(Yuksel ES, Vaezi MF. Extraesophageal manifestations of gastroesophageal reflux disease: cough, asthma, laryngitis, chest pain. Swiss Med Wkly. 2012 Mar 22;142:w13544.)

慢性閉塞性肺疾患（ＣＯＰＤ）の増悪の可能性も、逆流により５・３７倍である。
(Tan J.et al. Associations between gastro-oesophageal reflux disease and a range of diseases: an umbrella review of systematic reviews and meta-analyses. BMJ Open. 2020 Dec 30;10(12):e038450.)

逆流によるペプシンでの様々な症状——目や耳、肺の症状も

胃食道逆流症のおよそ3分の1に、食道以外に何らかの症状が認められ、胸痛（14・5%）、慢性咳嗽《がいそう》（13%）、喉頭障害（10・4%）、喘息（4・8%）などが主な症状である。逆に喘息の患者の約50%に、胃食道逆流症を認める。

(Jaspersen D.et al. Prevalence of extra-oesophageal manifestations in gastro-oesophageal reflux disease: an analysis based on the ProGERD Study. Aliment Pharmacol Ther. 2003 Jun 15;17(12):1515-20.)

目の症状さえも起こす場合がある。

逆流のある患者の64%で涙にペプシンを検出した。そのほとんどは、かゆみ（38%）、発赤（56%）、異物感（40%）などの眼の不快感を訴えた。涙ペプシンレベルは眼表面の変化と有意に相関していた。ペプシンのタンパク質分解活性が眼表面に直接影響を及ぼし、充血や異物感などの刺激性症状に関連する上皮損傷を引き起こす可能性が考えられる。ドライアイもペプシンが原因かもしれない。

(Plateroti R.et al. Evidence of Pepsin-Related Ocular Surface Damage and Dry Eye (PROD Syndrome) in Patients with Laryngopharyngeal Reflux. Life (Basel). 2020 Sep

15;10(9):202.)

ペプシンによる細胞の損傷により、第4章で述べる好中球細胞外トラップ（ＮＥＴｓ）も誘発されやすいであろう。

胃食道逆流症の典型的な症状を訴えない患者における食道以外の症状の有病率を定義することは困難である。胃食道逆流症の患者の20〜60％は胸焼けがほとんどなく、頭頸部の症状があると推定されている。

(Durazzo M.et al. Extra-Esophageal Presentation of Gastroesophageal Reflux Disease: 2020 Update. J Clin Med. 2020 Aug 7;9(8):2559.)

だからといって、プロトンポンプ阻害薬という薬で治療を長期に行うことはお勧めしない。プロトンポンプ阻害薬は胃酸の分泌を強く抑制するが、ペプシンを含む胃液を抑えるわけではない。

さらに、様々な副作用が報告されている。胃酸の分泌を抑える薬剤であるＨ２ブロッカーと比較して、プロトンポンプ阻害薬による認知症を含む記憶の障害の可能性は3倍以上であり、難聴など聴覚の障害の可能性は11倍以上、様々な神経の障害の可能性は8倍以上である。視覚の障害の可能性はやや少ないが約１・９倍、けいれんの可能性は約１・５倍、片頭痛は

2倍以上である。

(Makunts T.et al. Proton-pump inhibitor use is associated with a broad spectrum of neurological adverse events including impaired hearing, vision, and memory. Sci Rep. 2019 Nov 21;9(1):17280.)

一時的な使用であればよいが、糖質を摂取し続けるのであれば、胃酸の逆流は薬をやめれば再発する。

また、子どもの喘息は、プロトンポンプ阻害薬を使用した場合、使用しない場合と比較してリスクが57%増加する。

(Wang YH.et al. Association Between Proton Pump Inhibitor Use and Risk of Asthma in Children. JAMA Pediatr. 2021 Feb 8.)

プロトンポンプ阻害薬の危険性は説明されているのか?

胃食道逆流症で薬を飲んでいる人は多いが、ただ漫然と飲み続けているに過ぎない。そして、その危険性はほとんど認識されていない。

がんになるリスクの高さはご存じだろうか? 日本の研究によると、プロトンポンプ阻害薬の使用は胃がんのリスクを3・61倍高めている。スウェーデンの研究によると、特に40歳未満のプロトンポンプ阻害薬使用者で最も高い胃がんのリスクが観察され、その発生率はなんと22・76倍である。

同様に、食道がんも、腺がんが約4倍、扁平上皮がんが約2・8倍、40歳未満だけを見れば、食道の腺がんが約28倍、扁平上皮がんが約12倍のリスク増加である。

(Cheung KS, Leung WK. Long-term use of proton-pump inhibitors and risk of gastric cancer: a review of the current evidence. Therap Adv Gastroenterol. 2019 Mar 11;12:1756284819834511.)

(Brusselaers N.et al. Maintenance proton pump inhibition therapy and risk of oesophageal cancer. Cancer Epidemiol. 2018 Apr;53:172-177.)

アジアの研究では、プロトンポンプ阻害薬の使用は、すい臓がんになる可能性が2・7倍にもなる。

(Hong HE.et al. Does the Use of Proton Pump Inhibitors Increase the Risk of Pancreatic Cancer? A Systematic Review and Meta-Analysis of Epidemiologic Studies. Cancers (Basel). 2020 Aug 8;12(8):2220.)

プロトンポンプ阻害薬の長期使用のリスクは様々な研究で確認されている。その危険性のリスクを負ってまで内服する必要があるだろうか？　あなたは本当にプロトンポンプ阻害薬が必要だろうか？　危険性の説明が十分にされているであろうか？　薬をやめる試みをしたであろうか？

まずは糖質制限をしてみることをお勧めする。多くの人は胃液の逆流が劇的に改善する。そして、再度糖質を摂ってみればわかる。また逆流が始まる。

(9) 糖尿病の境界

「糖尿病の手前」でも安心していてはいけない

検査で糖尿病の診断を受けて初めて、糖質過剰摂取の問題が起こるわけではない。そのはるか前から糖質過剰により不具合は起きている。検査で引っ掛かった状態は相当に進行した状態だと考えた方がよい。

資料28　糖尿病の空腹時血糖値および75gOGTTによる判定区分

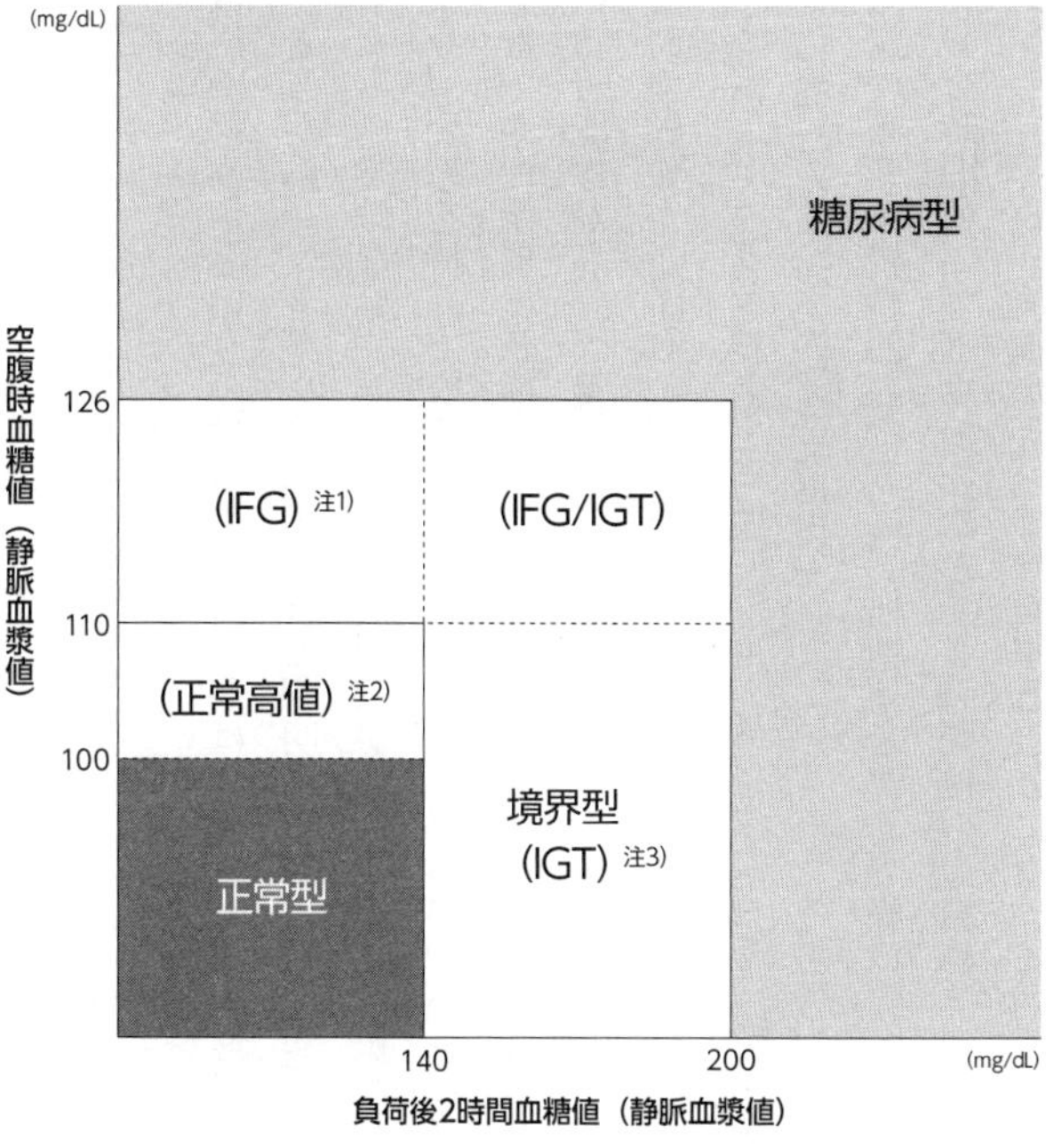

注1）IFGは空腹時血糖値110～125mg/dLで、2時間値を測定した場合には140mg/dL未満の群を示す（WHO）。ただしADAでは空腹時血糖値100～125mg/dLとして、空腹時血糖値のみで判定している。

注2）空腹時血糖値が100～109mg/dLは正常域ではあるが、「正常高値」とする。この集団は糖尿病への移行やOGTT時の耐糖能障害の程度からみて多様な集団であるため、OGTTを行うことが勧められる。

注3）IGTはWHOの糖尿病診断基準に取り入れられた分類で、空腹時血糖値126mg/dL未満。75g OGTT2時間値140～199mg/dLの群を示す。

出所：日本糖尿病学会 編・著『糖尿病治療ガイド2018-2019』文光堂、2018年

本来は一部の人を除き、ほとんどすべての人にとって糖質制限を行った方がよいと考えているのだが、まだ糖質制限を行っていない人で、糖尿病の検査を受けた場合について考えてみよう。

糖尿病かどうかというのは本来、白黒がはっきりした状態ではない。骨折なら骨が折れているかどうかはレントゲンやＣＴ検査で判明するが、糖尿病は実際にはそこまで境目がはっきりしたものではない。学会などで専門家が取り決めた数値が基準になっているだけだ。

つまり、余裕を持って安全地帯（正常型）にいるのであればまだよいが、境界線を超えるか超えないかの手前の状態（境界型や空腹時高血糖など）では、すでに何らかの不具合が起きている可能性が高い（**資料28**）。

空腹時血糖値が１１０㎎／$d\ell$を超えると、すでに様々ながんのリスクも高くなる。

(Jee SH.et al. Fasting serum glucose level and cancer risk in Korean men and women. JAMA. 2005 Jan 12;293(2):194-202.)

糖尿病の診断は**資料29**のように、血糖値と75 gの経口ブドウ糖負荷試験（ＯＧＴＴ）という検査の２時間値（ブドウ糖を飲んで２時間後の血糖値）、およびHbA1c（ヘモグロビンエーワンシー）という検査によって診断することになっている。糖尿病型でなければ安心でき

資料29　糖尿病の臨床診断のフローチャート

糖尿病型：血糖値（空腹時≧126mg/dL、OGTT 2時間値≧200mg/dL、随時≧200mg/dLのいずれか）HbA1c≧6.5%

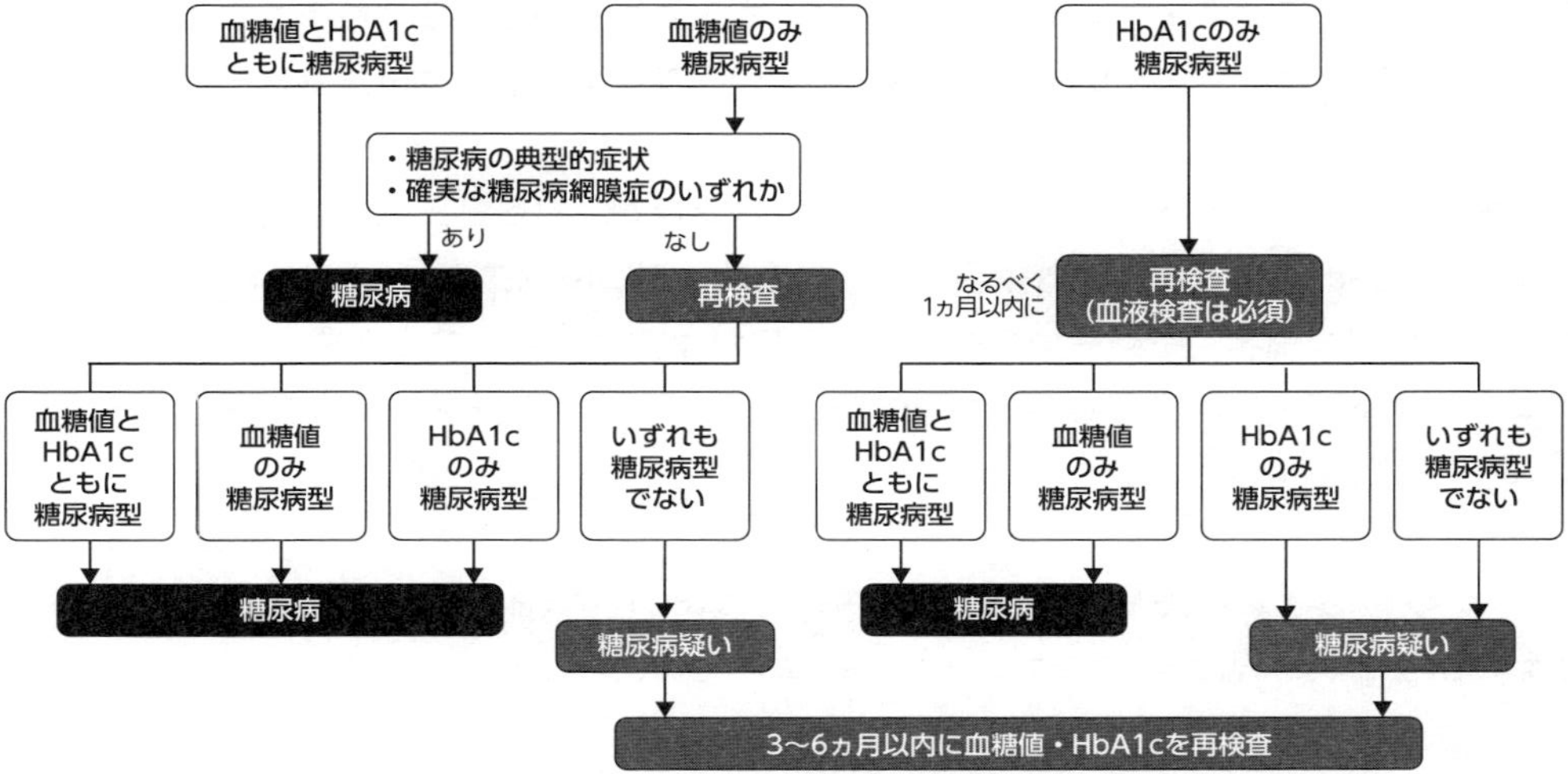

出所：清野裕ほか『糖尿病』第55巻7号、485-504頁、2012年より引用。日本糖尿病学会 編・著『糖尿病診療ガイドライン2019』南江堂

るわけではもちろんない。特にHbA1cは鋭敏な検査ではないため、この値が糖尿病型になっていなくても注意が必要である。

（＊）HbA1c（ヘモグロビンエーワンシー）：血液中のブドウ糖が赤血球の構成成分のヘモグロビンとくっついた状態を糖化ヘモグロビンといい、その糖化ヘモグロビンの、すべてのヘモグロビンに対する割合。

検査でブドウ糖を飲んだ後の血糖値は、本来は体格による差もあるはずであり、２００mg／dℓでスパッと線を引けるような検査ではない。通常の食事なら、体重と同じグラム数（60kgの人であれば60g）の糖質を摂取した後に、1時間後でも2時間後でも１６０mg／dℓを超えていたら、異常が出始めていると考えてもよいだろう。正常なら１４０mg／dℓまでに留まるはずである。

またＯＧＴＴの検査をせっかく受けたのなら、1時間値やインスリン値にも注目しなければならない。いくら2時間値が２００mg／dℓを超えていなくとも、1時間値が非常に高い場合、それはそれで異常である。

1時間値が高いと、糖尿病になる可能性は非常に高くなる。ＯＧＴＴの1時間値が１５５

mg／dℓ以上であれば、糖尿病を発症する可能性は、メタボリックシンドロームがなくても３・４倍、メタボリックシンドロームがある場合では15倍以上にもなる。

（Abdul-Ghani MA.et al. One-hour plasma glucose concentration and the metabolic syndrome identify subjects at high risk for future type 2 diabetes. Diabetes Care. 2008 Aug;31(8):1650-5.)

１時間値が１５５mg／dℓ以上であれば、次の検査を待つべきではないであろう。

インスリンの分泌も、量が非常に多かったり、分泌のタイミングが遅れたりするのも異常である。血糖値のピークを過ぎたのに、その後もインスリンが多く出ていれば、３～４時間後の血糖値は低下しすぎて、機能性低血糖という状態を起こしてしまうこともある。

前糖尿病（糖尿病予備軍）の段階での様々なリスク

前糖尿病の段階でも様々なリスク増加が起きている。**資料30**に示すように、糖尿病の診断の何年も前から、徐々に食後2時間の血糖値は上昇し、空腹時血糖値も少しずつ増加する。インスリンの感受性はどんどん低下していき、すい臓のβ細胞の機能は一時的に代償するように増加するが、その後急激に低下し糖尿病を発症する。

資料30　糖尿病診断前の耐糖能の変化

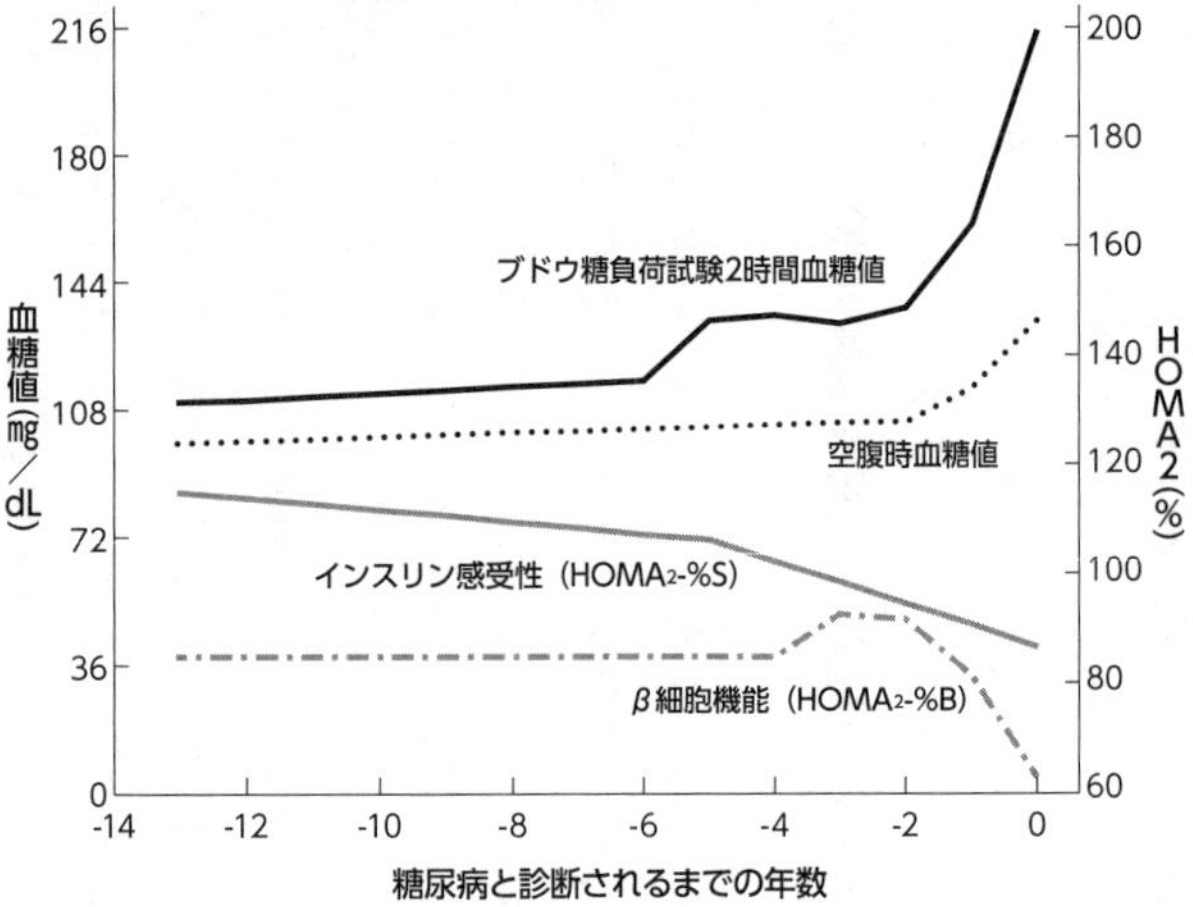

資料31のように血管の問題で死亡するリスクは、糖尿病の診断が下る前であっても、空腹時血糖値が上昇すればするほど高くなる。

(Tabák AG.et al. Prediabetes: a high-risk state for diabetes development. Lancet. 2012 Jun 16;379(9833):2279-90.)

さらに、糖尿病と診断される前の段階で、空腹時血糖値が１００mg／dℓを超えると、心血管疾患、虚血性心疾患、心筋梗塞、出血性脳卒中のリスクが徐々に増加してくる（**資料32**）。

(Park C.et al. Fasting glucose level and the risk of incident atherosclerotic cardiovascular diseases. Diabetes Care. 2013 Jul;36(7):1988-93.)

資料31　空腹時血糖値と血管の問題での死亡の関連
（50の研究、計16,211人の死亡）

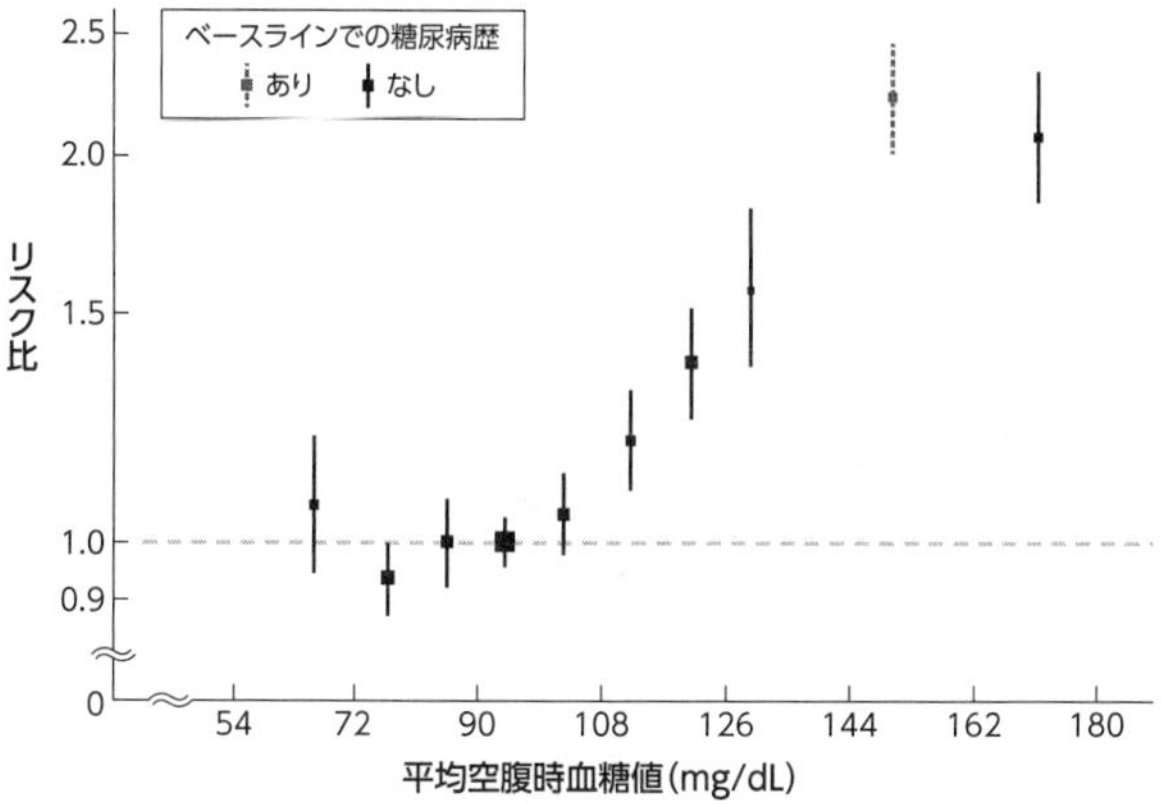

つまり、「糖尿病という病気」が危険なのではなく、高血糖、高インスリン血症、インスリン抵抗性の状態が危険なのである。

インスリン抵抗性とは何か

インスリン抵抗性とは、非常に重要なホルモンであるインスリンの効果が大きく低下した状態である。糖質過剰摂取で起きる。

ここでインスリン抵抗性についてきちんと説明しておこう。なぜインスリン抵抗性が起きるかは様々な説があり、前著でも3つの考え方を示した。

インスリンは人間の体の中のすい臓という臓器のβ細胞というところから分泌されているホルモンである。様々な役割があると考え

資料32　空腹時血糖値と各種の血管疾患の関連（男女別）

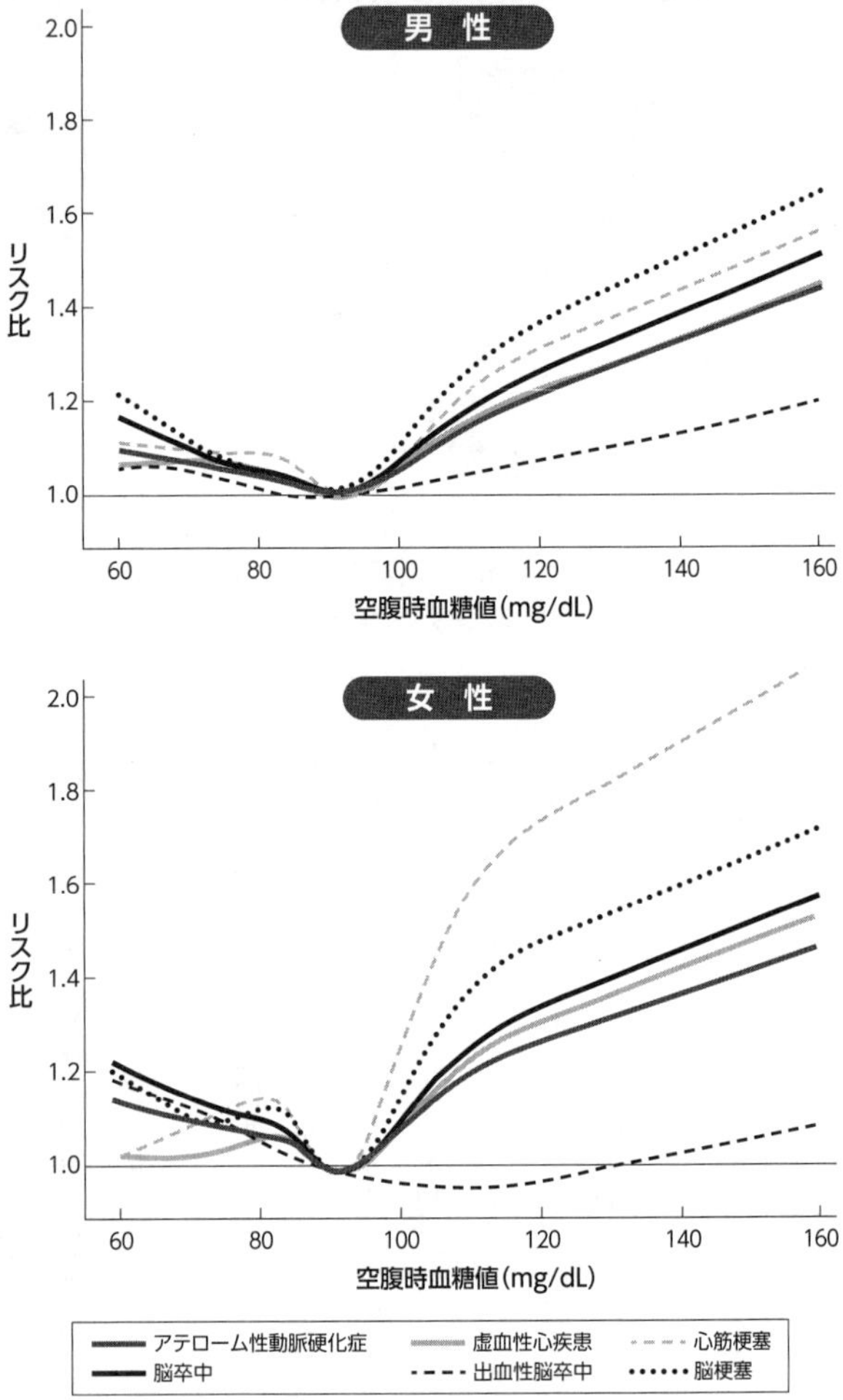

られているが、その１つは体内でのエネルギーの蓄積である。インスリンが分泌されると、体の中の反応は、エネルギーを溜め込む方へシフトする。そして空腹時にはインスリン分泌が減り、体は体内に溜め込んだエネルギーを使って活動する方向へシフトする。

　インスリン抵抗性という状態になると、そのインスリンの様々な臓器や組織に対する効果が非常に低下する。そうすると、何とかインスリンが効くように、すい臓は頑張ってインスリンの分泌を増やし、血液の中のインスリンが非常に多くなる。これが高インスリン血症である。高インスリン血症だとインスリンがたっぷりあるので、体はどんどんエネルギーを溜め込む。つまり太る。インスリンが出れば出るほど太ると思ってもよい。

　インスリンは食事や間食のたびに分泌される。糖質を食べれば必ず分泌されるし、タンパク質を食べても少し分泌される。糖尿病の人では、タンパク質を食べたときでも、健康な人より多くのインスリンが分泌される場合もある。

(Nuttall FQ.et al. Effect of protein ingestion on the glucose and insulin response to a standardized oral glucose load. Diabetes Care. 1984 Sep-Oct;7(5):465-70.)

　また、タンパク質の種類によっても、インスリン分泌量は異なるようである。牛乳を材料とするホエイタンパク質では、卵のタンパク質の２倍インスリンが分泌される。

(Pal S, Ellis V. The acute effects of four protein meals on insulin, glucose, appetite and energy intake in lean men. Br J Nutr. 2010 Oct;104(8):1241-8.)

一方で、肥満の原因と一般的には思われている脂肪（脂質）を食事で摂っても、インスリンはほぼ分泌されない。つまり、脂肪を食べても、それが原因で太ることはない。同時に糖質を食べるから太るのである。脂肪はとんだ濡れ衣を着せられてしまっていたのだ。

太るか痩せるか、というのはこのインスリンが決めているといっても過言ではない。タンパク質によるインスリン分泌は、タンパク質を筋肉などにするためには必要である。しかし、糖質によるインスリン分泌は、糖質を体内の脂肪に変えてしまう。糖質を摂れば摂るほど太るのである。

糖質過剰摂取を続けていると、インスリンがどんどん分泌される。血液の中のインスリンがつねに高い状態になると、様々な臓器や組織でインスリンが効きにくくなる。

「インスリン感受性」という表現がこれからも出てくるが、これはインスリンが臓器などに届けられたときに、どれほどインスリンの効果があるかを示す言葉である。非常に効きやすければインスリン感受性が高く、少量でも大きな効果が得られる。逆にインスリン感受性が低ければ、なかなか効果が得られず、大量のインスリンが必要になる。「インスリン感受性が低い＝インスリン抵抗性が高い」と考えればよい。

インスリン抵抗性は全身に起きることもあれば、それぞれの組織や臓器に起きることもある。全身のインスリン抵抗性は測定できても、それぞれの組織や臓器の局所のインスリン抵抗性は測定できないし、自分では全く気がつかない。だから、気がつかないうちに様々な症状や病気が進行していくのである。

インスリン抵抗性を下げるには、インスリン分泌をできる限り減らさなければならない。つまり糖質をできる限り減らすことが最も重要となる。

また最近では、**第1章**で述べたグリコカリックスの減少が、インスリン感受性の低下に関与しているとも考えられている。

(Eskens BJ.et al. Rapid insulin-mediated increase in microvascular glycocalyx accessibility in skeletal muscle may contribute to insulin-mediated glucose disposal in rats. PLoS One. 2013;8(1):e55399.)

インスリン分泌増加が先か肥満が先か？

肥満によりインスリン抵抗性が高くなったために、インスリン分泌が増加している、と考える人もいる。しかし順番は、インスリン分泌増加が先で、それにより肥満が起きる。
(Wiebe N.et al. Temporal Associations Among Body Mass Index, Fasting Insulin, and Systemic Inflammation: A Systematic Review and Meta-analysis. JAMA Netw Open. 2021 Mar 1;4(3):e211263.)

ということは、肥満を治療するのではなく、インスリン過剰分泌を改善しなければ、根本的には解決しないことになる。つまり、「痩せてください」というアドバイスや指導は的を射ていない。「インスリン分泌を増加させる食事をしないでください」というのが正しい。つまり「糖質制限をしてください」と医師や栄養士はいうべきなのである。

肥満がインスリン抵抗性を引き起こすのではなく、インスリン過剰分泌が肥満を引き起こす。ただ、インスリン抵抗性が高くなっても、必ずしも肥満になるわけではない。特に我々アジア人（特に男性）では、痩せているのにインスリン抵抗性が高い場合があり、２型糖尿病や心血管疾患になるリスクが高くなる。

肥満の人が運動しても痩せない理由——インスリン抵抗性と脂肪分解の阻害

肥満の人は、すでにインスリンが効きにくく、血液の中のインスリンが大量であるため、体の脂肪を燃焼しづらい状態である。運動しても脂肪の燃焼が起きにくい。

スポーツジムなどに痩せることを目的として通っている人もいるだろう。何カ月続けても、何年続けても、なかなか痩せない人が多いのではないかと思う。

痩せないあなたは、運動の前に糖質を摂っているのではないであろうか。また、もしかしたら、運動中や運動後には糖質入りのスポーツドリンクを飲んでいるのかもしれない。

太りすぎの人や肥満の人では、いくらスポーツジムに通って運動しても、それだけで痩せることはかなり難しい。そもそも運動で消費するエネルギー量は非常に少ない。運動した帰りにハンバーガー１個でも食べれば、プラスマイナスゼロか、ひょっとしたらプラスになっているかもしれない。

太りすぎや肥満の人では、通常、インスリン抵抗性が高い。そうすると、空腹時のインスリン値も高めであることが多い。インスリン感受性は空腹時インスリンと強く関連しており、インスリン抵抗性を補うために高インスリン血症が起こり、空腹時でもインスリン分泌量は多い。

（Goodarzi MO.et al. Fasting insulin reflects heterogeneous physiological processes: role of insulin clearance. Am J Physiol Endocrinol Metab. 2011 Aug;301(2):E402-8.）

インスリンはその分泌量によって、体で起きている代謝が変化する。インスリン分泌が増加すると、インスリンの作用として脂肪分解が阻害され、糖新生（肝臓などでブドウ糖を生成すること）が阻害され、組織へのブドウ糖の取り込みが起こる。

いくつもの研究を分析したところ、それらのインスリンの作用が起こる50％効果濃度（作用が最大値の半分の効果を示すときの濃度）は、脂肪分解阻害では平均10・９２μU／mℓ、糖新生阻害では23・８μU／mℓ、組織へのブドウ糖の取り込みでは63・３μU／mℓだった。非肥満の非糖尿病の人の空腹時インスリンの平均値が６・４４μU／mℓだったので、50％脂肪分解を阻害するのに必要なインスリンは、空腹時インスリン値と比較してもその分泌の増加量はかなり少ない。

たったわずか４μU／mℓ程度、インスリンの分泌増加が起きるだけで、脂肪分解は半分になるのである。逆に考えると、空腹時インスリン値がちょっと高ければ、一日中脂肪分解は低下していることになる。

(Kolb H.et al. Insulin translates unfavourable lifestyle into obesity. BMC Med. 2018 Dec 13;16(1):232.)

人によっては、もっとインスリン値が低くても、脂肪分解が大きく低下する。インスリン抵抗性を示す太りすぎや肥満の人では、空腹時のインスリン値が10μU／mℓというのは珍しくない。つまり肥満の人ほど、一日中脂肪を分解することが難しい状態なのである。

ちなみに、検査機関によっても異なるが、空腹時のインスリン値の基準値は2・2〜12・4μU／mℓである。基準値内に収まっていても、実際には十分な脂肪分解ができない状態である可能性もあるのである。基準値の上限はもっと下げるべきであろう。参考までに、糖質制限をしている私の空腹時インスリン値は、2μU／mℓ前後である。

このようなインスリン抵抗性がある状態で運動をしても、脂肪があまり分解されないので、一向に痩せない。しかも、運動するときのエネルギー源は脂肪に頼ることができないので、すぐにエネルギー不足に陥り苦しくなる。そして、糖質を摂らないとエネルギーが得られないので、糖質に対する欲求が高まる。これでは、糖質のエネルギーばかり使用して、体の脂肪をエネルギーにできていない。

さらに、通常は運動するとお腹が減るので食べたくなる。そこで糖質をまた食べてしまうので、いつまで経ってもインスリン値が下がらず、脂肪が溜め込まれ、体重は減らない。

また、運動前に糖質を摂取してしまえば、さらにインスリンが分泌されるし、運動時にもスポーツドリンクなどの糖質入りドリンクで水分補給をすれば、何のために運動しているのかさえわからない状態になってしまう。

また、脳のインスリン抵抗性がある場合、内臓脂肪が多くなるという研究もある。

(Kullmann S.et al. Brain insulin sensitivity is linked to adiposity and body fat distribution. Nat Commun. 2020 Apr 15;11(1):1841.)

脳のインスリン感受性の違いは、どこに脂肪を分布させるかを決めている可能性があり、視床下部は末梢のエネルギー代謝の調節に重要だと考えられている摂食行動の中枢である。その視床下部を含めた脳のインスリン感受性の違いが、あなたの食事をコントロールしているのかもしれない。脳がインスリン抵抗性に陥っていると、糖質が食べたくてたまらなくなってしまうのかもしれない。

そのようなインスリン抵抗性がある人が痩せるには、まずは糖質を摂らないようにして、少しでもインスリン値を下げるようにしなければならない。糖質制限食で、食事回数をできる限り減らし、空腹時にウォーキングなどの軽めの運動から始めるのがよいと思われる。運動は痩せるためではなく、健康のためにするものである。

運動後の水分補給にスポーツドリンクを飲んではいけない理由

運動後などの脱水状態で、糖質をたっぷり含んだスポーツドリンクで水分補給を行うと、腎臓に大きな負担を与える。腎機能が低下した高齢者も糖質を含んだ飲み物は要注意である。

普段の生活で、糖質たっぷりのドリンクを飲むことは肥満や糖尿病の原因になると認識している人であっても、運動などによって汗をかいたときの水分補給にスポーツドリンクを飲むこともあるだろう。しかし、運動後であっても、スポーツドリンクなどの糖質入りドリンクは危険である。

（Sánchez-Lozada LG. et al. The perils of rehydrating with soft drinks following heat and exercise. Am J Physiol Regul Integr Comp Physiol. 2019 Mar 1;316(3):R187-R188.）

スポーツドリンクをはじめ、様々な糖質入りドリンクに多く含まれる果糖は、腎臓結石のリスクを増加させる。果糖は、尿酸値を増加させ、尿のpHを低下させ、シュウ酸塩への影響を介して、尿路結石の形成を増加させると考えられている。

（Taylor EN, Curhan GC. Fructose consumption and the risk of kidney stones. Kidney Int. 2008 Jan;73(2):207-12.）

また、スポーツドリンクなどに含まれているような高濃度の果糖は、肝臓と腎臓に到達する。腎臓の糸球体という部分によってろ過された果糖は、近位尿細管という部位で取り込まれ、そこでフルクトキナーゼという酵素によって急速に代謝され、細胞内のアデノシン三リン酸（ＡＴＰ）の枯渇、尿酸の生成、酸化ストレスの発生、および白血球などを炎症性に導く因子の放出をもたらす。このことが腎臓を傷害するのである。

脱水では、ポリオール経路という、ブドウ糖からソルビトール、ソルビトールから果糖への代謝が活性化する（第4章参照）。つまり、ブドウ糖であってもポリオール経路から果糖が生成されるので、同様に近位尿細管に存在するフルクトキナーゼによって代謝され、局所的なアデノシン三リン酸（ＡＴＰ）の枯渇、酸化ストレス、尿酸生成などにつながる。そこにドリンクから摂取する果糖が加わるので、腎臓に非常に有害となる。

さらに暑い地域、季節では、高温による熱ストレスが起こりうる。その場合、脱水が起こる場合があるのだが、それが腎臓にはよくない。そこでその脱水をスポーツドリンクなどの果糖をはじめとした糖質たっぷりのドリンクで補おうとすると、逆に腎臓の傷害を悪化させてしまうリスクが実験的に確かめられている。

脱水ではバゾプレッシンという尿量を抑制するホルモンが分泌される。バゾプレッシンは当初、水分喪失を防ぐのに役立つ非常に有益なホルモンと見なされていたが、腎障害の仲介にも関与しており、糸球体の過剰ろ過やアルブミン尿（タンパク尿）などの急性効果が報告されている。果糖はこのバゾプレッシンの分泌をさらに増強するといわれている。

暑い中での運動後の果糖を含むドリンクによる水分補給の研究では、血液量の有意な減少をもたらし、血清クレアチニンが上昇し、腎障害を示す数値が有意に増加したと報告されている。

（Chapman CL.et al. Soft drink consumption during and following exercise in the heat elevates biomarkers of acute kidney injury. Am J Physiol Regul Integr Comp Physiol. 2019 Mar 1;316(3):R189-R198.）

（＊）血清クレアチニン：筋肉で作られる老廃物の１つ。血液中のクレアチニンの増加は、腎臓の糸球体のろ過機能が低下していることを意味する。

脱水によるバゾプレッシンの分泌増加およびポリオール経路の活性化が、糖質を含むドリンクでの水分補給でさらに大きな刺激となり、腎障害が悪化する可能性がある（**資料33**）。

（Johnson RJ.et al. Metabolic and Kidney Diseases in the Setting of Climate Change, Water Shortage, and Survival Factors. J Am Soc Nephrol. 2016 Aug;27(8):2247-56.）

資料33　暑い中での運動後の糖質入り飲料の摂取が腎障害につながる

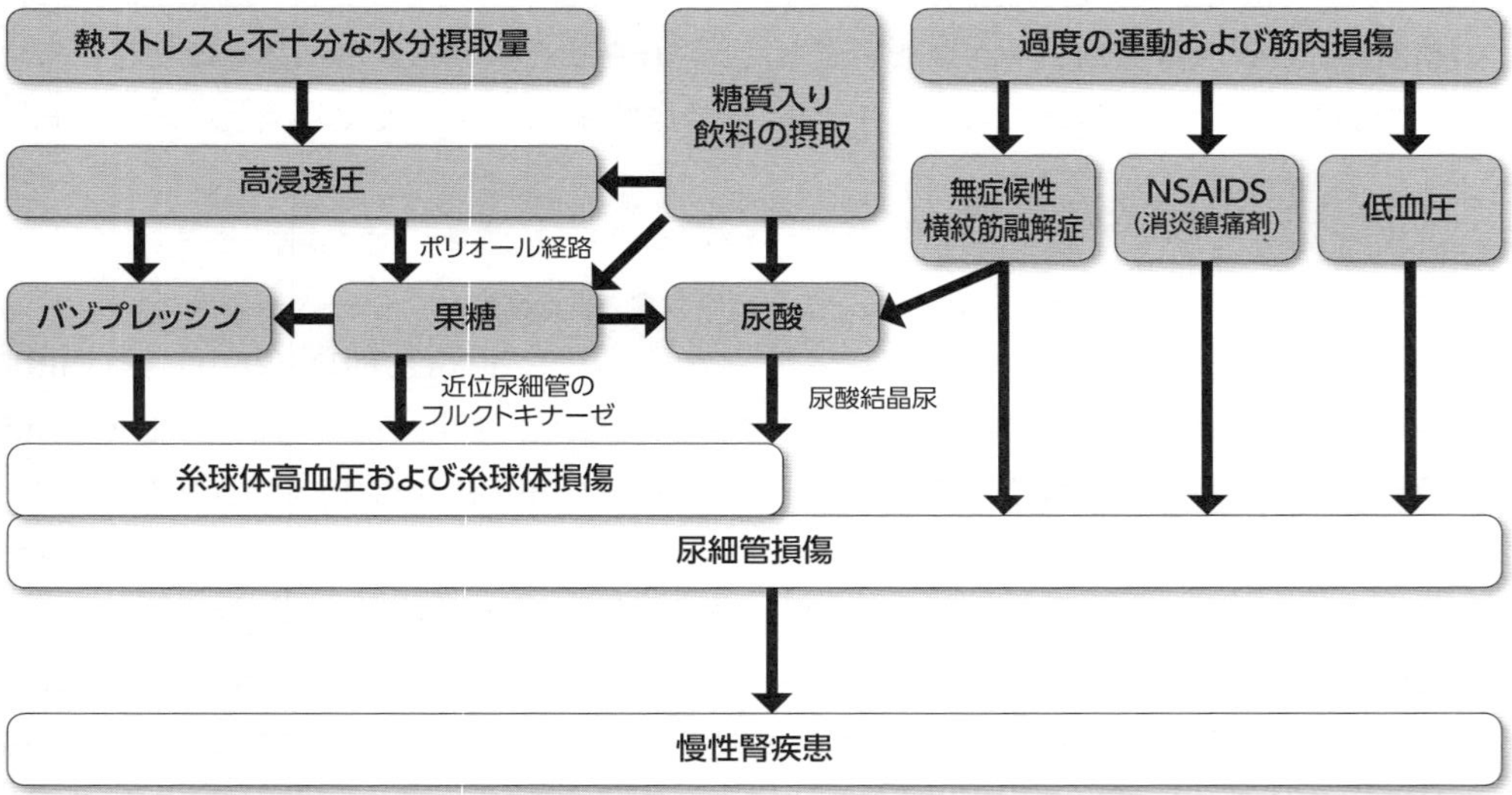

資料34　体内への水分保持効果の比較（水を1とした場合）

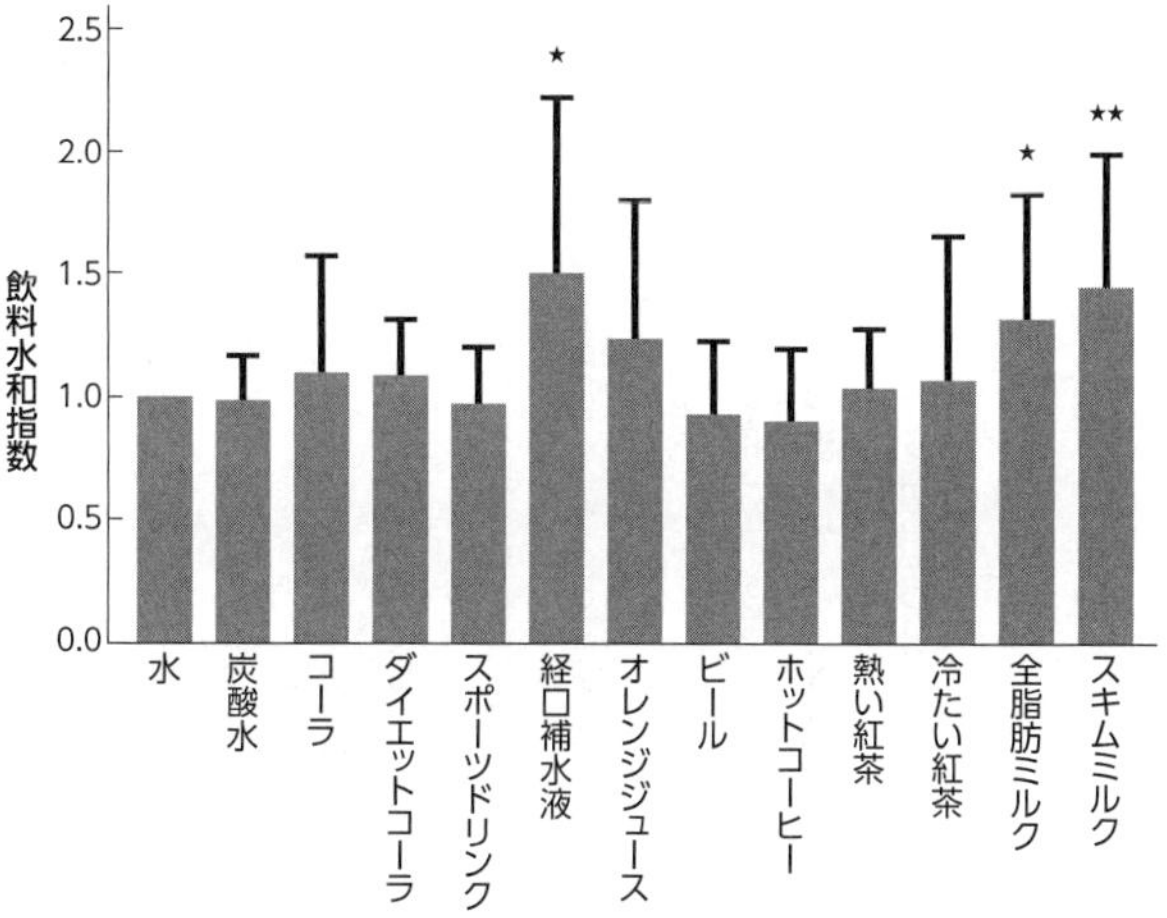

激しい運動後であれば、筋肉の損傷も起こり、炎症も起こっている。そのような場合にはさらに腎障害を起こす可能性が高くなる。

スポーツドリンクをはじめ様々な糖質入りドリンクは、運動するときだけでなく、日常生活、特に暑い日の脱水予防や軽度の脱水改善であっても飲んではいけない。脱水予防のために飲むようにテレビで宣伝されている飲み物は、その多くが砂糖や果糖をいっぱい含んでいる。腎機能が低下した高齢者がスポーツドリンクを飲めば、さらに腎機能が悪くなる可能性もある。通常の水分補給は水かお茶で十分である。企業に騙されてはいけない。

また、スポーツドリンクが水に勝って水分保持ができるというエビデンスはない。**資料**

34は水を1として、体にどれくらい水分保持ができるかを数値で表したものである。水よりも有意に水分保持ができたのは、経口補水液と牛乳（全脂肪ミルク、スキムミルク）だけであった。つまり、通常の生活の中では、何を飲んでも大して水分補給の効果は変わらないのである。あえて水分を保持したいのであれば、経口補水液か牛乳となるのかもしれないが、通常の生活で経口補水液が必要である場面はほとんど、または全くない。経口補水液には糖質も入っているので、日常では水やお茶で十分である。

(Maughan RJ.et al. A randomized trial to assess the potential of different beverages to affect hydration status: development of a beverage hydration index. Am J Clin Nutr. 2016 Mar;103(3):717-23.)

マスコミや一部の医師が推奨する、脱水予防に対する経口補水液の飲みすぎで、不必要な高血糖に見舞われてしまっている高齢者も少なくないであろう。もう一度いおう。通常の生活では、経口補水液もスポーツドリンクも飲む必要はない。

(10) 抜け落ちた根本原因分析

疾患の原因が糖質過剰でも、根本まで追わないと見えてこない

以前、医療の世界では、安全管理の思考がほとんど育っていなかった。平成11年（1999年）１月11日は、医療界にとって特別な日となった。１が５つも並んでいるので、何かのよい記念日と思われるかもしれない。しかしそうではなく、その日に横浜市立大学医学部附属病院において、２人の患者を取り違えて手術を行うという、とんでもない医療事故が起きた。その後も様々な医療事故が起き、医療安全対策が急務となった。

安全管理において、目の前にある取っ付きやすい原因だけに対処するのではなく、「なぜなぜ分析」などを行い根本原因を見つけ出すことが必要だという、ある意味当たり前のことに、医療は遅ればせながら気づくこととなった。

しかしこれは、医療の安全や事故に対する対応に留まってしまっている。病気の原因についても同様のはずだ。

病気と糖質過剰摂取との関係も、原因を根本まで追わないとわからない。病気の原因はある程度確定されたり、推測されたりしているが、実際にはそのまだ前の段階での原因がある可能性がある。

つまり、原因の原因、またその原因を追って、根本原因まで追わないと解決できない。

たとえば、高齢者が転んで足を骨折したとする。この原因は何であろうか？　当然転んだことである。なぜ転んだのか？　不注意だということもあるのかもしれないし、足下の道の状態が悪かったのかもしれない。

その他のことを考えると、もしかしたらふらつきやすくなる薬を飲んでいたのかもしれない。その薬は必要な薬なのか？　漫然と飲んでしまっていないか？　また、もし転んだとしても、必ずしも骨折するとは限らないが、骨粗鬆症《こつそしょうしょう》があれば骨折しやすくなる。ではなぜ骨粗鬆症になっているのか？　高齢だからということだけではなく、食事面での原因がある可能性も高い。

糖質過剰摂取は、骨の質を悪くする。筋肉や筋力の低下もあるかもしれない。その原因は？　やはり食事かもしれない。ヘルシーと考えられている（実際には間違っているが）野菜とお米ばかりの食事ではタンパク質不足となり、筋肉は低下するであろう。普段の活動性の低下かもしれない。刺激を受けない筋肉は、どんどん減少する。そうすると、骨折に対する治療は手術だけでなく、食事面、日常生活面での改善が大きな意味を持つと考えられる。

他の例として、心血管疾患の原因はコレステロールにあるのではないかと推測されており、ＬＤＬコレステロール値を低下させることが治療だと思われている。

しかし、ＬＤＬコレステロールが下がったからといって、心血管疾患の発症を免れない人はいっぱいいる。そして、ＬＤＬコレステロールの増加の原因として、現在では否定されているのに、食事からのコレステロール摂取量が責任を負わされている。

ところが様々な研究により、ＬＤＬコレステロール値上昇は、それほど心血管疾患に関係していないことがわかっている。最も関係しているのはインスリン抵抗性である。

インスリン抵抗性の原因は、糖質過剰摂取である。糖質を過剰摂取すれば、ＬＤＬコレステロール値が上昇してしまうこともある。糖質過剰摂取ではＬＤＬコレステロールの血中からの除去が上手く行えないからだ。

さらに、ＬＤＬコレステロール値がかなり低い人でも、心血管疾患を起こす人は大勢いるのである。糖質過剰摂取では、アテローム性動脈硬化症を起こしやすいし、グリコカリックスは減少し、血管のバリアが低下する。血栓もできやすくなり、血管が詰まりやすくなる。

病気の原因にも「なぜなぜ分析」が必要だ

糖尿病も、カロリーの摂りすぎと運動不足が原因ではない。血糖値が上がることがまず第1の原因である。今の医療は、この目の前の血糖値の上昇に対する薬物治療が中心になっている。しかし、なぜ血糖値が上がるのか？　それは糖質を摂ったときに出るはずのインスリンの分泌量が十分ではなかったり、インスリン抵抗性が高くなり、インスリンの効きが悪くなったりするからである。

医療はこれに対して、インスリンを注射したり、無理やりインスリンを分泌させたりする薬を使ったり、インスリン抵抗性を低下させる薬を使ったりする。しかし、なぜインスリン分泌が不十分になったり、インスリン抵抗性が起きるのであろうか？　その原因は糖質過剰摂取である。糖質を摂りすぎて、インスリンの過剰分泌が続いて、すい臓が悲鳴を上げて、インスリン分泌が低下したり、インスリンが効きにくくなってインスリン抵抗性が起きたことによるのである。

そうすると、糖尿病の根本原因は糖質過剰摂取なのである。そもそも糖質を摂らなければ血糖値は上がらない。糖尿病は血糖値が上がる病気なので、原因は糖質の摂りすぎである。運動不足で肥満になり糖尿病になるのではない。過剰なカロリーで太るのではない。糖質の摂りすぎでインスリンが大量に分泌され、脂肪が溜め込まれて肥満になるのである。

医療安全だけでなく、病気の原因についても、「なぜなぜ分析」が必要である。根本原因分析を行えば、いかに糖質が有害なのかがわかる。

現代の医療は、食事の重要性を非常に軽視している。薬による治療はほとんどが症状を抑える対症療法であるが、食事は根本から人間の体に関わっているのである。食事を見直さずに薬ばかり飲んでいては、病気は進行してしまう可能性が高くなるのだ。

第3章

糖質過剰摂取と疾患の関係

You can't connect the dots looking forward; you can only connect them looking backwards. So you have to trust that the dots will somehow connect in your future.

Steve Jobs

未来を見て、点を結ぶことはできない。過去を振り返って点を結ぶだけだ。だから、いつかどうにかして点は結ばれると信じなければならない。

スティーブ・ジョブズ

前著の中でも、多くの疾患と糖質過剰摂取の関係を述べた。最もわかりやすく代表的な糖質過剰症候群は、糖尿病、肥満、メタボリックシンドロームであろう。認知症、非アルコール性脂肪肝疾患、がん、心血管疾患も糖質過剰症候群である。

今回はさらに他の疾患との関連を挙げてみようと思う。前著と重なる疾患もあるが、新しい知見も交えて述べたいと思う。

（1）冠動脈疾患

コレステロールよりも重要な因子「インスリン抵抗性」

まずは、狭心症や心筋梗塞などの冠動脈疾患である。ＬＤＬコレステロールに全責任を負わせるように仕向けられた心血管疾患であるが、実際にはＬＤＬコレステロール値との関連は非常に薄い。

もちろん、中性脂肪が高かったり、ＨＤＬコレステロールが低かったりすることは、心血管疾患のリスクを増加させる。しかしそれよりも重要なのはインスリン抵抗性である（ただし、中性脂肪が高く、ＨＤＬコレステロールが低いならば、通常、インスリン抵抗性が高い可能性が大きい）。

フラミンガム心臓研究という有名な研究において、２９１０人の参加者の中性脂肪およびＨＤＬコレステロール、インスリン抵抗性と冠動脈疾患との関連を分析しているので、紹介しよう。

資料35は冠動脈疾患の累積発生率とＨＤＬコレステロール、中性脂肪、およびインスリン抵抗性の関係を見たものであるが、圧倒的に、低ＨＤＬコレステロールまたは高中性脂肪で、インスリン抵抗性がある人の発生率が高いことがわかる。

そしてその次に発生率が高いのは、高ＨＤＬコレステロールまたは低中性脂肪で、インスリン抵抗性がある人なのである。つまり、ＨＤＬコレステロールや中性脂肪の値よりも、インスリン抵抗性があるかないかの方が重要な因子であることがわかる。

ＨＤＬコレステロールが高くてインスリン抵抗性がない人と比較して、ＨＤＬコレステロールが低くてインスリン抵抗性がある人の冠動脈疾患のリスクは２・８３倍にもなり、中性脂肪値が低くてインスリン抵抗性がない人と比較して中性脂肪値が高くてインスリン抵抗性

資料35　冠動脈疾患の発生率とＨＤＬコレステロール、中性脂肪、インスリン抵抗性の関連

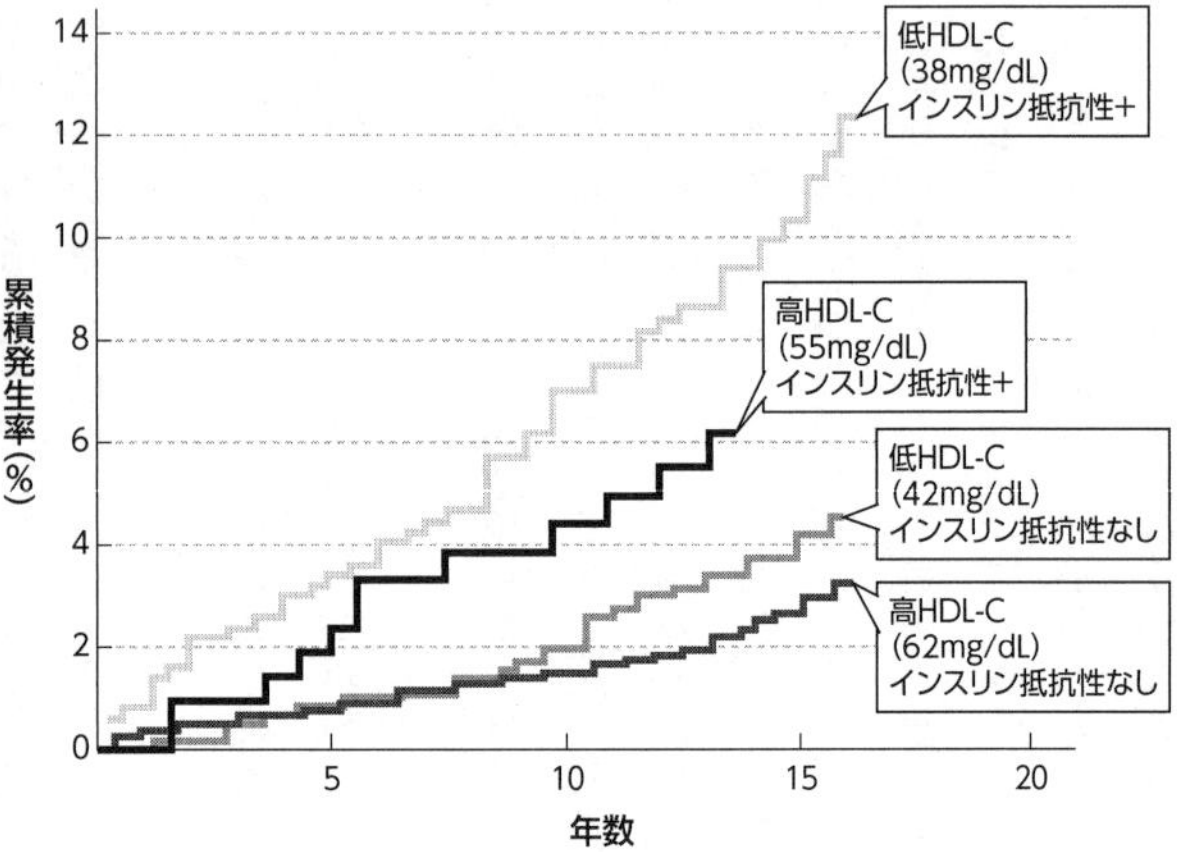

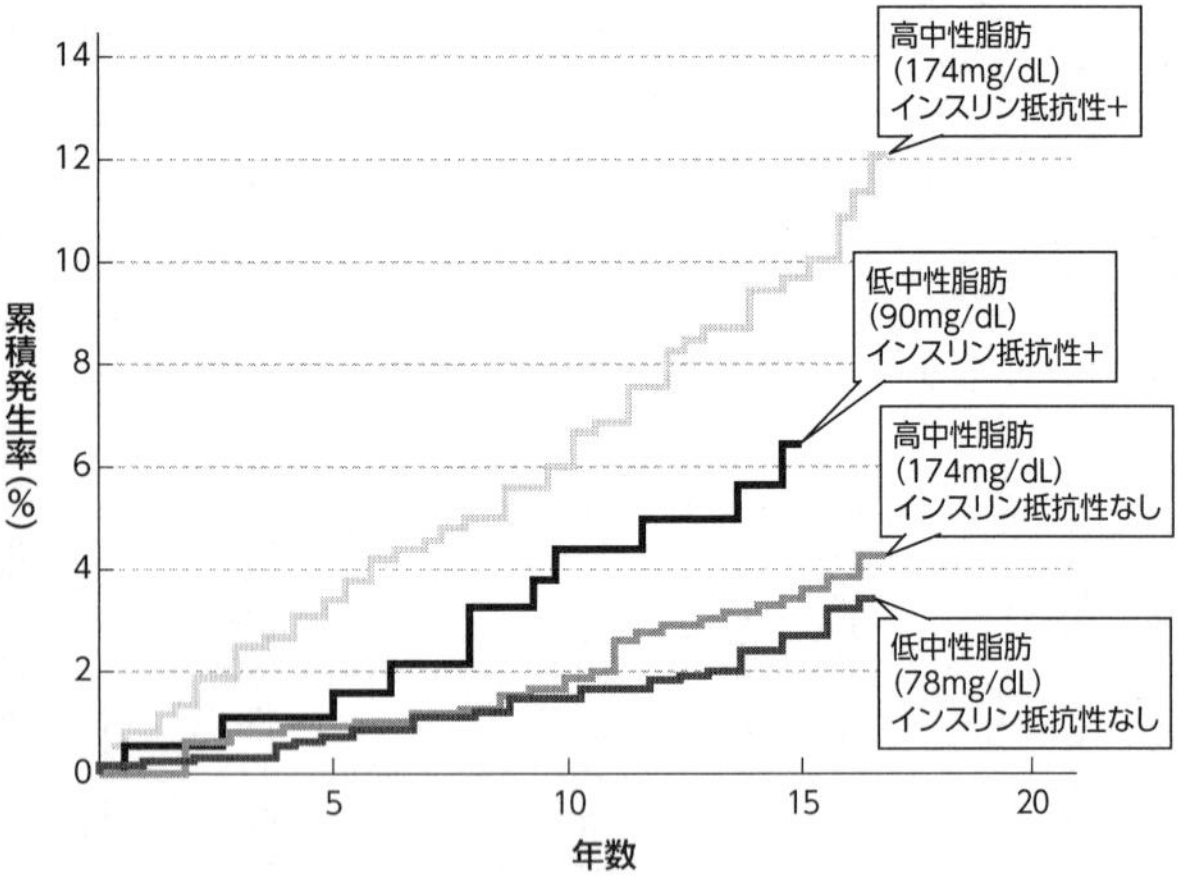

※( ) 内の数値はそれぞれのグループのHDLコレステロール値または中性脂肪値の中央値を表す

がある人の冠動脈疾患のリスクは２・５倍にもなる。

（Robins SJ.et al. Insulin resistance and the relationship of a dyslipidemia to coronary heart disease: the Framingham Heart Study. Arterioscler Thromb Vasc Biol. 2011 May;31(5):1208-14.）

心血管疾患のない45歳以上の女性２万８０２４人を分析したアメリカの研究において、比較的若い世代である55歳未満の女性の冠動脈疾患のリスクを分析してみると、糖尿病では10・７１倍にもなった。その他メタボリックシンドロームでは６・０９倍、肥満では４・３３倍、高血圧では４・５８倍、喫煙では３・９２倍だった。喫煙以外は糖質過剰症候群である。また、インスリン抵抗性が高いことのリスク増加は６・４倍にもなった。

一方、ＬＤＬコレステロールでは１・３８倍のリスク増加しかなかった。さらに、ＬＤＬの質を見てみると、小さなＬＤＬが増加することではリスクが高くなり、２・２５倍である。ＬＤＬの平均のサイズが大きいほど、リスクが低下している。ＬＤＬは数値だけを見るのではなく、その大きさを考える必要がある。糖質過剰摂取ではＬＤＬが小さくなる。

（Dugani SB.et al. Association of Lipid, Inflammatory, and Metabolic Biomarkers With Age at Onset for Incident Coronary Heart Disease in Women. JAMA Cardiol. 2021 Jan

20:e207073.）

インスリン抵抗性がわかったのに放置しておくと危険である。日本で新たに冠動脈疾患と診断された499人の非糖尿病患者の集団から175人を分析すると、冠動脈疾患とインスリン抵抗性が新たにわかった人が6カ月後にもインスリン抵抗性が持続している場合、3年間の間に何らかの心血管疾患のイベント（心血管疾患での死亡、心筋梗塞、脳卒中など）が起きるリスクは5倍近くにもなった。

（Kitta Y.et al. Insulin resistance negatively affects long-term outcome in non-diabetic patients with coronary artery disease after therapies to reduce atherosclerotic risk factors. J Cardiol. 2013 Dec;62(6):348-53.）

心血管疾患の予防に必要なのは高血糖・高インスリン血症の回避

安定狭心症のあるメタボリックシンドローム患者70人の分析で、冠動脈疾患の病変の重症度との関連を見てみても、冠動脈の重症度が高いことの予測因子で最強だったのはインスリン抵抗性であり、インスリン抵抗性が高いと4倍も冠動脈の重症度が高い可能性が高くなる。LDLコレステロールとの関連は認められていない。

資料36　2020年の主な死因の増減（2019年との比較）

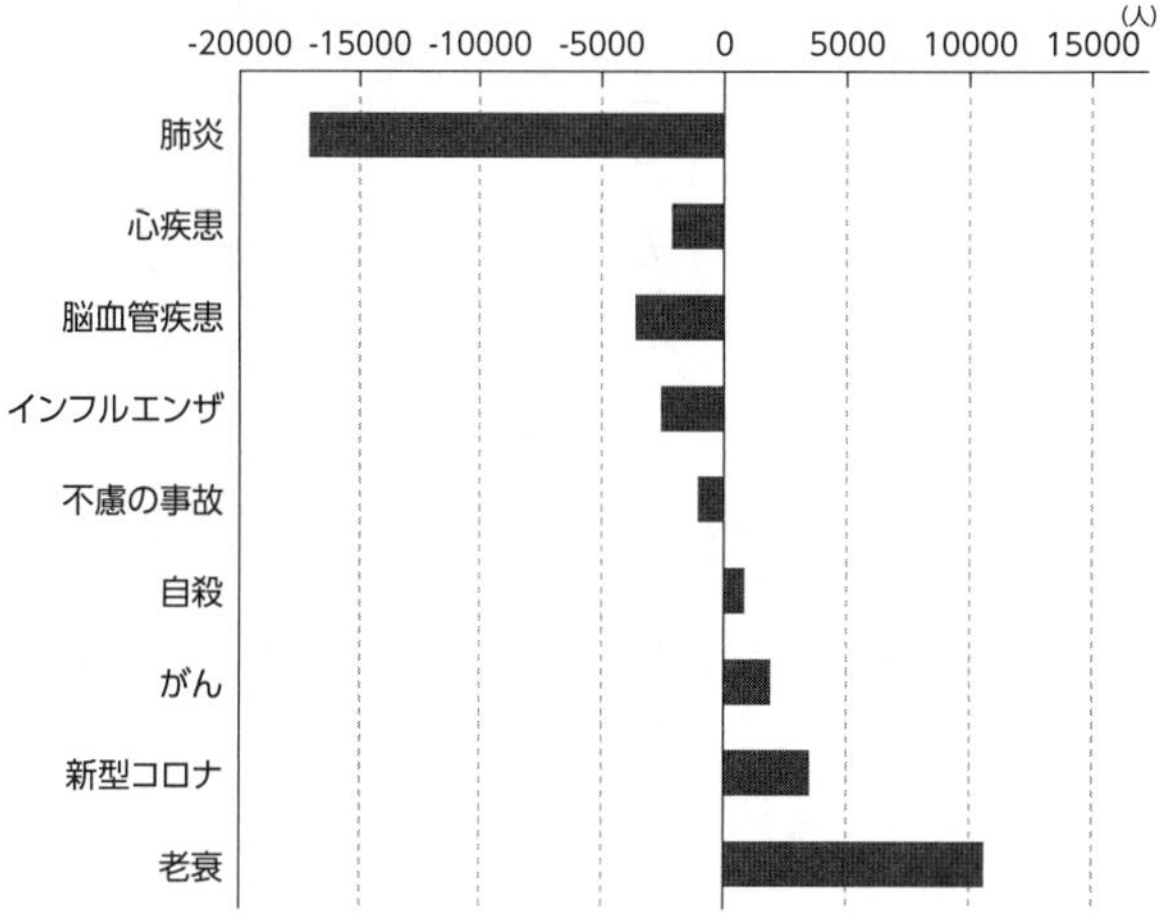

（Metwally Y.G.et al. The relationship between coronary artery severity and insulin resistance in patients with impaired glucose tolerance and metabolic syndrome. Egypt J Intern Med.2020 32, 21.）

つまり、ＬＤＬコレステロール値をコントロールすることの意味は非常に少なく、最も重要なのは高血糖、高インスリン血症、そこから起こるインスリン抵抗性を回避することである。

さらにコロナ禍の日本（２０２０年）で興味深い現象が起きていた。それは、心疾患や脳血管疾患での死亡数が大きく減少したのである（**資料36**）（厚生労働省「令和２年〔２０２０〕人口動態統計月報年計〔概数〕の概況」より）。受診控えによるものではないかとの推測もあるが、私は感染を契機とする心筋梗塞が減少したからだと考えている（**第4章**を参照）。

後で述べるように、感染であっても高血糖であっても、同じように炎症や免疫反応を促進する。ベースになる糖質過剰摂取の状態で、感染を契機に一気に心筋梗塞まで至っていたものが、マスクや手洗い、ソーシャルディスタンスなどの感染対策で感染する機会が減少して、心筋梗塞などが減少したと考えられるのである。

（2）女性と糖質過剰症候群

高インスリン血症は生理周期を乱す

生理不順も糖質過剰摂取と関連している。不規則で長い生理周期は高インスリン血症の強力な予測因子であり、高インスリン血症はまた、女性の性ホルモン結合グロブリン産生を阻害し、遊離テストステロンのレベルを高める。このような状態は、がん、糖尿病、心血管疾患の原因において重要な役割を果たすと考えられている。

生理周期は痩せすぎでも乱れるが、ＢＭＩや腹囲が増加するほど起きやすくなる（**資料37**）。

７２６人の女性の分析では、過去12カ月の最長と最短の月経周期の日数の差が15日以上である可能性は、肥満であると２・６倍にもなる。さらに、空腹時のインスリン値が高い女性は、不規則な周期を持つ可能性が２・９倍高くなる。

（Wei S.et al. Obesity and menstrual irregularity: associations with SHBG, testosterone, and insulin. Obesity (Silver Spring). 2009 May;17(5):1070-6.)

更年期障害も糖質過剰症候群

更年期障害の症状、特にホットフラッシュ（ほてり）が起きる人では、インスリン抵抗性が高い。過去２週間にホットフラッシュが全くない、ホットフラッシュが起きた日数が１～５日、６日以上の女性を比較すると、インスリン抵抗性が高いほどホットフラッシュの日数が多かった。インスリン抵抗性が高いのは、当然糖質過剰摂取による。

更年期障害は、肥満やメタボリックシンドローム、心血管疾患、２型糖尿病、非アルコール性脂肪肝疾患、骨粗鬆症など、いくつかの慢性疾患のリスク増加と関連している。どの慢

資料37　肥満と不規則な月経周期との関連

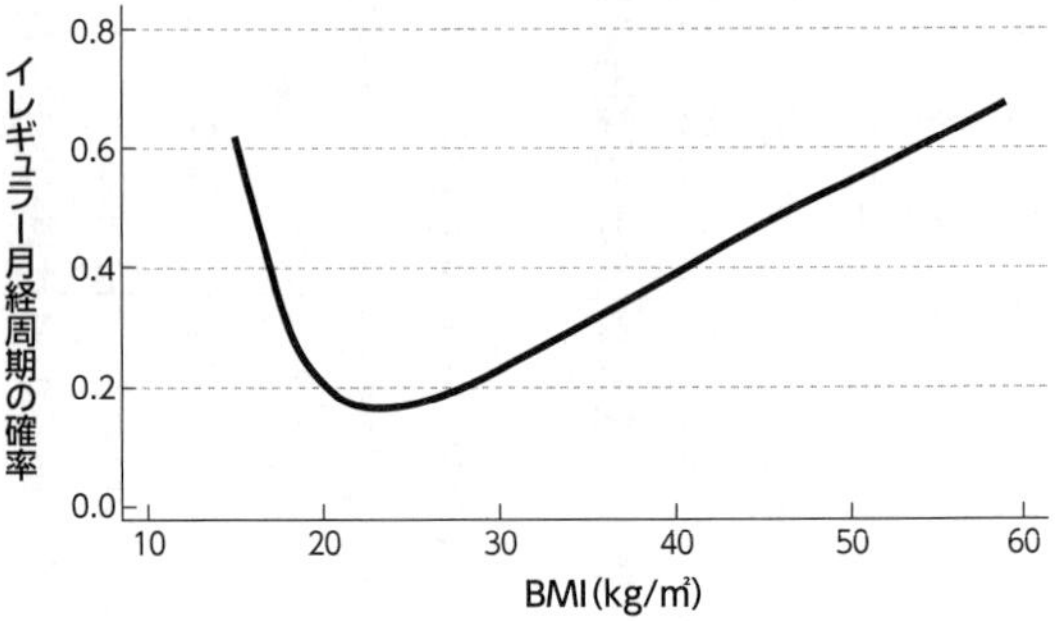

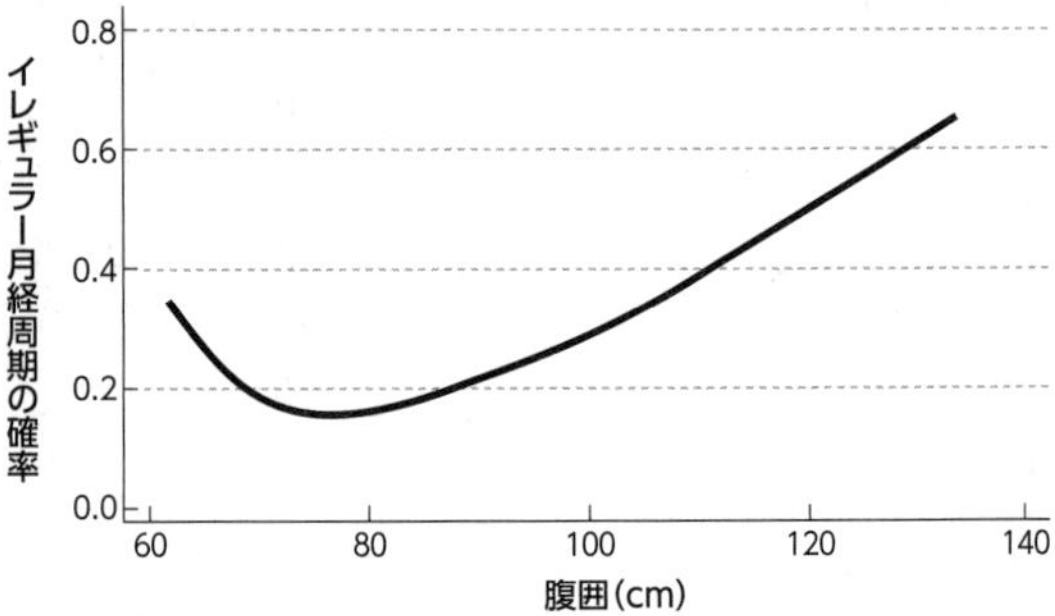

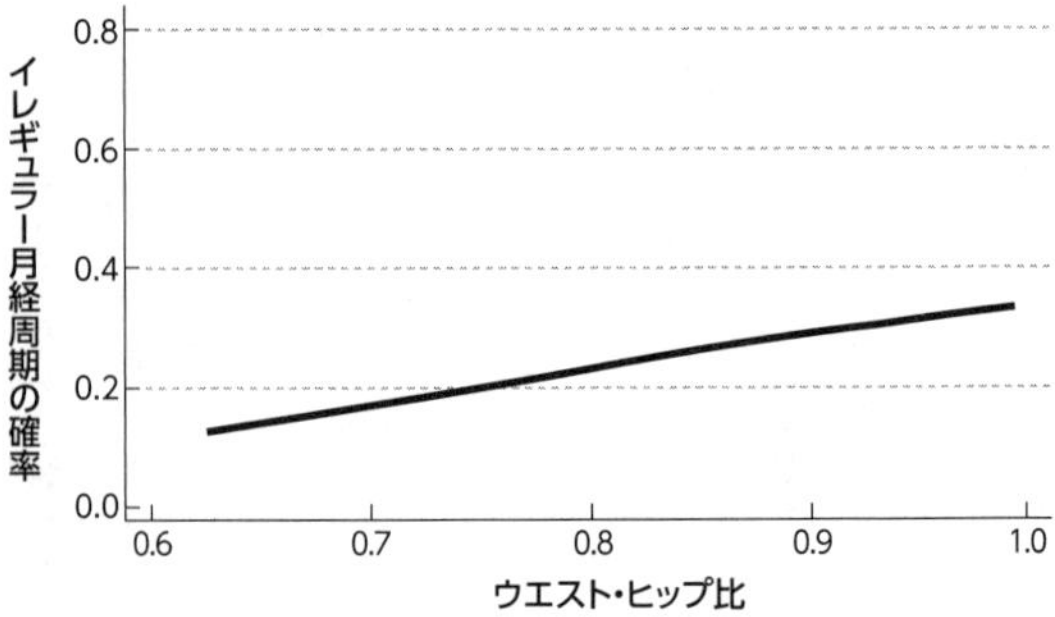

性疾患も糖質過剰症候群である。ホットフラッシュや寝汗の重症度が高くなると、２型糖尿病のリスクも高くなる。また、これらの症状が頻繁に発生する女性は、心臓の冠動脈疾患を発症するリスクが２倍以上高く、頸動脈内膜中膜の厚さ（頸動脈のエコー検査でわかる動脈硬化の指標、厚いと動脈硬化が進行していると判断する）が厚く、骨密度が低い（**資料38**）。

(Ryu KJ.et al. Vasomotor Symptoms: More Than Temporary Menopausal Symptoms. J Menopausal Med. 2020 Dec;26(3):147-153.)

さらに、更年期のホットフラッシュは、記憶の悪化と関連している。

(Maki PM.et al. Hot flashes are associated with altered brain function during a memory task. Menopause. 2020 Mar;27(3):269-277.)

それだけではない。40～60歳の女性20人を調べてみると、更年期のホットフラッシュは、ＭＲＩ検査で脳の白質の高信号を増加させていた。

(Thurston RC.et al. Menopausal hot flashes and white matter hyperintensities. Menopause. 2016 Jan;23(1):27-32.)

（＊）脳の白質の高信号：脳の白質という部位の血流が不足したことで生じた変化（虚血性変化）。

資料38　血管運動症状（ホットフラッシュなど）と肥満や慢性疾患、骨折との関連

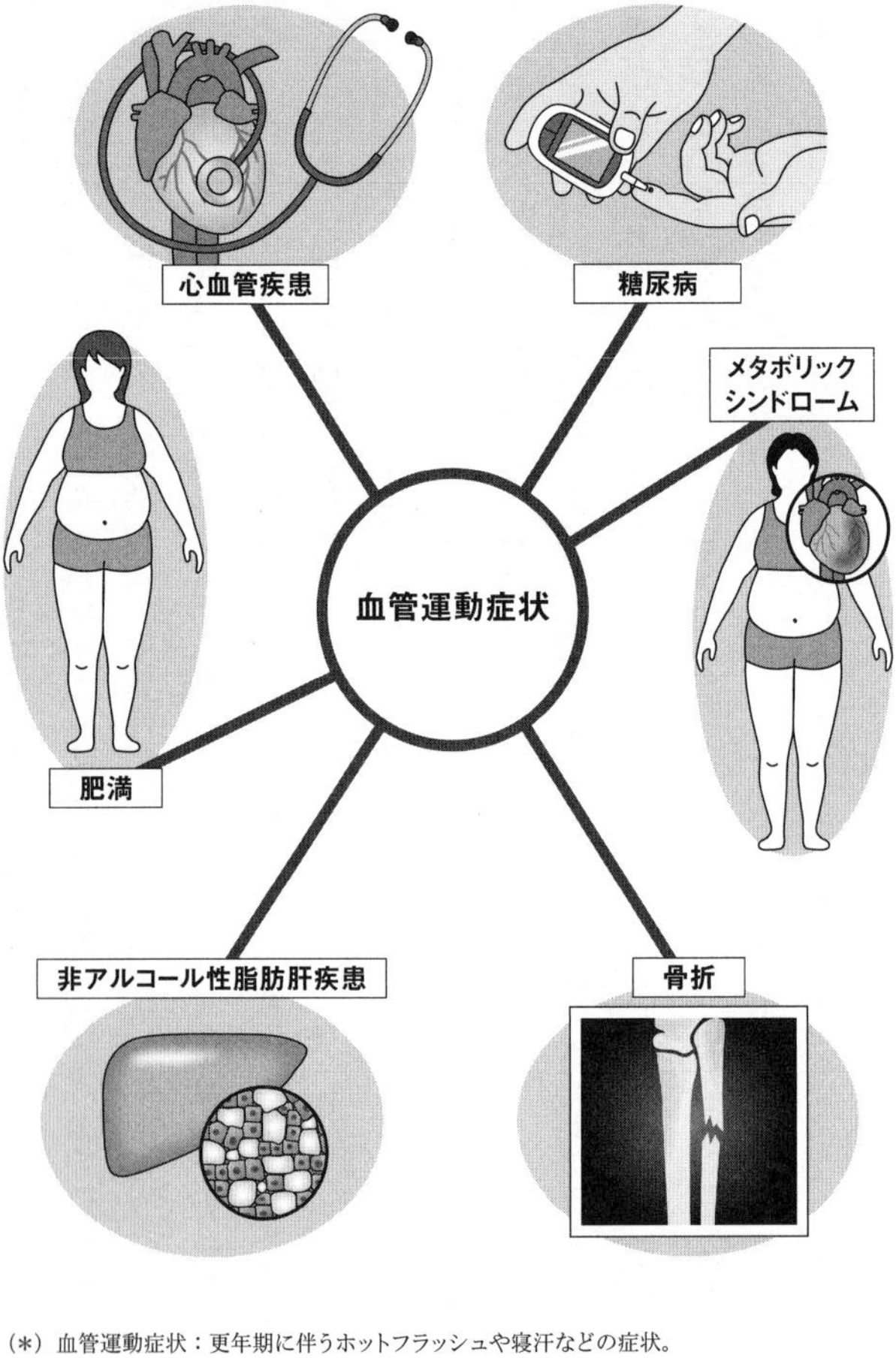

（*）血管運動症状：更年期に伴うホットフラッシュや寝汗などの症状。

白質の高信号は、脳卒中で3・3倍、認知症で1・9倍、死亡で2・0倍のリスク増加と関連している。

(Debette S, Markus HS. The clinical importance of white matter hyperintensities on brain magnetic resonance imaging: systematic review and meta-analysis. BMJ. 2010 Jul 26;341:c3666.)

しかも、ホットフラッシュが起きているときには、上半身、特に頭部の血流が増加しているように思えるが、脳の血流は低下している。

(Lucas RAI.et al. Brain blood flow and cardiovascular responses to hot flashes in postmenopausal women. Menopause. 2013 Mar;20(3):299-304.)

おそらく、ホットフラッシュが起こる人は、すでに何らかの心血管疾患が起こっている可能性がある。たかが更年期の症状として放っておくことはよくない。

ホットフラッシュが起きるメカニズム——脳のブドウ糖の急降下への対応？

では、なぜホットフラッシュが起きるのであろう。完全なメカニズムは不明であるが、私は次のように考えている。

通常の食事をしている場合、脳のエネルギーはブドウ糖である。脳は主にＧＬＵＴ１という輸送体でブドウ糖を脳の中に取り込んでいる。糖質過剰摂取では頻繁に、高血糖、高インスリン血症が起きている。そうすると、脳は高血糖による糖毒性を回避するために、厳密にブドウ糖濃度を維持する必要があるので、ＧＬＵＴ１の数を減らしてしまい、脳のインスリン抵抗性が起こる。

また、通常は女性ホルモン（エストロゲン）はＧＬＵＴ１を増加させる。しかし、頻繁な高血糖によりＧＬＵＴ１が減少し、さらに閉経による女性ホルモンの低下により、さらにもっとＧＬＵＴ１が減少してしまう。糖質過剰摂取では頻繁に高血糖を起こし、インスリン過剰分泌でその後血糖値が急降下する。大きく変動する血糖値では脳は必要なブドウ糖を維持できない。

そのとき脳への血流を増加させようとして上半身への血流をどんどん増やそうとする。ＧＬＵＴ１も減少しているので、血流から有効にブドウ糖を取り込めない。また実際には動脈硬化や血管機能の低下により脳の血流が増えず、さらに脳に血液を送り込もうと上半身の血流を増やそうとする。それがホットフラッシュや寝汗の症状となって現れるのである。

(Dormire SL. The potential role of glucose transport changes in hot flash physiology: a hypothesis. Biol Res Nurs. 2009 Jan;10(3):241-7.)

しかも、ホットフラッシュは軽度の全身性炎症とも関連している。

(Huang WY.et al. Circulating interleukin-8 and tumor necrosis factor-α are associated with hot flashes in healthy postmenopausal women. PLoS One. 2017 Aug 28;12(8):e0184011.)

更年期障害は、認知症、うつ病の前段階と考える

このような脳のブドウ糖の低下は、認知症の脳と一致する。認知症では脳のブドウ糖の取り込みが低下しているのである。そうすると、ホットフラッシュと認知機能の低下、認知症のリスク増加の関係は納得できるものである。

また、ホットフラッシュはうつ病のリスクを増加させる。閉経前と周閉経期（月経周期が不定期になる時期）と閉経後の40〜60歳の女性４７６人を分析すると、周閉経期にホットフラッシュがある人は、ホットフラッシュがない人と比較して、うつ病になる可能性は４・２７倍にもなる。更年期のうつ症状も、おそらく認知症と同様のメカニズムで、脳のエネルギー不足、そして脳の炎症が起きているのであろう。

(Joffe H.et al. Vasomotor symptoms are associated with depression in perimenopausal women seeking primary care. Menopause. 2002 Nov-Dec;9(6):392-8.)

糖質過剰摂取とうつ病の関連、糖質過剰摂取と認知症の関連、うつ病と認知症の関連を考えれば、糖質過剰摂取により脳のエネルギー不足が起こり、うつ病を発症し、その後認知症となることも十分に考えられる。更年期障害の症状をきたしている状態は、すでにかなり進行した状態であると思われる。更年期障害は認知症の前段階である可能性がある。女性にアルツハイマー病の有病率が高いことも、このようなメカニズムが関係していると思われる。

ホットフラッシュがある人にはＭＣＴオイルがお勧め

ホットフラッシュが脳のエネルギー不足によるものであるという裏付けは、私の臨床経験からもある。更年期でホットフラッシュをきたしている何人もの女性にＭＣＴオイルの摂取を推奨したところ、ほとんどの人でホットフラッシュが改善した。ＭＣＴオイルは体内で速やかにケトン体となる。そのケトン体が脳のエネルギーとなって、ブドウ糖を十分に取り込めない脳を助けていると考えられる。

更年期障害で苦しんでいる女性は、ぜひ試してみてほしい（ＭＣＴオイルは人によって、初め腹痛や下痢を起こす場合があるので、１回にスプーン小さじ１杯程度から開始する方がよいと思う。それでもお腹の調子が悪ければ、さらに量を減らす。ＭＣＴオイルは１日３～４回の摂取をお勧めする。可能であれば１回量を少しずつ増やしてもよい。ＭＣＴオイルは油であるが、熱を通すことができないのでご注意を)。

もし、ＭＣＴオイルの効果が得られるのであれば、その場合、脳のインスリン抵抗性が高く、脳がエネルギー不足で苦しんでいる証拠であると考えられる。そのままではうつ病や認知症だけでなく、心血管疾患など他の疾患のリスクも高くなる可能性がある。だから、ＭＣＴオイルだけに頼らず、しっかりと糖質制限を行い、日常的にケトン体が体の中でできている状態を作り出す方がよい。

ＡＹＡ世代が危ない——子宮頸がん、乳がんの増加

15～39歳のＡＹＡ世代（ＡＹＡとは「Adolescent and Young Adult」〔思春期・若年成人〕のことで、がん医療において用いられている）のがん患者では、多くを女性が占めている。ＡＹＡ世代の中で20～39歳の患者の約８割を女性が占めているのである。乳がんや子宮頸がんの増加が大きな原因と考えられている。

資料39を見るとわかるように、１９７５年では、子宮頸がんのピークは60～70代の高齢者

資料39　子宮頸がんの年齢別罹患率の比較（1975年と2015年）

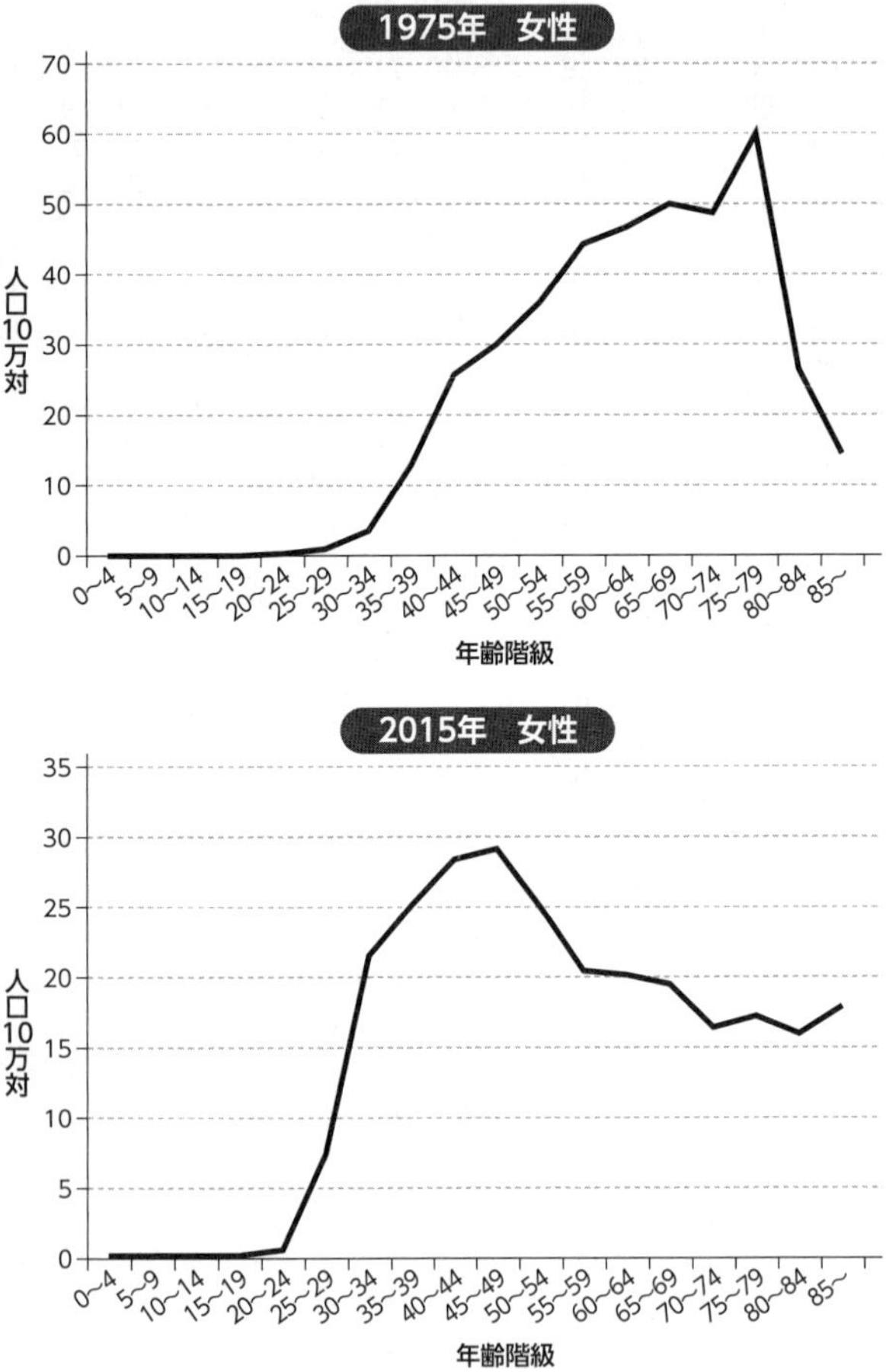

出所：国立がん研究センター がん対策情報センター「がん登録・統計」

であった。しかし現在は低年齢化し、２０１５年のグラフでは、ピークは30～40代になっている。逆に50代以降の罹患率は低下している。これを、子宮頸がんの原因と考えられているヒトパピローマウイルス（ＨＰＶ）感染だけで説明できるだろうか？

　年齢別のデータを見てみよう（**資料40**）。ＡＹＡ世代での子宮頸がんの罹患率は２０００年から急上昇している。急にウイルス感染者が増加したのだろうか？　一方で40代以上ではどんどん低下し、２０００年頃から少し増加傾向で、最近ではずっと横ばいに見える。

資料41はＡＹＡ世代の乳がん罹患率であるが、乳がんはＡＹＡ世代を含めて全体的に増加している。これを受けて、がん検診をもっと積極的に受けることが勧められているであろう。しかし、早期発見だけではがんは減少しない。前著『「糖質過剰」症候群』でも述べたように、乳がん細胞には約6倍ものインスリン受容体がある。ＩＧＦ－１（インスリン様成長因子）が高いことも、大きなリスク増加になる。

(Papa V.et al. Elevated insulin receptor content in human breast cancer. J Clin Invest. 1990 Nov;86(5):1503-10.)

　糖質を摂ってインスリンの分泌が高まると、乳がんの細胞は大喜びで、たくさんのブドウ糖を食べて、どんどん増殖していくであろう。また血糖値の上昇は、乳がんの発症、再発や

**資料40　子宮頸がんの罹患率の推移
（15～39歳と40歳以上の比較）**

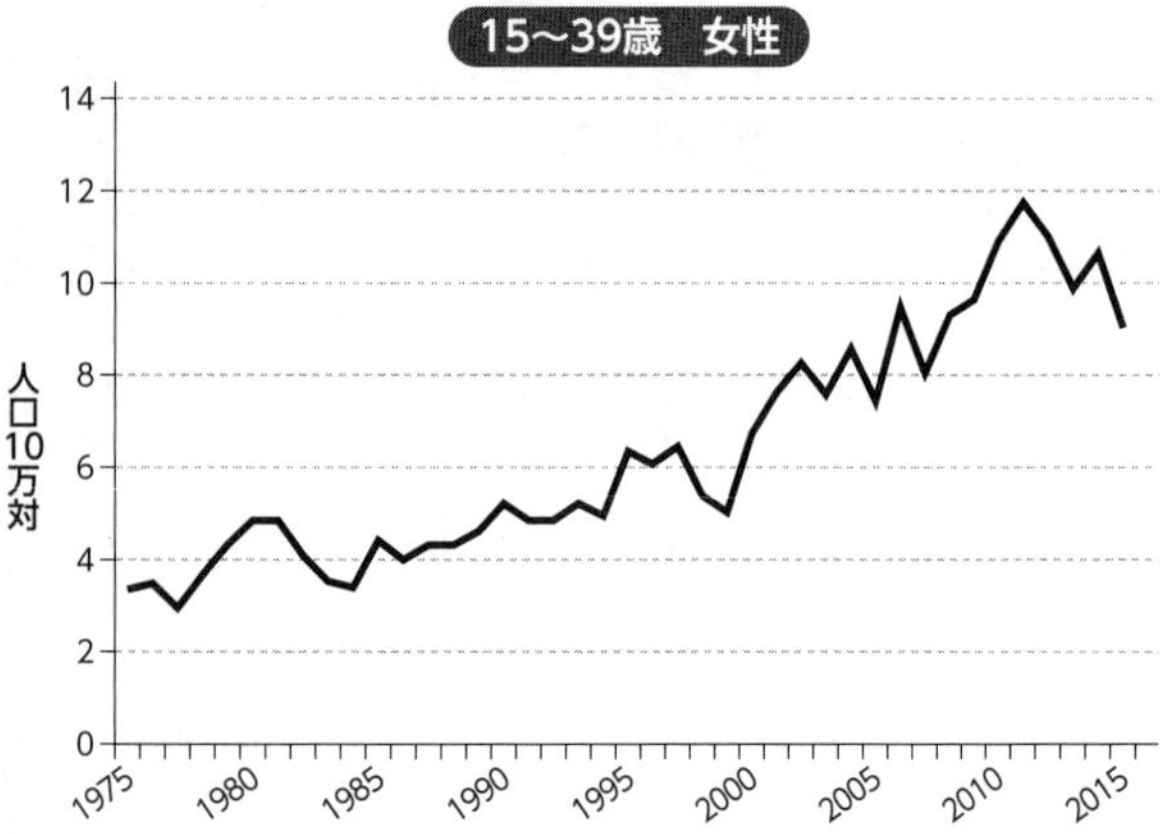

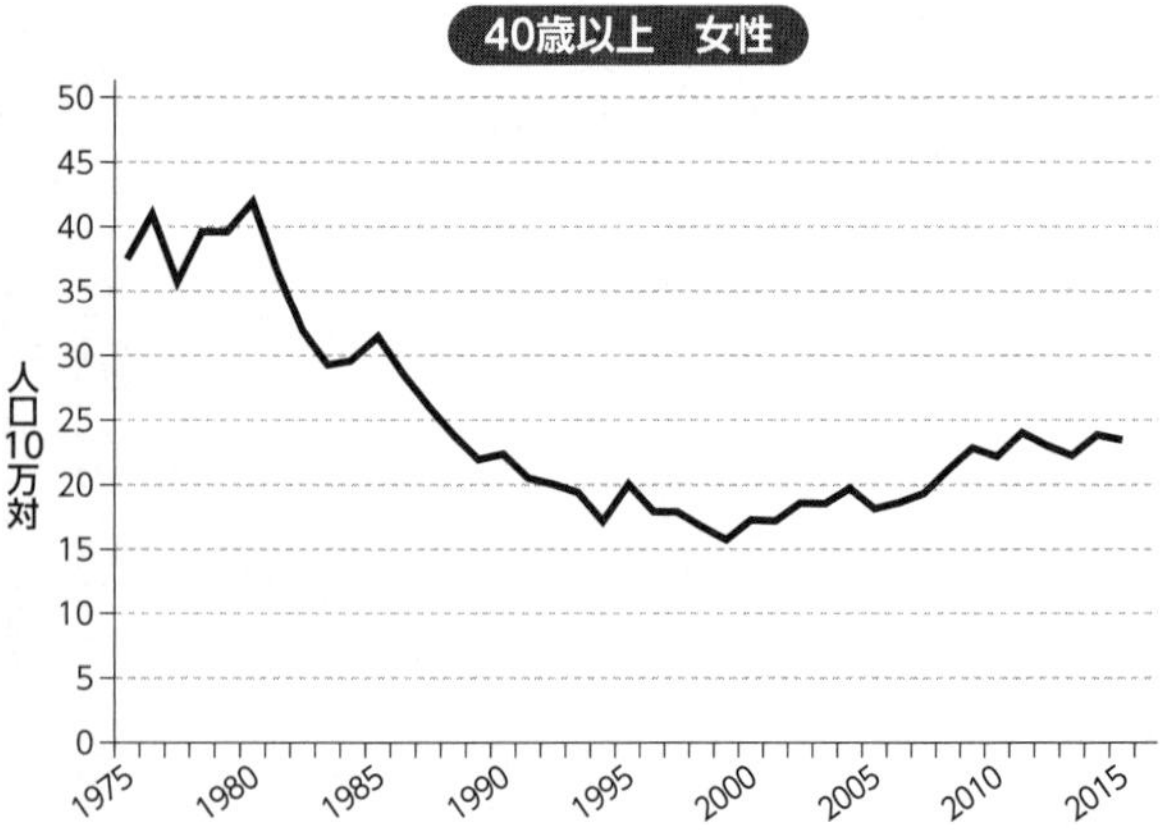

出所：国立がん研究センター がん対策情報センター「がん登録・統計」

資料41　AYA世代（15～39歳）の乳がん罹患率の推移

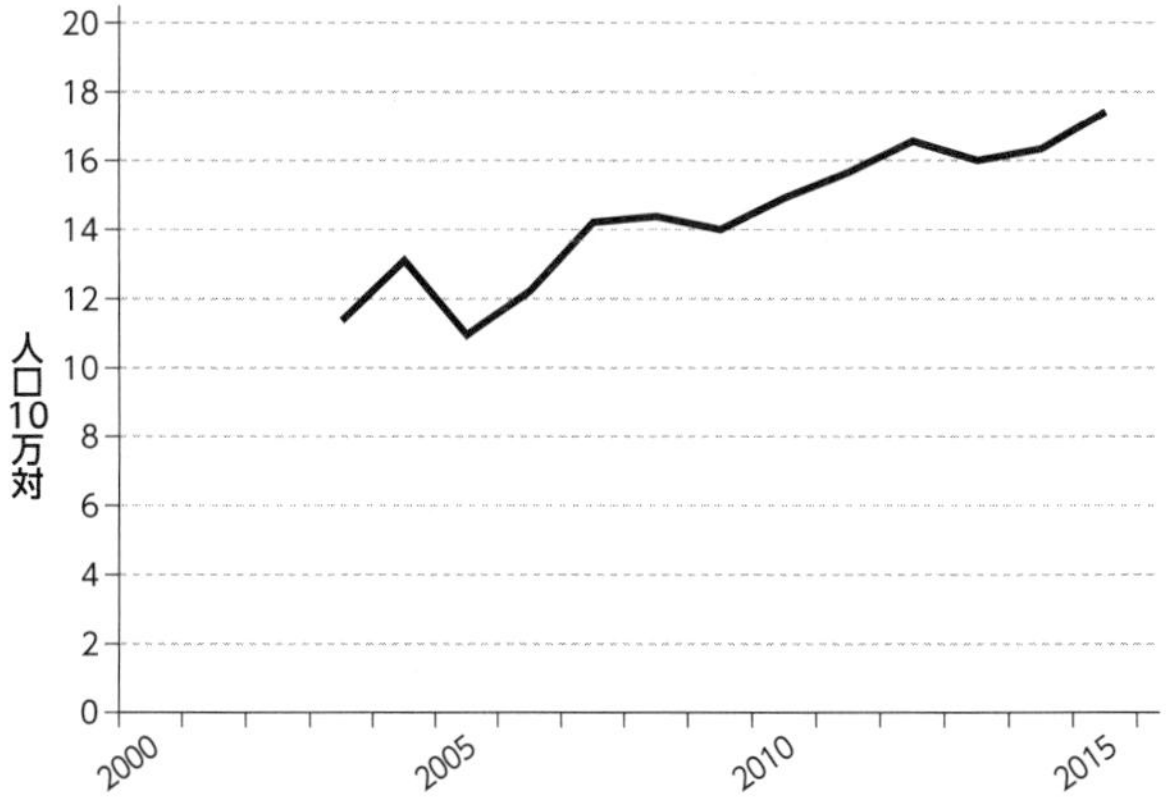

出所：国立がん研究センター がん対策情報センター「がん登録・統計」

死亡率を増加させる。

(Monzavi-Karbassi B.et al. Pre-diagnosis blood glucose and prognosis in women with breast cancer. Cancer Metab. 2016 Apr 6;4:7.)

(Muti P.et al. Fasting glucose is a risk factor for breast cancer: a prospective study. Cancer Epidemiol Biomarkers Prev. 2002 Nov;11(11):1361-8.)

また、**第4章**で述べるように、果糖の過剰摂取も、乳がんなど様々ながんのリスクを増加させていると考えられる。

同様に子宮頸がんでも、糖質過剰摂取はリスクの増加と結びついていると考えられる。

前著で書いたように、ＩＧＦ－１が高いと８倍以上、子宮頸がんの前がん病変になりやすいのである。

つまり、ウイルスの感染が原因と考えられているがんであっても、もう1つの要因がないと、がんにならないのではないかと考えている。それが糖質過剰摂取による高血糖である。

高血糖と子宮頸がんの悪化——HPV感染だけが原因ではない

子宮頸がんの予後に関しても、血糖値が高いと予後が悪くなるという研究がある。

(Lee YY.et al. Glucose as a prognostic factor in non-diabetic women with locally advanced cervical cancer (IIB-IVA). Gynecol Oncol. 2010 Mar;116(3):459-63.)

(Nomelini RS.et al. Relationship between plasma glucose levels and malignant uterine cervical neoplasias. Clin Med Insights Oncol. 2011;5:77-82.)

さらに、細胞へのブドウ糖の輸送体であるGLUT1が増加していると、子宮頸がんの予後も悪くなるという報告もある。血中のブドウ糖を取り込むGLUT1は、インスリンの有無にかかわらず細胞膜上に存在してブドウ糖を取り込むことができ、赤血球や脳などに存在する。そのようなGLUT1が子宮頸がんに存在するということは、どんどんブドウ糖を取り込み、どんどん大きくなるということを意味する。

資料42　GLUT1の高低、HPV16感染の有無と生存率の関連

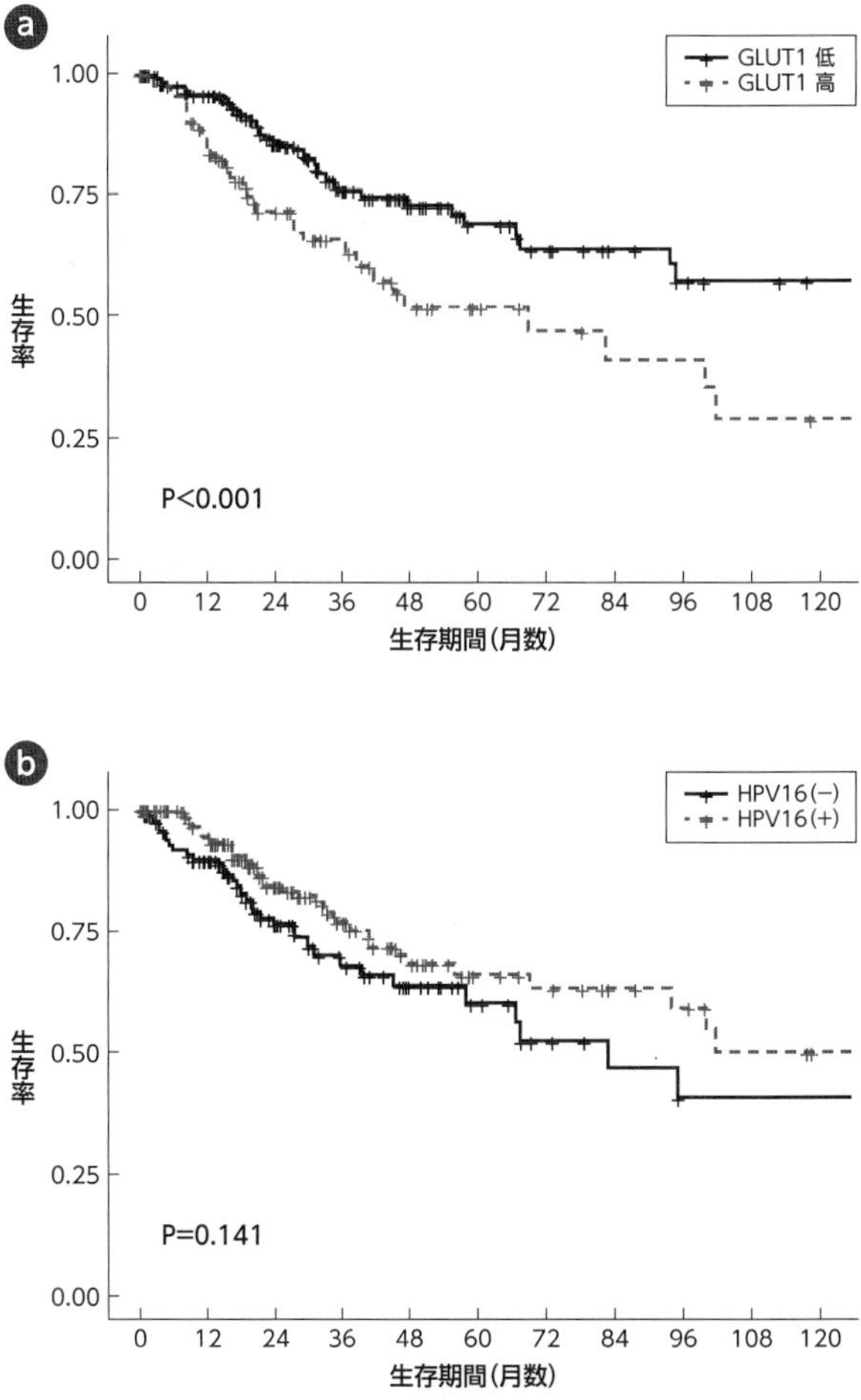

(Kim BH, Chang JH. Differential effect of GLUT1 overexpression on survival and tumor immune microenvironment of human papilloma virus type 16-positive and -negative cervical cancer. Sci Rep. 2019 Sep 16;9(1):13301.)

資料42は縦軸が生存率、横軸が生存期間である。ａのグラフを見ると、ＧＬＵＴ１が高い方が生存率が低くなっている。さらにｂのグラフは、ＨＰＶの中でＨＰＶ16というものが陽性なのか陰性なのかで比較している。ＨＰＶ16が陽性の方が生存率がやや高くなっている。ウイルス感染している方が生存率が高いのである。

そこでＨＰＶ16陽性および陰性の場合でＧＬＵＴ１が低い群と高い群を比較すると（**資料43**）、ＨＰＶ16陰性ではＧＬＵＴ１による違いはないが、ＨＰＶ16陽性ではＧＬＵＴ１が高い方が生存率がかなり低くなっているのである。

ＨＰＶ感染の感染率が最近になってどんどん増加しているとは考えにくく、それ以外の要因、つまり糖質過剰摂取が大きく影響しているのではないかと考えられる。実際に若者の性交経験率は２０００年前後から急減している（**資料44**）。

２００５年の調査では、高校生男子が26・6％、高校生女子が30・3％、大学生男子が63・0％、大学生女子が62・2％だったのに対し、２０１７年の調査では、高校生男子が

資料43　HPV16陽性、陰性、それぞれの場合の生存率のGLUT1との関連

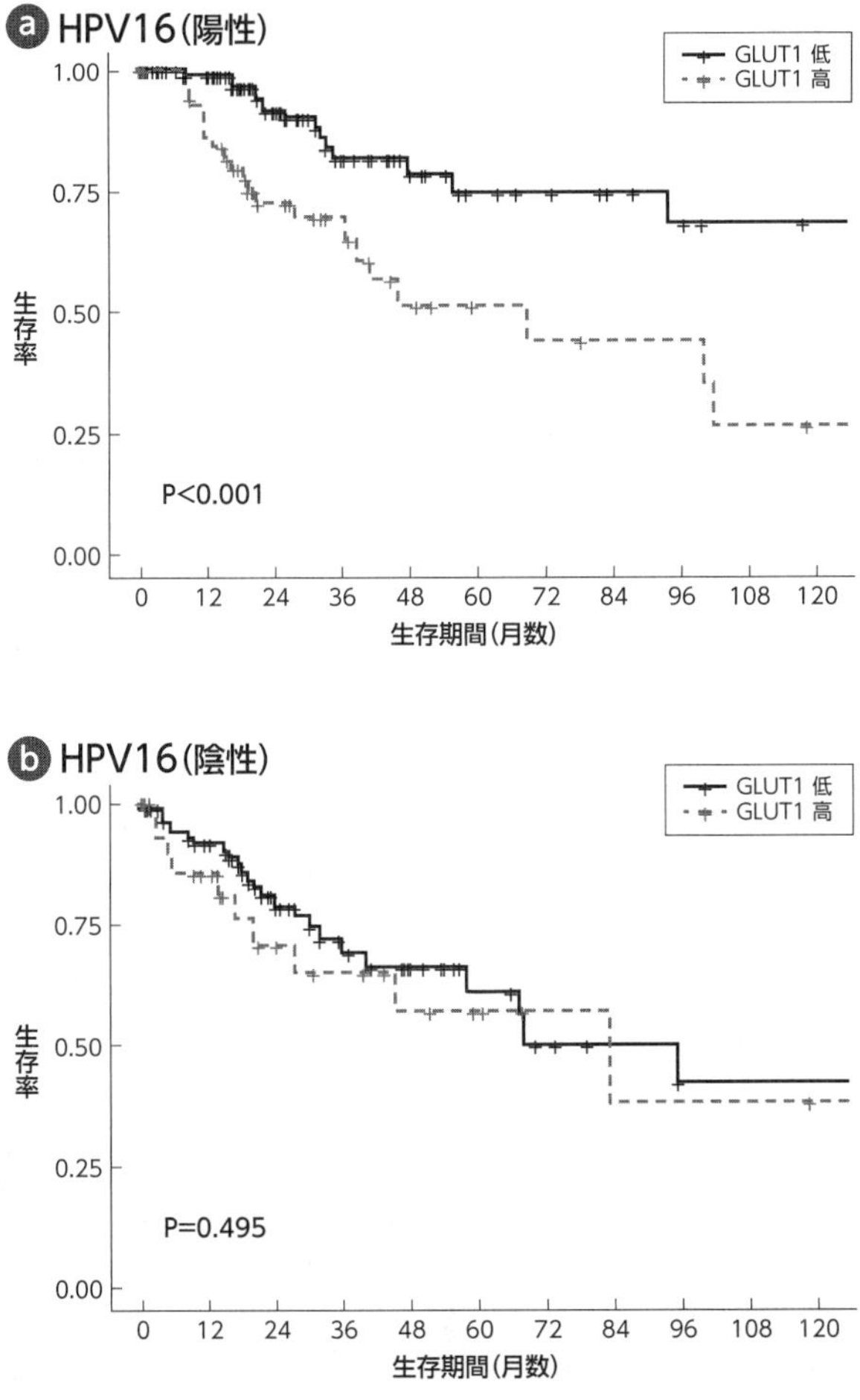

資料44　学校段階・性別にみた性交経験率の推移

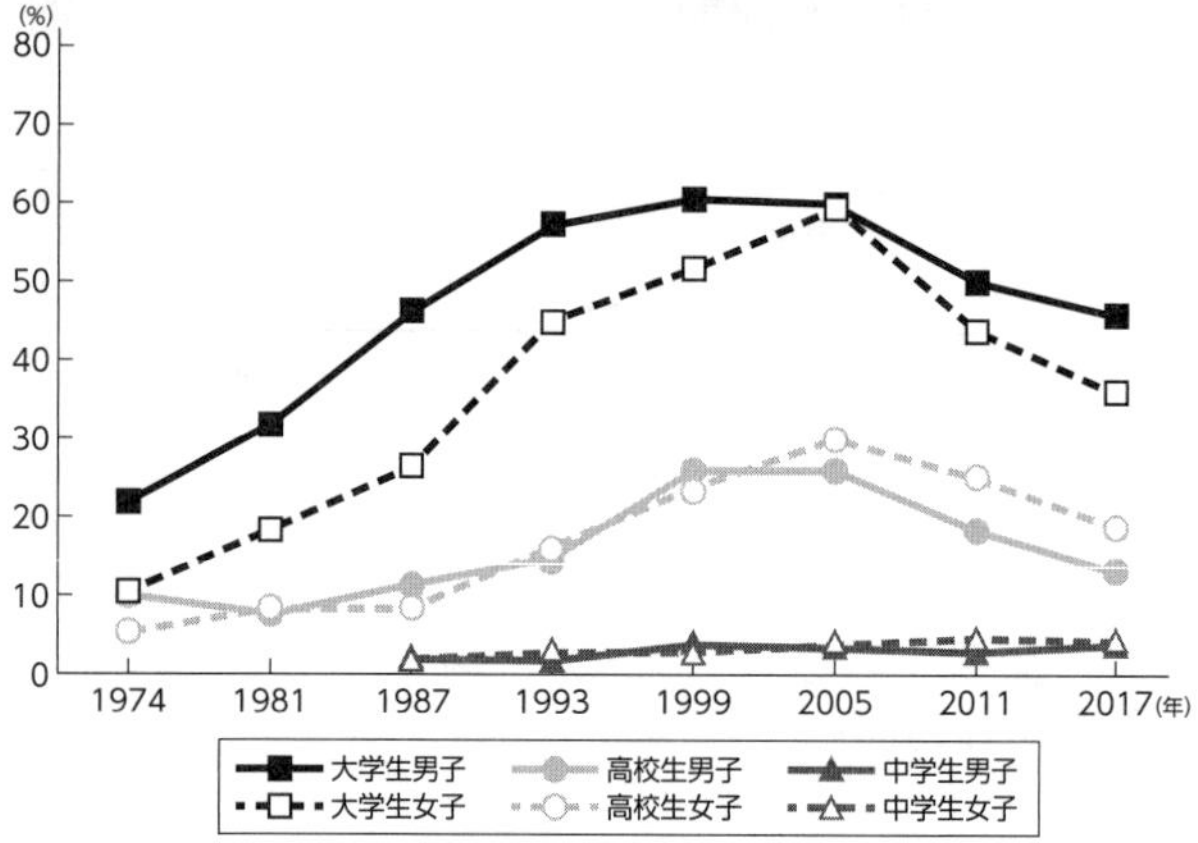

出所：日本性教育協会『現代性教育研究ジャーナルNo.94』（2019年）

13・6％、高校生女子が19・3％、大学生男子が47・0％、大学生女子が36・7％と、減り続けている。このような状況でＨＰＶ感染が本当に増加しているのであろうか？

もちろん、お米文化の日本では、以前より糖質過剰摂取である。しかし、おそらくは近年のスナック菓子、スイーツ、糖質たっぷりのドリンクなど、高濃度で吸収のよい糖質の摂取量の増加が原因になっているのではないかと思われる。ペットボトルのドリンクの普及、最近ではＡＹＡ世代を直撃するような、少し前に流行ったタピオカドリンクや甘いフルーツを大量に使ったスムージーに代表される、歩きながらでも摂取できる状態の糖質たっぷりのドリンクなどの販売の増加、異常なほどまでのスイーツの流行、お腹が減りもしないのに無意識のように食べているお菓子など、糖質摂取の形態は以前とはどんどん形を変えている。

卵巣がんは全世代で増加しており、ＡＹＡ世代でも右肩上がりである。卵巣がんの予後も血糖値が高いと悪くなる。血糖値が高いと、再発までの期間や生存期間が短くなる。

（Lamkin DM.et al. Glucose as a prognostic factor in ovarian carcinoma. Cancer. 2009 Mar 1;115(5):1021-7.)

若い女性の様々な疾患と肥満・インスリン抵抗性の関係

がんだけではなく、妊娠前の糖尿病と子どもの先天性欠損症との関連は非常に大きい。妊娠前の糖尿病は、子どもの50の先天性欠損症のうちの46について、統計的に有意に可能性を高めた。その範囲は2・5〜80・2倍であり、10倍以上の可能性を高めた疾患は、非心臓疾患で3つ、心臓疾患で4つもあった。一方で妊娠糖尿病の場合、可能性が高くなる統計的に有意な疾患は少なく（56のうち12）、その可能性の大きさも小さかった。

（Tinker SC.et al. National Birth Defects Prevention Study. Specific birth defects in pregnancies of women with diabetes: National Birth Defects Prevention Study, 1997-2011.

Am J Obstet Gynecol. 2020 Feb;222(2):176.e1-176.e11.)

また、特発性頭蓋内圧《ずがいないあつ》亢進症は、頭蓋骨内部の圧力（頭蓋内圧）の上昇を特徴とするが、原因は不明である。頭痛が毎日のように起こり、ときに吐き気、かすみ目、複視を伴い、適切な治療を行わないと、視力が失われる可能性さえある。発生率は約10万人に１人と非常に少ないが、その多くが妊娠の可能な年齢の女性である。そして、太りすぎの若い女性では20倍多く認められる。

イギリスでは２００３～２０１７年の15年間で、特発性頭蓋内圧亢進症が６倍に増加し、10万人あたり12人から10万人あたり76人に大きく増加している。その85％は女性である。女性の太りすぎや肥満で明らかに大きく有病率が高くなっている（**資料45**）。

（Miah L.et al. Incidence, Prevalence and Healthcare Outcomes in Idiopathic Intracranial Hypertension: A Population Study. Neurology. 2021 Jan 20;96(8):e1251-61.)

さらに、アメリカでは比較的若い女性の心筋梗塞が増加している。35～54歳という比較的若い成人女性の急性心筋梗塞の入院の割合は、１９９５～１９９９年の21％から、２０１０～２０１４年の31％へと増加している。その根底にあるのは糖質過剰摂取、肥満の増加であろう。

資料45　特発性頭蓋内圧亢進症の有病率・発生率とBMIの関連（イギリス）

Ⓐ 有病率

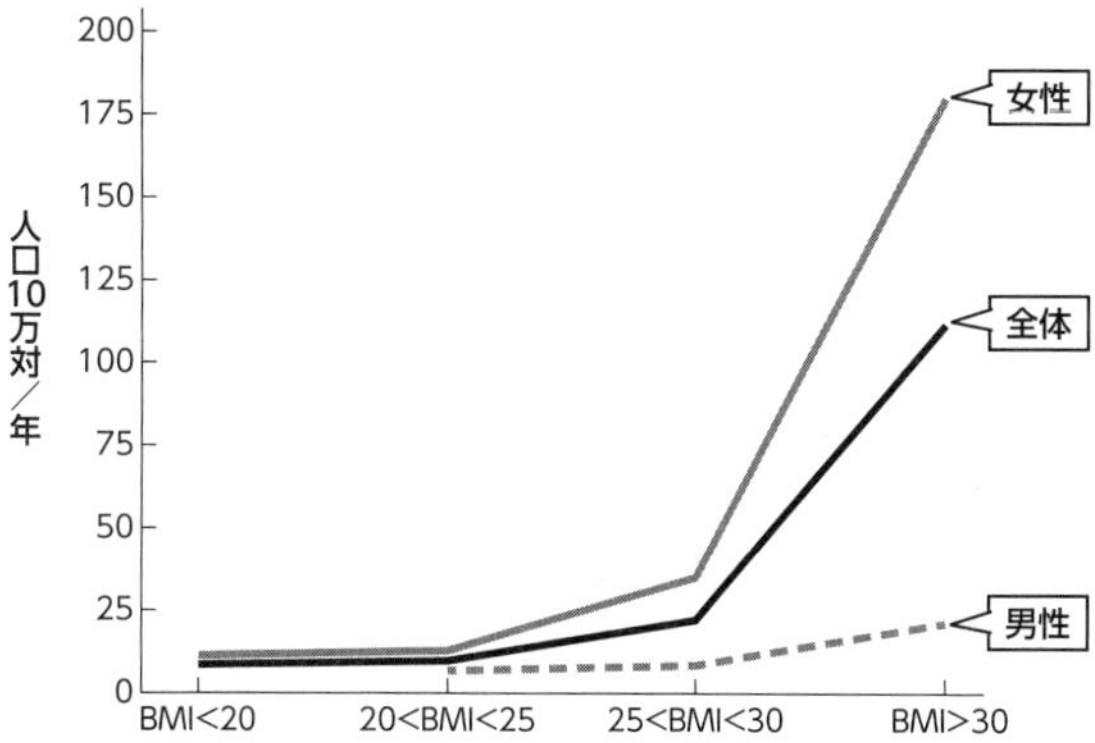

Ⓑ 発生率

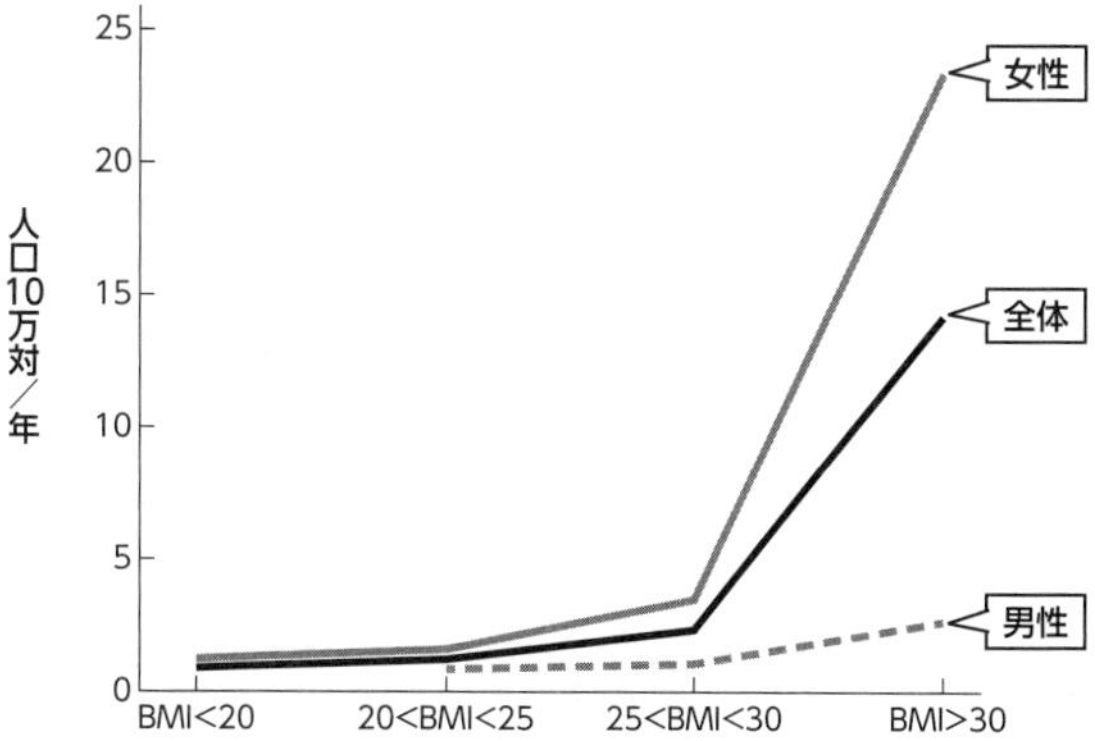

(Arora S.et al. Twenty Year Trends and Sex Differences in Young Adults Hospitalized With Acute Myocardial Infarction. Circulation. 2019 Feb 19;139(8):1047-1056.)

先ほど冠動脈疾患のところで述べたように、比較的若い女性の冠動脈性疾患のリスクは、インスリン抵抗性で約6倍、糖尿病で約10倍にもなる。

(Dugani SB.et al. Association of Lipid, Inflammatory, and Metabolic Biomarkers With Age at Onset for Incident Coronary Heart Disease in Women. JAMA Cardiol. 2021 Jan 20:e207073.)

最近、若い女性を中心に、肥満を「個性」「ありのままの自分」として肯定する動きが世界中で起きているようであるが、肥満はすでにインスリン過剰分泌、インスリン抵抗性が存在し、病的な状態である。

病気を「個性」というのにはやはり違和感があるし、危機感も感じる。病気の改善や治療をするかどうかは個人の自由であるが、たとえば大きな病気になったときに、その病気を「個性」と位置付けることができるだろうか？　肥満によって起こる様々な病気や症状もすべて「個性」と受け入れて、医療を求めずにいられるであろうか？　そのときにも肥満であることが幸せだといえるのであろうか？

資料46　2型糖尿病の人のパーキンソン病の発症リスク

	2型糖尿病がない人と比較した場合のパーキンソン病発症のリスク比
男性	1.80
女性	1.93
25～44歳	3.45
45～54歳	2.88
55～74歳	1.26

（３）難病や様々な不調・疾患

パーキンソン病と糖尿病の関係

パーキンソン病の病歴のない25〜74歳の男女５万１５５２人を追跡した研究では、２型糖尿病の人のパーキンソン病発症リスクは、２型糖尿病のない人と比較して、男性で１・８０倍、女性で１・９３倍であった。年齢が若いほどリスクが高く、25〜44歳の糖尿病で３・４５倍、45〜54歳の糖尿病でも２・８８倍である（**資料46**）。

(Hu G.et al. Type 2 diabetes and the risk

of Parkinson's disease. Diabetes Care. 2007 Apr;30(4):842-7.)

認知症を伴うパーキンソン病の人の60%以上ではインスリン抵抗性が存在しているという報告もある。

(Bosco D.et al. Dementia is associated with insulin resistance in patients with Parkinson's disease. J Neurol Sci. 2012 Apr 15;315(1-2):39-43.)

パーキンソン病が糖質過剰症候群であるメカニズムは、**第４章**で述べる。

潰瘍性大腸炎――糖質制限で著明な改善

糖尿病は、潰瘍性大腸炎患者の最も頻繁な併存疾患の１つである。ある研究では、潰瘍性大腸炎の人の糖尿病の有病率は２・７倍も高いと報告している。また、肥満や非アルコール性脂肪肝との関連もいわれている。いずれも糖質過剰摂取により起こるものである。

(Maconi G.et al. Glucose intolerance and diabetes mellitus in ulcerative colitis: pathogenetic and therapeutic implications. World J Gastroenterol. 2014 Apr 7;20(13):3507-15.)

４１７人を対象にしたある研究では、すべての穀物や、ハチミツ以外の砂糖を除外した特

資料47　特定の炭水化物食（低炭水化物食）の継続期間と炎症性腸疾患の症状の関連

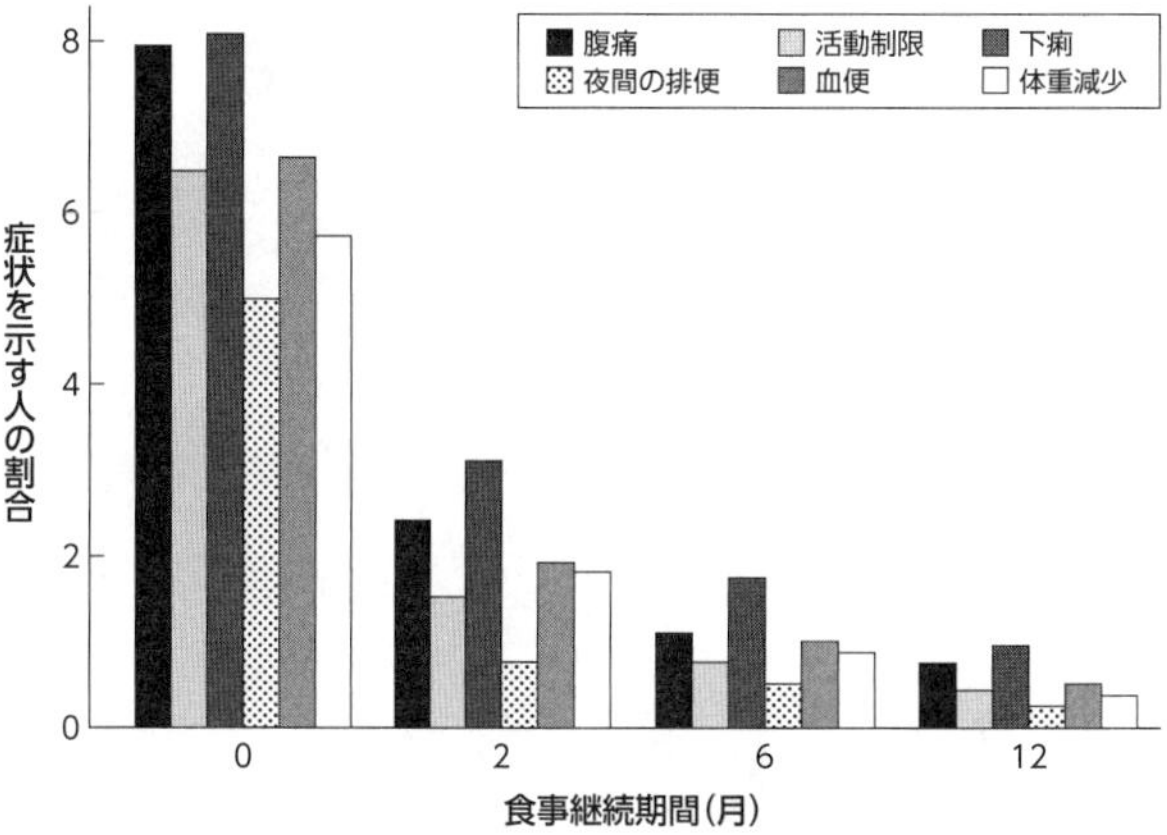

定の炭水化物食（低炭水化物食）が、著明に炎症性腸疾患（潰瘍性大腸炎やクローン病など）の症状を改善させたことを示している。**資料47**のように、腹痛、下痢、血便、活動制限、夜間排便、体重減少の、どの症状も、特定の炭水化物食を始めてから著明に減少している。

早い人では、食事を変えてから2週間未満で寛解し、70％以上の人では1年以内に寛解している。寛解に達したと報告した人の47％が、異常な検査値の改善を示した。

この食事は完全な糖質制限とは異なるが、穀物と砂糖をすべて排除しているので、かなりの糖質制限となっているはずである。

（Suskind DL.et al. Patients Perceive

Clinical Benefit with the Specific Carbohydrate Diet for Inflammatory Bowel Disease. Dig Dis Sci. 2016 Nov;61(11):3255-3260.）

封入体筋炎

非常にまれな疾患であるが、封入体筋炎《ふうにゅうたいきんえん》という難病がある。慢性の経過をたどる筋疾患の1つで、日本には1000〜1500人の患者がいると推定されている。進行性で、5〜10年で車椅子生活となるそうだ。残念ながら有効な治療法は確立されていない。

この封入体筋炎に対して、ケトン食を使って食事療法を行った症例報告がある。それまでどんどん筋肉が減少し、症状や炎症が悪化していたが、糖質をエネルギー摂取量の5％にしたケトン食を開始してわずか2週間で、筋骨格系の痛みが消え、鎮痛薬をすべて中止した。4週目の終わりまでに、不安と抑うつ症状は解決した。1年間のケトン食の終わりまでに、自立した歩行を取り戻し、もはや杖を必要としなくなった。

転倒の頻度は2〜3カ月に1回の割合にまで減少していた。嚥下障害や窒息のエピソードはもはや認めなかった。筋力はおおむね維持されており、1年後には、3つの機能検査（起き上がり動作や6分間歩行、階段昇降のすべての検査）において、ベースラインから改善が認められたのである。

さらに炎症は安定し、筋肉量もほぼ維持されていた。２年以上ケトン食を続けて、完全で独立した生活を楽しんでおり、薬も必要としていないのである。

ケトン体の効果と、糖質過剰摂取をやめたことによる酸化ストレスや糖化ストレスの激減、炎症の低下なども大きな要因であろう。

(Phillips MCL.et al. Impact of a Ketogenic Diet on Sporadic Inclusion Body Myositis: A Case Study. Front Neurol. 2020 Nov 5;11:582402.)

ハンチントン病

ハンチントン病とは、運動機能や認知機能に影響を及ぼす進行性の神経変性疾患であり、舞踏運動などの不随意運動、精神症状、行動異常、認知障害などを臨床像の特徴とする。

患者では、約７倍頻繁に糖尿病を発症する。ハンチントン病ではインスリン抵抗性が増加し、インスリン分泌能が低下している。遺伝的な疾患なので、糖質過剰摂取とは関連していないと思うかもしれないが、一卵性双生児のハンチントン病では、２人のうち２型糖尿病などの様々な要因を持っていた方が７年も早く発症した。他の神経変性疾患と同様に、ＡＧＥ sや酸化ストレスがハンチントン病の発症や進行に寄与している可能性がある。

(Lalić NM.et al. Glucose homeostasis in Huntington disease: abnormalities in insulin sensitivity and early-phase insulin secretion. Arch Neurol. 2008 Apr;65(4):476-80.)

(Brás IC.et al. Glycation in Huntington's Disease: A Possible Modifier and Target for Intervention. J Huntingtons Dis. 2019;8(3):245-256.)

(Friedman JH.et al. Monozygotic twins discordant for Huntington disease after 7 years. Arch Neurol. 2005 Jun;62(6):995-7.)

むずむず脚症候群

むずむず脚症候群の原因は多因子性と考えられている。人種による差もあり、欧米よりもアジアでは有病率が低く、日本では１～４％程度で、性差もあり、女性の方が１・５～２倍程度多くなっている。遺伝的な因子もあると考えられている。

パーキンソン病との関連も認められ、脳の神経伝達物質の１つのドーパミンが上手く働かないことが原因の１つとも考えられている。

また大きな原因の１つとしては、鉄欠乏であろう。鉄は体内でドーパミンを作るのに使われているので、鉄が不足するとドーパミンの量が減少し、神経の情報伝達が上手くいかなくなる。たしかに鉄欠乏の改善が、むずむず脚症候群の改善につながる場合もあるようである。

しかし、むずむず脚症候群は糖尿病との関連も指摘されている。ある２型糖尿病の人１２４人を対象にした研究では、糖尿病の患者の17・７％、対照群（以前に糖尿病以外の内分泌障害で診断および治療された、定期的な受診に通う87人）で５・５％がむずむず脚症候群だった。鉄欠乏とは関係なく、２型糖尿病であると、対照群と比較してむずむず脚症候群になる可能性が４倍以上になっていた。

さらに、糖尿病性多発神経障害があると、糖尿病でむずむず脚症候群になる可能性は７・８８倍だった。そう考えると、むずむず脚症候群は、ある種の（糖尿病または高血糖による）末梢神経障害である可能性が高いと思われる。

一方、先ほど書いたように、パーキンソン病も糖質過剰によるものと考えられ、２型糖尿病とパーキンソン病との関連の可能性が指摘されている。脳のインスリン抵抗性により、インスリンシグナル伝達の喪失が脳の神経細胞のミトコンドリア機能障害と酸化ストレスを引き起こし、続いてドーパミン作動性神経の喪失と記憶機能障害を引き起こす可能性があると考えられている。

資料48　線維筋痛症患者とHbA1cの関連

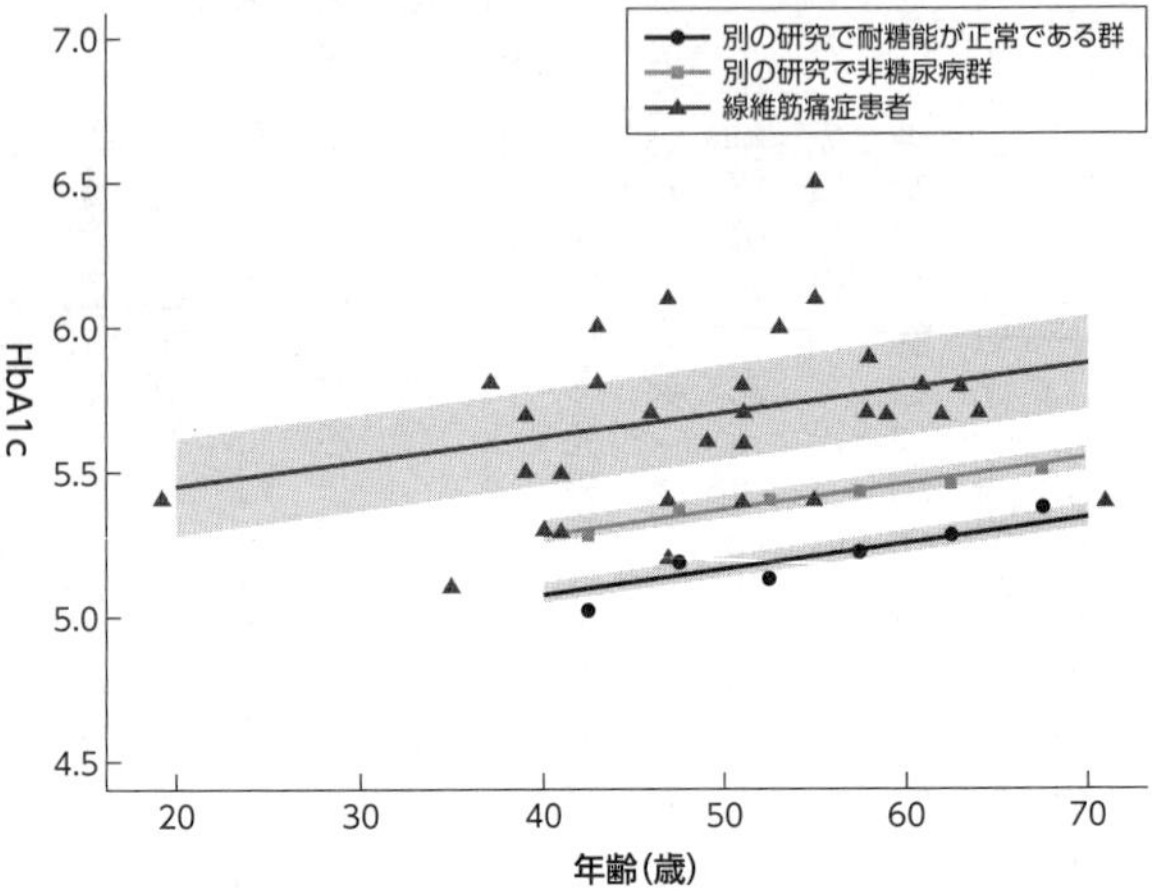

パーキンソン病とむずむず脚症候群の共通性、インスリン抵抗性とパーキンソン病との関連などを併せて考えれば、むずむず脚症候群の原因の大きな１つは糖質過剰摂取であると考えられる。

(Merlino G.et al. Association of restless legs syndrome in type 2 diabetes: a case-control study. Sleep. 2007 Jul;30(7):866-71.)

線維筋痛症——血糖値の異常との関係

線維筋痛症は原因不明とされているが、糖質過剰摂取と関係していると考えられる。線維筋痛症のない人と比較すると、明らかにHbA1cが高い（**資料48**）。13人の少数の研究ではあるが、線維筋痛症の人では１００％全員が、インスリン抵抗性やインスリン感受性、HbA1cの少なくとも１つに異常があった。つまり、線維筋痛症では血糖値の異常が大きく関係している。

（Pappolla MA.et al. Insulin Resistance is Associated with Central Pain in Patients with Fibromyalgia. Pain Physician. 2021 Mar;24(2):175-184.）

糖尿病があると、線維筋痛症の有病率は圧倒的に高い。そして線維筋痛症を合併する糖尿病の人のHbA1cは９・２で、線維筋痛症のない糖尿病の人のHbA1cは６・４と、大きく異なる。

（Tishler M.et al. Fibromyalgia in diabetes mellitus. Rheumatol Int. 2003 Jul;23(4):171-3.）

糖尿病以外でもＳＬＥ（全身性エリテマトーデス）や関節リウマチ、変形性関節症、炎症性腸疾患など、糖質過剰症候群と考えられる疾患では、線維筋痛症の有病率が非常に高い。根本原因が共通していると考えられる。

（Yunus MB. The prevalence of fibromyalgia in other chronic pain conditions. Pain Res Treat. 2012;2012:584573.）

片頭痛はケトン体によって改善する

前著でも書いたように、片頭痛は糖質制限で著明に改善することが多い。そして、多くの研究がなされ、それに伴いイタリアの頭痛の専門家で作るワーキンググループは、片頭痛の治療にケトン食を適応しようとコンセンサステートメントを出すために動き始めている。

(Di Lorenzo C.et al. Applications of Ketogenic Diets in Patients with Headache: Clinical Recommendations. Nutrients. 2021; 13(7):2307.)

ケトン体が増加すると、脳由来神経栄養因子（ＢＤＮＦ）が増加し、それにより神経の可《か》塑《そ》性《せい》が増加し、ミトコンドリアの機能が増加し、酸化ストレスが減少し、脳のエネルギーが増加することにより皮質拡延性抑制が減少し、炎症が減少し、脳の興奮性を正常化するなどのメカニズムが働くことにより片頭痛が改善すると考えられている（**資料49**）。

（＊）神経の可塑性：神経細胞の形態の変化などで神経の結合が変化することにより、神経の機能が変化すること。

（＊）皮質拡延性抑制：片頭痛の前兆の原因とも考えられている脳の神経細胞などの一過性興奮とそれに続く持続的な活動抑制反応。

資料49　ケトン食が片頭痛を改善させる機序

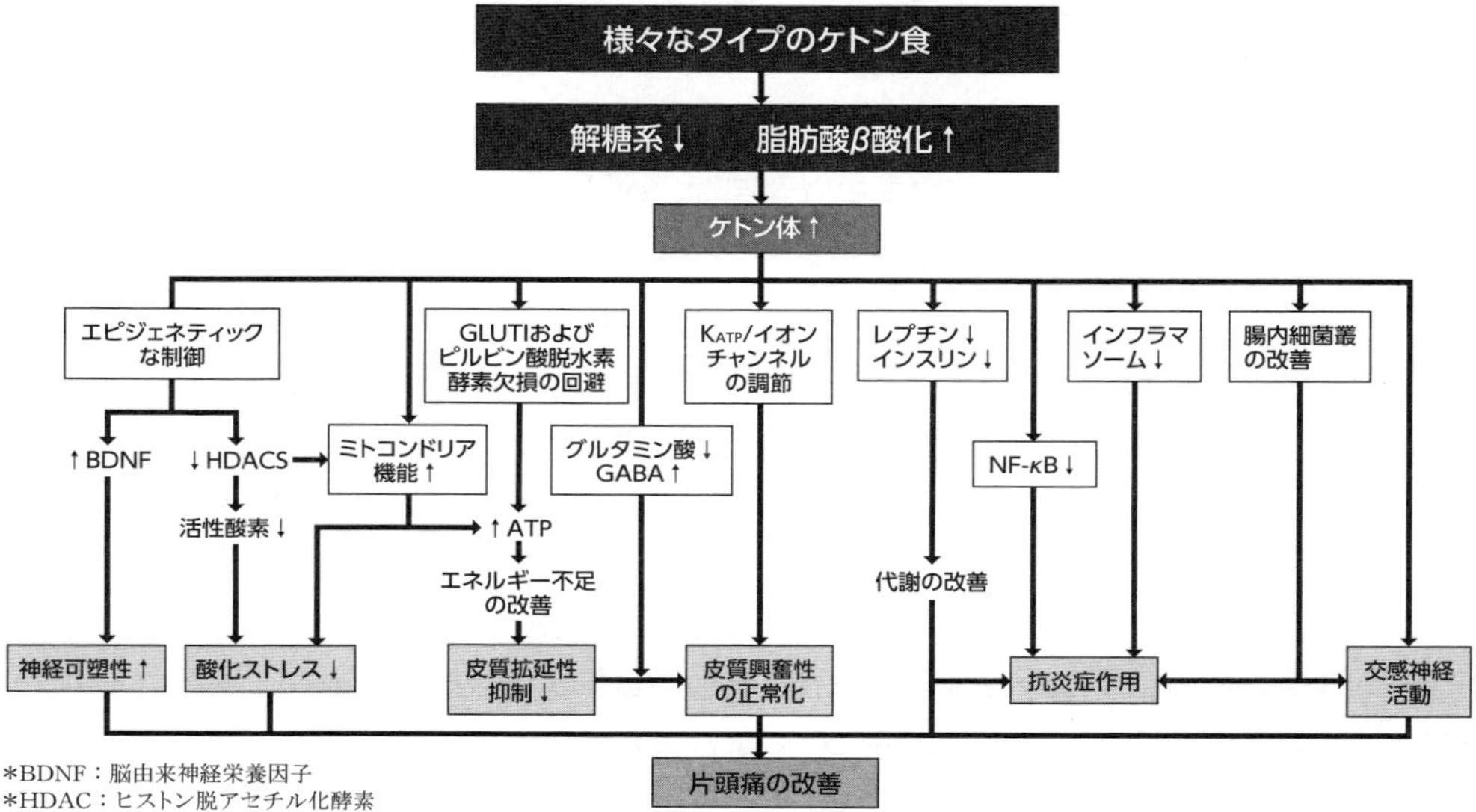

*BDNF：脳由来神経栄養因子
*HDAC：ヒストン脱アセチル化酵素

最近の研究では、難治性慢性片頭痛の患者が３カ月ケトン食を摂取したところ、１カ月間のうち症状のある日数は30日から７・５日に減少し、１日の中での片頭痛の時間は、24時間から５・５時間に減少し、患者の痛みのレベルは、最初は参加者の83％で最大値だったが、55％で改善し、１カ月に服用する薬の数は30回から６回に減少した。

(Bongiovanni D.et al. Effectiveness of ketogenic diet in treatment of patients with refractory chronic migraine. Neurol Sci. 2021 Feb 1.)

片頭痛の症状を抑える薬はいくつも存在するが、薬で症状を抑えるだけでは、後に問題が起きる可能性がある。21の研究、62万２３８１人の分析によると、片頭痛では虚血性脳卒中のリスクが約２倍増加するといわれているからである。

(Lee MJ.et al. The Migraine-Stroke Connection. J Stroke. 2016 May;18(2):146-56.)

糖質過剰摂取は血栓をできやすくする。片頭痛には糖質制限をすべきであろう。

めまい、メニエール病

平衡感覚をコントロールしている耳の奥にある前庭の障害は、めまいを起こす。糖尿病の人の前庭障害の有病率は高い。５０８６人の分析では、糖尿病の期間が０～５年の人と比較して、6年以上の人では2倍以上前庭障害を起こす可能性が高くなり、HbA1cが7以上では１・６倍、糖尿病性末梢神経障害が重症であると２・１倍、糖尿病性網膜症が重症であると2倍、前庭障害を起こす可能性が高くなる。

（Agrawal Y.et al. Diabetes, vestibular dysfunction, and falls: analyses from the National Health and Nutrition Examination Survey. Otol Neurotol. 2010 Dec;31(9):1445-50.)

　めまいの原因として最も多い良性発作性頭位めまい症は、内耳の一部分に収まっているカルシウムの粒である耳石《じせき》が、頭の位置の変換によって、そこから剥《は》がれて内耳の別の部分に入ったときに生じると考えられている。この良性発作性頭位めまい症も、糖質過剰摂取と関係していると考えられる。

　経口ブドウ糖負荷試験と良性発作性頭位めまい症の再発についての研究では、再発は、経口ブドウ糖負荷試験で正常の結果を示した人では圧倒的に少なく、経口ブドウ糖負荷試験で高血糖を示した場合の再発のリスクは２・５倍だった。また高インスリン血症を示した場合の再発のリスクは４・７倍だった。

　糖尿病、食後高血糖などでは、微小血管障害および末梢神経障害などの組織病理学的変化をきたす。それにより血流が障害され、前庭機能の障害につながる可能性は十分に考えられる。

（Webster G.et al. Hyperinsulinemia and hyperglycemia: risk factors for recurrence of benign paroxysmal positional vertigo. Braz J Otorhinolaryngol. 2015 Jul-Aug;81(4):347-51.）

メニエール病の症状には、難聴、耳鳴り、めまい、および耳の圧迫感または膨満感《ぼうまんかん》などがあるが、はっきりとした原因は不明とされている。

臨床的に明らかなメニエール病を持つすべての人は、内リンパ水腫（内耳の過剰な水分貯留）を持っているが、その逆は当てはまらない。したがって、この関連には、他の因子が直接的または間接的に関与しており、内リンパ水腫だけがこの病気の発生の原因となる唯一の存在ではないと考えられる。メニエール病の半数以上の人では糖質の代謝異常を持っている。

高インスリン血症に関連する症状は、血糖値の変化だけでなく、明らかに重要なナトリウムカリウムＡＴＰアーゼ（細胞膜に存在し、アデノシン三リン酸〔ＡＴＰ〕をエネルギー源に細胞の内側から外側へナトリウムイオンをくみだし、代わりにカリウムイオンを取り込む酵素）活性の変化につながり、それにより内リンパ水腫をもたらすと考えられている。

さらに、異常な高血糖や高インスリン血症が長期間にわたると、細動脈、毛細血管、細静脈などに悪影響を及ぼす。内耳の微小循環が損なわれると、内リンパ水腫を引き起こす可能性がある。

ある研究では、メニエール病の人に対して5時間の１００g経口ブドウ糖負荷試験を行うと、78％は異常値を示した。正常血糖の人では高インスリン血症は45％に認め、反応性の低血糖症は16％であった。38％は過体重であり、16％は肥満であった。47％は脂肪分布が中心性肥満（内臓脂肪型の肥満）だった。

（D’Avila C, Lavinsky L. Glucose and insulin profiles and their correlations in Ménière’s disease. Int Tinnitus J. 2005;11(2):170-6.）

他の研究でも、メニエール病の人のインスリンレベルは77％で異常だった。メニエール病の人の2時間の食後インスリン値は、メニエール病ではない人よりも34％高いものだった。5時間の経口ブドウ糖負荷試験を受けたメニエール病の人の2時間と3時間のインスリンの合計は、メニエール病ではない人より68％高いものだった。

そして、異常なインスリンレベルのメニエール病の人に対して、低炭水化物の食事療法（通常の糖質制限食とは異なる）を行った。複合炭水化物（でんぷん）は1食あたり20gに制限され、3カ月後に27gに増加し、食事回数を6回とした。精製された糖は避けて、牛乳や果物などの単純な糖質は、最初は1食あたり10gに制限され、3カ月後には13gに増加した。1回に摂る糖質量としては制限された糖質制限と考えられる。

その結果、91%の人が、食事療法開始から6カ月後にめまいのコントロールを達成した。しかもこのコントロールが10年の間、同じ91%の割合で維持されたのである。8%は聴覚が正常レベルに改善し、10%は耳鳴りの軽減を報告した。

(Proctor CA.et al. Etiology and treatment of fluid retention (hydrops) in Ménière's syndrome. Ear Nose Throat J. 1992 Dec;71(12):631-5.)

別の研究では、従来の治療に反応しないメニエール病の人が、5時間の経口ブドウ糖負荷試験を受けたところ、78%に高インスリン血症の曲線が認められた。さらに17%に平坦なインスリン曲線が認められた。したがって、患者のほとんどが異常な検査結果だったということになる。さらに、患者の24%で中性脂肪値が上昇していた。

これらの人に、精製された糖および他の精製炭水化物、カフェイン、およびアルコールを避ける食事をさせた。そうすると、めまいは60%で完全に消失し、さらに24%の人で改善した。聴力は患者の3分の1で改善し、耳鳴りは17%で完全に消失し、さらに38%で改善した。そして改善した多くの人が、この食事をやめようとしたところ、症状は1時間から7日以内に再発または悪化したのである。

(Gaby AR. Integrative Approaches to Ménière's Disease. Integrative Medicine 2009 Apr/May; Vol. 8, No. 2:30-32.)

このようなことから考えると、明らかに糖質過剰摂取による高血糖や高インスリン血症がメニエール病の症状を起こしていると思われる。

めまい、メニエール病の第1選択は糖質制限であろう。

変形性膝関節症、前十字靭帯断裂、半月板損傷

変形性膝関節症は整形外科領域の病気である。しかし、前著『「糖質過剰」症候群』でも述べたように、様々な整形外科関連の病気が糖質過剰摂取と関連している。

21人と少数であるが、変形性膝関節症の人を、通常の食事を続けるコントロール群と、糖質制限群と低脂肪群に分けた研究がある。

糖質制限群は最初の3週間は1日20g以下の炭水化物で、その後は40gまで増やすことが可能な食事で、脂質とタンパク質は制限なしで好きなだけ食べることができた。果物も制限され、野菜も種類と量を限られている。

低脂肪群は１日に男性で５００キロカロリー、女性で２５０〜３００キロカロリー分のエネルギーの脂質をカットするカロリー制限食である。炭水化物は約60％の割合のままで、タンパク質は20％であった。

このような食事を12週間続けたところ、結果は次のようになった。

12週間で、コントロール群は当然体重は減少していないが、糖質制限群と低脂肪群は体重が減少し、糖質制限群では平均で98・５３kgから89・５９kgと９kgほど減少、低脂肪群では88・０２kgから81・３０kgと７kgほどの減少だった。

そして糖質制限群でのみ、痛みの重症度と痛みが身体機能を妨げる程度を評価するスコアが低下し、生活の質の向上が得られ、痛み刺激を与えたときの痛みの強さのスコアが低下傾向を示し、椅子に座ったり立ち上がったりする時間が短くなり、酸化ストレスが低下したのである。酸化ストレスは、痛み刺激を与えたときの痛みの強さのスコアと相関を示していた。

糖質制限で酸化ストレスが低下したことと痛みの低下が関連しているということは、変形性関節症の症状は、高血糖、ＡＧＥｓやそれに伴う酸化ストレスによって起きている可能性がある。

糖質過剰摂取による関節軟骨などの糖化が起き、ＡＧＥｓが蓄積し、酸化ストレスが増加することが、最も痛みを誘発すると考えられる。炎症は結果であり、痛みの原因の一部でしかないのかもしれない。

また、糖質制限でも、低脂肪のカロリー制限でも、どちらも体重減少が得られたのに、低脂肪群では有意な症状改善がなかった。ということは、変形性関節症の患者に対しては、「痩せなさい」という指導ではなく「糖質制限をしなさい」という指導が正しいと考える。結果としてもちろん体重も減少するので、二重によいことである。糖質制限を早い段階で始めれば、手術をしなくても済むかもしれない。

(Strath LJ.et al. The Effect of Low-Carbohydrate and Low-Fat Diets on Pain in Individuals with Knee Osteoarthritis. Pain Med. 2020 Jan 1;21(1):150-160.)

さらに、ＭＲＩ検査の画像によって膝関節の構造的変性を評価した研究では、糖尿病がある人は糖尿病のない人と比較して、４年間で明らかに軟骨および半月板病変の大きな増加を示した。

(Neumann J.et al. Diabetics show accelerated progression of knee cartilage and meniscal lesions: data from the osteoarthritis initiative. Skeletal Radiol. 2019 Jun;48(6):919-930.)

若いアスリートを中心として、世界中で膝の前十字靭帯断裂は増加している。前十字靭帯断裂または半月板損傷などにおいて、病理学的変化は若い患者のグループにおいてさえ、AGEsの形成の有意な増加を引き起こしている。高齢の変形性膝関節症に匹敵するAGEsを認めることも少なくない。

(Handl M.et al. Fluorescent advanced glycation end products in the detection of factual stages of cartilage degeneration. Physiol Res. 2007;56(2):235-42.)

靭帯や軟骨、腱などに蓄積したAGEsにより、その強度が低下してしまうのであろう。近年のアスリートは、果糖をはじめとした糖質の多いスポーツドリンクを頻繁に摂取している。そのことが無関係とは思えない。アスリートも水分補給は、スポーツドリンクではなく、水で十分である。塩分が必要ならば塩や梅干しで摂ればよい。

さらに、運動のためのエネルギー源として糖質が必要であるという考えによる糖質過剰摂取や、プロテイン補給の際にそこに含まれる大量の糖質も大きく影響しているであろう。

胆石――本当に脂質が原因なのか?

日本人の胆石の保有率は5%程度とされているが、欧米では20%前後と、民族、人種によって差があるようである。胆石はコレステロール胆石が最も多いことから、予防には脂っこ

資料50　BMIによる2型糖尿病のコレステロール吸収と代謝

変数	BMI≤26.0	BMI> 26.1
コレステロール吸収（%）	40.2±2.4	32.4±1.4
総コレステロール吸収量（mg / d）	566±45	578±34
吸収される食事性コレステロール（mg / d）	137±16	114±9
吸収された胆汁コレステロール（mg / d）	428±36	464±30
糞便中の胆汁酸（mg / d）	447±31	674±49
総糞便ステロール（mg / d）	1280±61	1885±86
総腸内コレステロール流出（mg / d）	1399±75	1789±72
胆汁コレステロール分泌（mg / d）	1059±63	1439±64
コレステロール合成（mg / d）	940±57	1533±80
コレステロール回転率（mg / d）	1077±52	1649±78

いものを食べすぎないことを専門医は推奨している。本当だろうか？

脂っこいものはコレステロールが高いので、胆汁中のコレステロールが増加すると考えているのであろう。またいつものごとく「バランスのとれた食事」という魔法のフレーズ、昭和のアドバイスでごまかす医師もいるかもしれない。

まずは、コレステロールの吸収と合成について見てみよう。

資料50は２型糖尿病のＢＭＩによるコレステロールの吸収と合成の比較を示したものであるが、肥満の方がコレステロールの吸収が悪く、逆に合成が増加している。胆汁中へのコレステロールの分泌も肥満の方が増加している。便に捨てられるコレステロールも肥満で増加している。つまり、単純にコレステロール摂取量がそのまま吸収増加と関連していないということであり、逆に吸収が減れば、合成は増加するのである。

さらに様々な変数との関連を分析すると、食事性コレステロールはどの変数とも関連していない。ＢＭＩ、血糖値とインスリンはコレステロール合成の変数と正の相関があり、コレステロール吸収と負の相関があった。ＳＨＢＧ（性ホルモン結合グロブリン）はコレステロール吸収の変数と正の相関があり、コレステロール合成と負の相関があった。２型糖尿病ではＳＨＢＧとは負の関連がある。正常体重群ではＳＨＢＧは肥満群よりも１・５倍高く、インスリンレベルは２分の１まで低くなった。インスリンに対するＳＨＢＧの比率は、肥満群よりも正常体重群で４倍高くなった。

(Simonen PP.et al. Body weight modulates cholesterol metabolism in non-insulin dependent type 2 diabetics. Obes Res. 2002 May;10(5):328-35.)

つまり、インスリン抵抗性があると血糖値とＢＭＩは増加、当然インスリン値は高くなり、それに応じてＳＨＢＧは低下し、コレステロールの吸収は低下し、合成が増加するのである。合成が増加すれば、胆汁のコレステロールも増加する。食事のコレステロールは、どの変数とも関連していないので、食事の脂質を減らし、コレステロール摂取量を減らしても無駄であり、インスリン抵抗性を改善することの方が非常に重要になるのである。

さらに、胆石の重要な原因の１つに胆嚢の運動低下がある。健康な成人非糖尿病ボランティアを対象にして、胆嚢の運動性異常を評価したところ、胆嚢の運動性が低下している人ではインスリン抵抗性を表すＨＯＭＡ指数が非常に高くなっていた。つまり、胆嚢の運動低下は糖質過剰摂取によるインスリン抵抗性と関連していると考えられる。

別の研究では、高血糖と胆嚢の運動を調べたところ、胆汁排出で胆嚢がどれほど空になったかを見ると、高血糖時では食事をした場合29％だったのが、正常血糖では60％と、有意に高血糖で胆汁排出が減少（半減）していた。つまり、高血糖では胆嚢の運動性が大きく低下し、胆汁排出が滞っていることになる。

胆嚢の運動低下はコレステロールの核形成と結晶化を促進し、胆嚢がその結晶を保持することも可能にする。糖質過剰摂取が、胆嚢の中に胆石ができやすい状態を作り出すのである。**第４章**で述べる好中球細胞外トラップ（ＮＥＴｓ）も大きく関係している。

つまり胆石は、脂質過剰摂取で起きるのではなく、糖質過剰摂取で起きると考えられる。糖質過剰摂取状態で脂質も過剰摂取すれば、もちろん最悪であろう。

（De Boer SY.et al. Hyperglycemia reduces gallbladder emptying and plasma hormone secretion to modified sham feeding and regular feeding. Hepatology. 1993 Jun;17(6):1022-7.）

虫垂炎――糖質過剰、糖尿病、腸内細菌との関係

虫垂は不必要な残骸ではなく、現在では腸内細菌の「安全な家」と考えられている。急性虫垂炎（いわゆる盲腸）は虫垂の急激な強い炎症である。腸内細菌のフソバクテリアの存在は、虫垂炎の重症度と関連しているといわれている。健康の人ではこのフソバクテリアはほとんど認めないようだ。

（Swidsinski A.et al. Acute appendicitis is characterised by local invasion with Fusobacterium nucleatum/necrophorum. Gut. 2011 Jan;60(1):34-40.）

つまり、虫垂炎を起こす人では、腸内細菌のバランスが崩れ、虫垂炎を起こしうる細菌が増加している可能性がある。

また、虫垂炎になった人では、胃食道逆流症であった可能性が2倍高い。

（Kao LT.et al. Association between Gastroesophageal Reflux Disease and Appendicitis:

A Population-Based Case-Control Study. Sci Rep. 2016 Mar 2;6:22430.）

胃食道逆流症の原因とも考えられる糖質過剰摂取ではどうであろうか？　糖質過剰が原因で起こる2型糖尿病では、虫垂炎と強く関連する腸内細菌のフソバクテリアが増加している。

（Gurung M.et al. Role of gut microbiota in type 2 diabetes pathophysiology. EBioMedicine. 2020 Jan;51:102590.）

また急性虫垂炎で抗生剤により治療された後、１年間の追跡期間中に手術による虫垂切除になったのは、糖尿病のない虫垂炎患者よりも、糖尿病の虫垂炎患者で１・７５倍であった。

（Tsai MC.et al. Diabetes increases the risk of an appendectomy in patients with antibiotic treatment of noncomplicated appendicitis. Am J Surg. 2017 Jul;214(1):24-28.）

穿孔《せんこう》（穴が開いて便が腹腔内に漏れる状態）して腹腔内膿瘍《のうよう》を合併しているような急性虫垂炎が起こる可能性は、糖尿病で３・５７倍であった。

（Tsai SH.et al. Complicated acute appendicitis in diabetic patients. Am J Surg. 2008 Jul;196(1):34-9.）

つまり、糖尿病では腸内細菌が変化し、虫垂炎を起こしやすくなり、しかも手術で虫垂切除を必要としたり、穴が開いてしまう重症の虫垂炎のリスクが高くなるようである。

資料51　虫垂切除をした人（30歳未満）のその後の2型糖尿病の発生リスク

虫垂切除後の経過年数	リスク比(95% CI)
<3	2.017（1.07、3.802）
3～7	1.764（1.052、2.957）
<7	1.705（1.146、2.538）
7～10	1.232（0.659、2.303）
≧10	1.442（0.8、2.599）

また逆に、虫垂切除後に2型糖尿病を発症しやすくなるという研究もある。

資料51は、30歳未満で虫垂切除を行った人の、その後の2型糖尿病の発生のリスク比である。30歳未満の虫垂切除術患者では、2型糖尿病は発生が1・3倍であり、虫垂切除後のフォローアップから3年以内では、2型糖尿病を発症するリスクは、虫垂切除をしていない人の2倍であった。

虫垂切除により、腸内細菌の「安全な家」がなくなり、腸内細菌叢のバランスが崩れ、2型糖尿病を発症しやすくなったとも考えられるが、2型糖尿病を発症するような糖質過剰摂取の人が虫垂炎を起こしやすく、糖尿病発症前に虫垂切除を受けて、その後糖尿病を

資料52　悪性リンパ腫と白血病の罹患率の推移（全年齢）

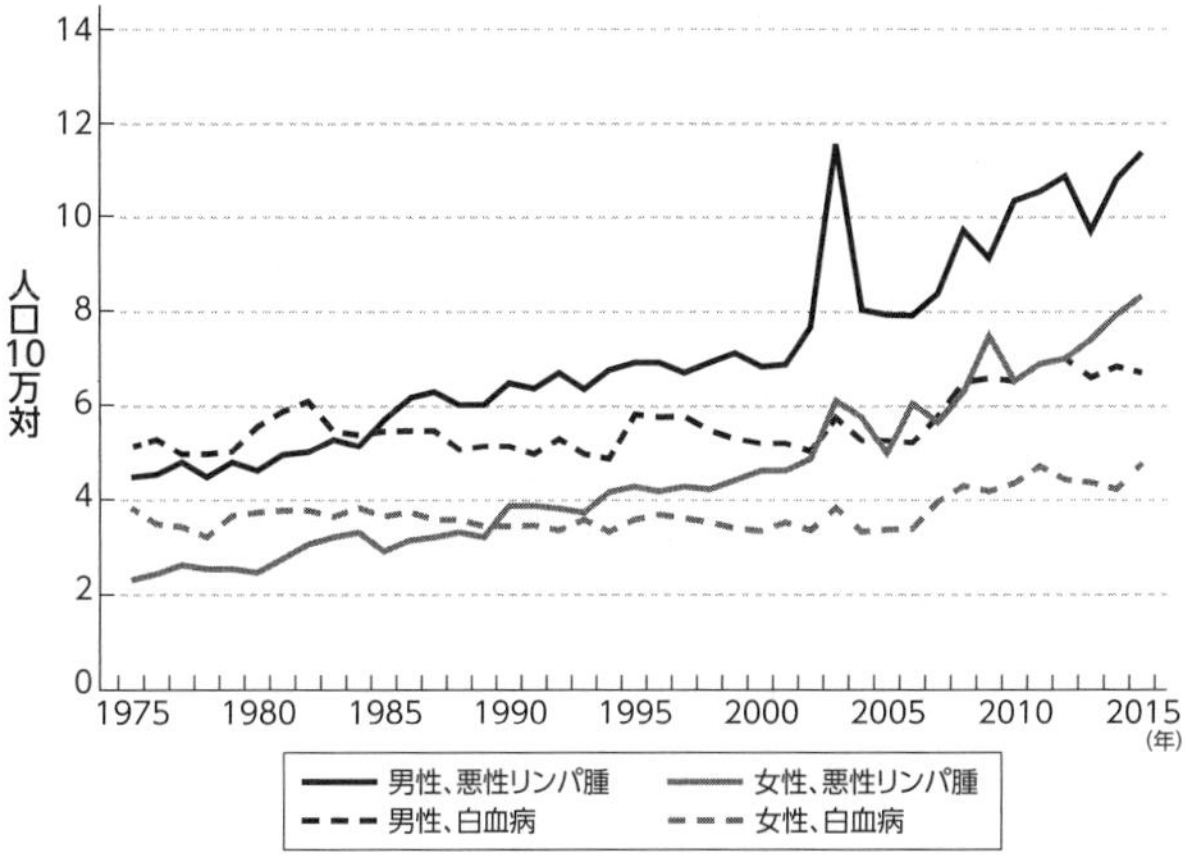

出所：国立がん研究センター がん対策情報センター「がん登録・統計」

発症したと考える方が自然だ。

腸内細菌叢は食事で変化する。糖質過剰摂取が虫垂炎の原因の1つとなっていても全く不思議ではない。

(Lee YM.et al. Impact of age at appendectomy on development of type 2 diabetes: A population-based cohort study. PLoS One. 2018 Oct 16;13(10):e0205502.)

また、ここでも好中球細胞外トラップ（NETs）が関係し、虫垂炎の虫垂の内容にNETsが多数発見される。

悪性リンパ腫——急増する病

ここ40年で悪性リンパ腫は男女ともに非常に増加している（**資料52**）。

男性で40年間に約２・５倍、女性では約３・５倍である。以前は罹患率が血液系のがんの白血病と同じくらいであったのに、悪性リンパ腫はかなりの増加率を示している。

非常に多くの研究で、悪性リンパ腫と肥満との関連を指摘している。たとえば、日本人の７８２人の患者と対照群とを比較した研究では、成人期初期のＢＭＩが５増加するごとに、悪性リンパ腫になる可能性が男性で１・２８倍、女性で１・３７倍と有意に増加した。

(Kanda J.et al. Association between obesity and the risk of malignant lymphoma in Japanese: a case-control study. Int J Cancer. 2010 May 15;126(10):2416-25.)

肥満との関連以外でも、糖尿病との関連も示されている。たとえば中国の研究では、糖尿病と悪性リンパ腫の非ホジキンリンパ腫との関連は、男女全体でリスクが２倍、男性だけでは未治療の糖尿病があると４・６倍にもなった。

さらに糖尿病診断後の最初の５年間で、非ホジキンリンパ腫の発症リスクは男性と女性でそれぞれ２・８２倍および60・７８倍と最も高く、そのリスクは糖尿病の持続期間が長くなるにつれて減少していた。女性では糖尿病と診断された後、５年間は非常に危険な時期となるのである。

(Yang WS.et al. Type 2 diabetes and the risk of non-Hodgkin's lymphoma: a report from two population-based cohort studies in China. Eur J Cancer Prev. 2016 Mar;25(2):149-54.)

また、食事アンケートを使用している研究なので、信用度が下がってしまうが、人工甘味料や砂糖入り飲料と悪性リンパ腫との関連を示したものがある。その結果は、人工甘味料入りのダイエット飲料の１日１回以上の摂取により、ダイエット飲料を摂取しなかった男性と比較して、非ホジキンリンパ腫のリスク比は１・３１倍、多発性骨髄腫のリスク比は２・０２倍に増加した。

また、通常の砂糖入りソーダをより多く消費した場合、非ホジキンリンパ腫のリスク比は男性で１・６６倍と増加が認められた。

アスパルテーム（人工甘味料）だけの摂取量で分析すると、最も摂取量の多い群（男性で１日１４３mg以上）は非ホジキンリンパ腫のリスク比が男性で１・６４倍となり、多発性骨髄腫のリスク比が３・３６倍であった。

ただ、女性ではどれも統計的に有意ではなかった。何か性差をもたらすものがあるのであろう。メタノールをホルムアルデヒドに変換する酵素の活性が、女性よりも男性で高いことが原因かもしれない（アスパルテームを摂取するとアミノ酸とメタノールに分解され、全身に循環する）。できれば（特に男性は）人工甘味料も避けるべきだろう。

（Schernhammer ES.et al. Consumption of artificial sweetener- and sugar-containing soda and risk of lymphoma and leukemia in men and women. Am J Clin Nutr. 2012 Dec;96(6):1419-28.）

皮膚疾患——目に見える糖質の影響

皮膚疾患には糖質過剰摂取と関わりがあるものが非常に多い。前著でも、皮膚疾患として様々なものを取り上げた。

今回もさらにいくつかの皮膚疾患を取り上げる。皮膚は表面に出ているので、糖質過剰摂取の影響を目で確かめやすい。このような皮膚の変化が起きたら、糖質があなたに悪さをしていると考えた方がよい。

（Seremet S, Gurel MS. Miscellaneous skin disease and the metabolic syndrome. Clin Dermatol. 2018 Jan-Feb;36(1):94-100.）

肌のくすみはＡＧＥｓの蓄積

病気ではないが、肌のくすみはＡＧＥｓの蓄積と大きく関連している。**資料53**は20代の女性の皮膚で、(a)はくすみのない皮膚のもの、(b)はくすんだ皮膚のものである。明るく見えているところがＡＧＥｓである。くすんだ皮膚では明らかにＡＧＥｓの蓄積が認められる。**資料54**はくすみのない皮膚とくすんだ皮膚のＡＧＥｓの占める割合である。くすみがある皮膚では約60％でＡＧＥｓが蓄積してしまっているのである。

このように、糖化すると目に見える皮膚の老化が起こり、黄色がかった外観を呈する。

(Laughlin T.et al. Autophagy activators stimulate the removal of advanced glycation end products in human keratinocytes. J Eur Acad Dermatol Venereol. 2020 Jun;34 Suppl 3:12-18.)

白斑

後天性の白斑（**資料55**）は、全人口の約０・５～１％に起きているといわれている。原因は明らかではないが、遺伝的、自己免疫性、酸化ストレス、炎症などが関係しているといわれている。現在では、単に脱色する皮膚障害ではなく、全身性疾患として考えられている。

資料53　20代の女性の皮膚のAGEsの蓄積

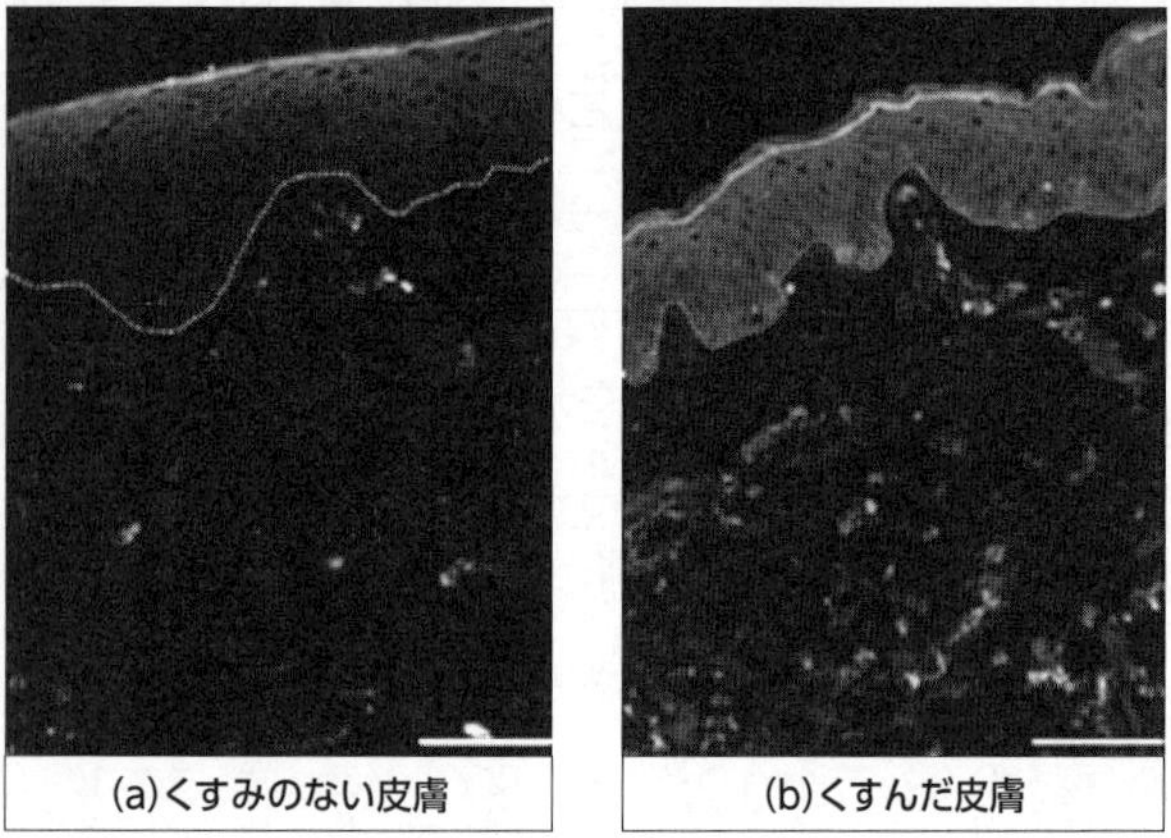

資料54　皮膚のくすみの有無とAGEsの領域の割合の関連

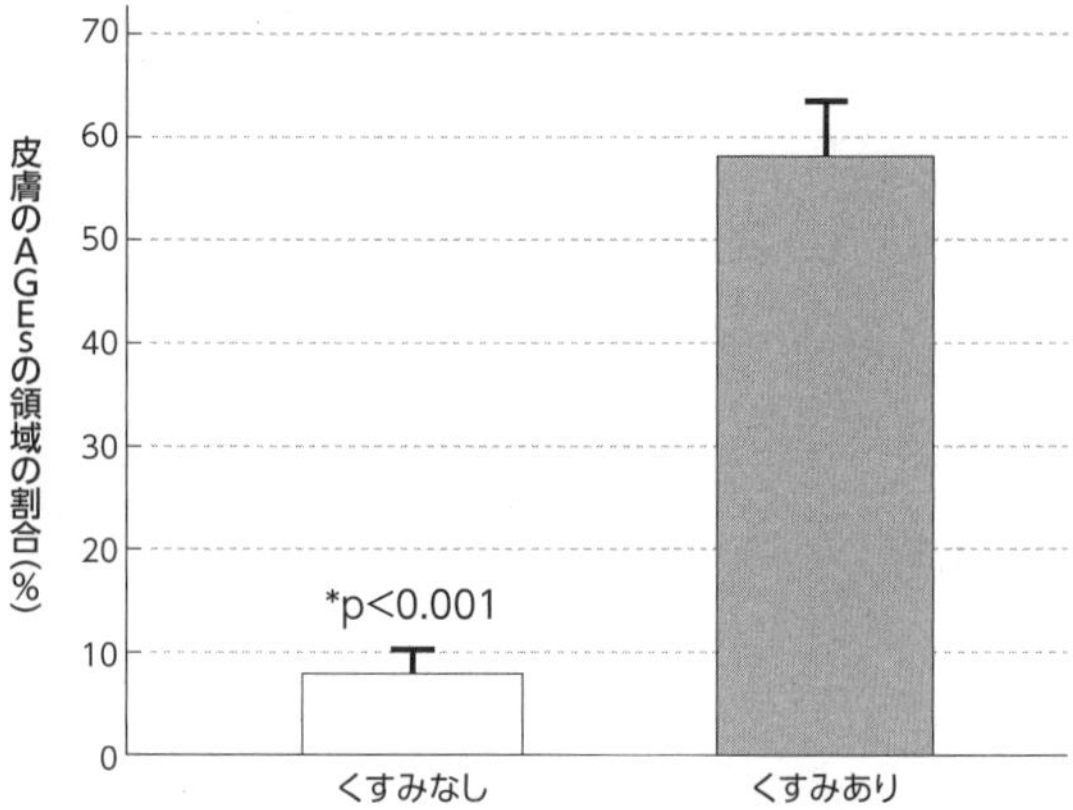

１型糖尿病や自己免疫性甲状腺疾患との関連も認められることを考えると、自己免疫が最も関連しているようにも思える。しかし、２型糖尿病でも有病率が高いことや、メタボリックシンドロームとの関連も認め、ある研究では白斑のある人と白斑のない人を比較すると、白斑のある人ではインスリン抵抗性が高く、ＨＤＬコレステロールが有意に低いという結果が認められた。インスリン抵抗性を高くするのも、ＨＤＬコレステロールを低下させるのも糖質過剰摂取である。

資料55　後天性の白斑

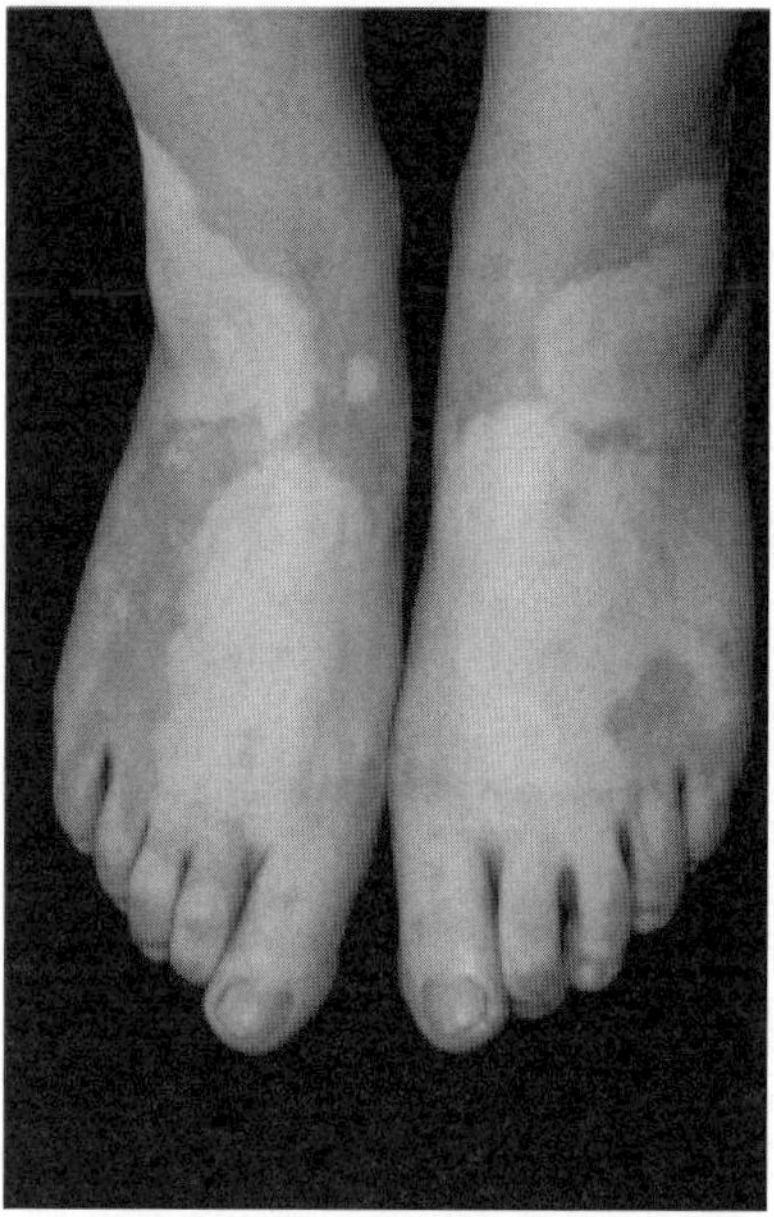

（Karadag AS.et al. Insulin Resistance is Increased in Patients with Vitiligo. Acta Derm Venereol 2011; 91: 541–544.）

活動性のある（2カ月以内に新しい病変または以前の病変が拡大した）白斑では、メタボリックシンドロームを発症する可能性が64倍にもなるという報告もある。

（Ataş H, Gönül M. Increased Risk of Metabolic Syndrome in Patients with Vitiligo. Balkan Med J. 2017 May 5;34(3):219-225.）

ＴＮＦ－α、ＩＬ－１、ＩＬ－６などの炎症誘発性サイトカインは、インスリン抵抗性、アテローム性動脈硬化症などと関連しているが、これらも白斑の病因に関与していると考えられている。

糖質過剰摂取が一因として大きく関連していると考えられる。

化膿性汗腺炎

化膿性汗腺炎は慢性炎症性の疾患で、わきの下、鼠径部《そけいぶ》、乳房や臀部《でんぶ》の皮膚にある毛包に炎症が起こることで、再発性の痛みを伴う皮下への膿《うみ》の蓄積が生じる（**資料56**）。女性は男性の３倍発症しやすい。

（Frew JW.et al. Topical, systemic and biologic therapies in hidradenitis suppurativa: pathogenic insights by examining therapeutic mechanisms. Ther Adv Chronic Dis. 2019 Mar 1;10:2040622319830646.）

資料56　化膿性汗腺炎

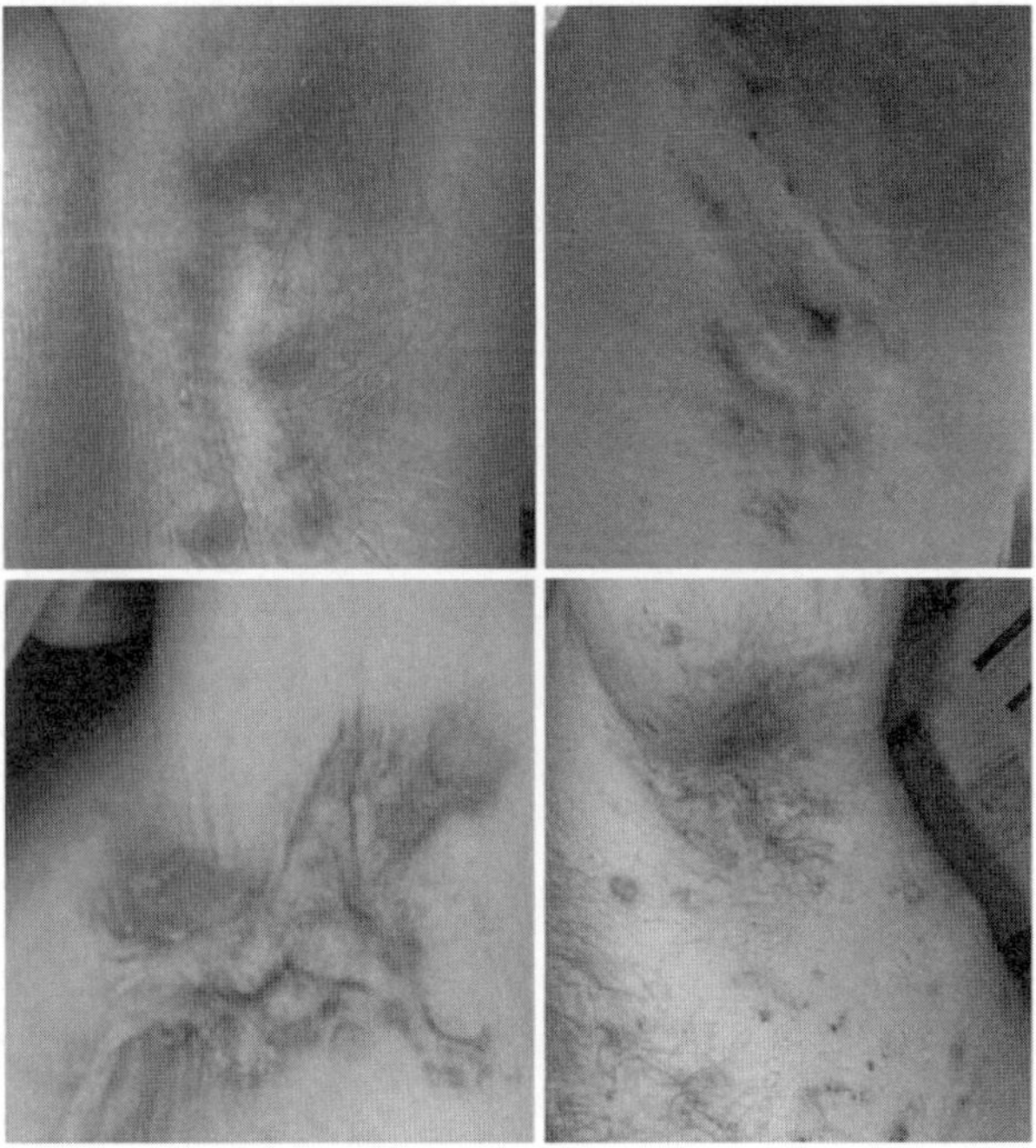

化膿性汗腺炎の人では糖尿病になる可能性が２・８倍高い。

(Bui TL.et al. Hidradenitis suppurativa and diabetes mellitus: A systematic review and meta-analysis. J Am Acad Dermatol. 2018 Feb;78(2):395-402.)

さらに、化膿性汗腺炎の人は心筋梗塞が57％、虚血性脳卒中が33％、心血管疾患死亡が95％、主要な有害心血管疾患のイベントが53％、すべての原因による死亡が35％、リスクが増加している。

(Egeberg A.et al. Risk of Major Adverse Cardiovascular Events and All-Cause Mortality in Patients With Hidradenitis Suppurativa. JAMA Dermatol. 2016 Apr;152(4):429-34.)

化膿性汗腺炎ではＨＤＬコレステロールが低く、中性脂肪値が高く、ＢＭＩや腹囲や血圧が高く、インスリン抵抗性や炎症とも関連している。どれも糖質過剰摂取で起こる。

(Hernández JL.et al. Atherogenic index of plasma is associated with the severity of Hidradenitis Suppurativa: a case-control study. Lipids Health Dis. 2020 Aug 29;19(1):200.)

高血糖による過剰に活性化されたｍＴＯＲ（109頁）のシグナル伝達が関係していると考えられている。また自己免疫も関係していると考えられている。ただの汗腺の感染、炎症ではない。

(De Vita V, Melnik BC. Activated mTORC1 signaling: The common driving force of type 2 diabetes and hidradenitis suppurativa. J Am Acad Dermatol. 2018 May;78(5):e121.)

円形脱毛症

円形脱毛症は多因子性だと考えられている。遺伝的な因子もあるが、毛包細胞に対するIgG抗体も認められ、炎症性および自己免疫疾患と考えられている。しかも円形脱毛症ではインスリン値、インスリン抵抗性が高くなっているのである。

(Shahidi-Dadras M.et al. Patients with alopecia areata show signs of insulin resistance. Arch Dermatol Res. 2019 Sep;311(7):529-533.)

さらに、円形脱毛症では酸化ストレスも増加している。

(Prie BE.et al. Oxidative stress and alopecia areata. J Med Life. 2015;8 Spec Issue(Spec Issue):43-6.)

インスリン抵抗性や酸化ストレスを高め、自己免疫疾患に大きく関連しているのは糖質過剰摂取である。

アトピー性皮膚炎――自己抗体との関係

アトピー性皮膚炎は、慢性または慢性的に再発する炎症性皮膚疾患であり、その有病率は継続的に増加している。世界的な有病率は、小児で15～20％、成人で1～3％と、小児から成人までのすべての年齢に影響する。

アトピー性皮膚炎は多因子性であり、遺伝的、免疫学的、環境的な因子が複雑に関与している。一般的には免疫応答を促進する外因性アレルゲンによるアレルギー状態と捉えられている。皮膚のバリア機能の障害がアレルゲンの体内への浸透を可能にし、免疫応答を誘発するが、ダニなどの環境アレルゲンの刺激を取り除いたにもかかわらず、アトピー性皮膚炎に苦しむ人も多い。

しかし、アトピー性皮膚炎の3分の2が、測定可能なアレルゲン特異的ＩｇＥ抗体感作がないことを示しているのである。つまり、多くは環境のアレルゲンに対するアレルギー反応ではないのである。

19～40歳の５００７人の韓国人における研究では、アトピー性皮膚炎の女性では、メタボリックシンドロームである可能性が２・９２倍、内臓脂肪過多による中心性肥満の可能性が１・７３倍、高中性脂肪血症である可能性が２・２倍となっていた。太りすぎや肥満はアトピー性皮膚炎のリスクを増加させるとも考えられている。

(Hu Y.et al. Metabolic Syndrome and Skin Diseases. Front Endocrinol (Lausanne). 2019 Nov 20;10:788.)

(Holmes J.et al. Atopic dermatitis and autoimmunity: the occurrence of autoantibodies and their association with disease severity. Arch Dermatol Res. 2019 Apr;311(3):141-162.)

６８０人の子どもを分析してみると、母親が妊娠糖尿病であると、満期産で生まれたその子どもはアトピー性皮膚炎になる可能性が７・２倍高い。

(Kumar R.et al. Gestational diabetes, atopic dermatitis, and allergen sensitization in early childhood. J Allergy Clin Immunol. 2009 Nov;124(5):1031-8.e1-4.)

最近はアトピー性皮膚炎と自己抗体の強い関連性を示す証拠が増加している。健康な人と比較して、アトピー性皮膚炎の人ではＩｇＥ自己抗体が認められる可能性が、なんと約13倍も高い。自分の皮膚の上皮から抽出したものに反応するＩｇＥは、中等度から重度のアトピー性皮膚炎の年長の子どもで最大80％に達する可能性がある。またＩｇＥ自己抗体の自己抗原は１４０以上にも及ぶ。

アトピー性皮膚炎の皮膚は、**資料57**のように、正常な健康な皮膚よりも角質細胞でＡＧＥ

資料57　アトピー性皮膚炎の角質細胞へのAGEsの蓄積

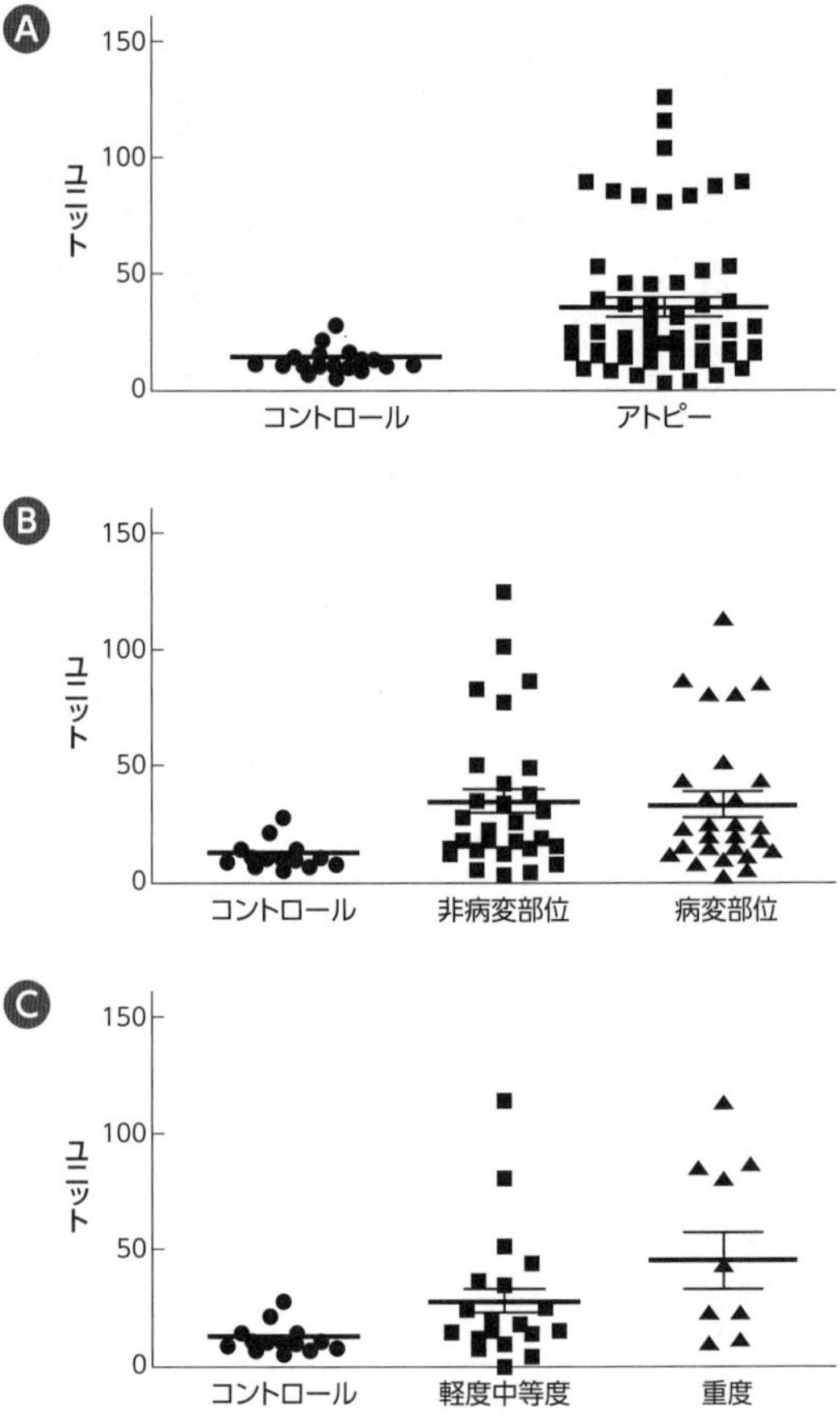

ｓ（終末糖化産物）の発現が高く、病変部位でなくてもＡＧＥｓは増加している。また、アトピー性皮膚炎の重症度が高くなるとＡＧＥｓも増加する傾向にある。皮膚にＡＧＥｓが蓄積すると酸化ストレスが増加し、皮膚の炎症を引き起こすと考えられる。糖化した皮膚の成分は十分抗原となりうる。

（Hong JY.et al. In vivo quantitative analysis of advanced glycation end products in atopic dermatitis-Possible culprit for the comorbidities? Exp Dermatol. 2020 Oct;29(10):1012-1016.）

　糖化および酸化によりできたＡＧＥｓは、健康な人よりもアトピー性皮膚炎の急性増悪の人で増加している。

（Tsukahara H.et al. High levels of urinary pentosidine, an advanced glycation end product, in children with acute exacerbation of atopic dermatitis: relationship with oxidative stress. Metabolism. 2003 Dec;52(12):1601-5.）

　さらに高血糖による細胞死により細胞から漏れ出てくるＨＭＧＢ１（細胞質内タンパク質）などにより皮膚のトール様受容体を介して炎症が惹起される。

アトピー性皮膚炎と自己免疫疾患、そして糖質過剰との関係

アトピー性皮膚炎の人に見られる自己反応性ＩｇＥは、環境アレルゲンと頻繁に交差反応を示す。

（＊）交差反応：抗体が、その抗体産生を引き起こした抗原以外の抗原に結合、反応すること。

つまり、自己抗原に対するＩｇＥ自己抗体は、環境のアレルゲンにも反応する可能性があるのである。

また、自己の細胞中にある細胞核を構成する成分を抗原とする自己抗体の抗核抗体も、アトピー性皮膚炎の人では健康な人と比較して２・１８倍認められる可能性が高い。

様々な自己免疫疾患とアトピー性皮膚炎の関連を見ると、さらに驚かされる。アメリカのアトピー性皮膚炎による入院患者、成人９２９０人、小児１万１１９６人を分析してみると、アトピー性皮膚炎がある成人では自己免疫疾患がある可能性が１・４５倍、小児の場合は２・０８倍であった。

成人では、検査された32の自己免疫疾患、または自己免疫が関与していると考えられる疾患のうち、18と有意に関連していた。最も関連があったのは円形脱毛症で37・２９倍、その

他、白斑で11・47倍、慢性蕁《じん》麻《ま》疹《しん》9・15倍などであった。

小児では、24の自己免疫疾患、または自己免疫が関与していると考えられる疾患のうちの13と有意に関連していた。円形脱毛症で23・58倍、白斑9・40倍、強皮症9・35倍、慢性蕁麻疹7・76倍、血栓性血小板減少性紫斑病8・50倍、悪性貧血51・21倍、好酸球性食道炎23・11倍、川崎病3・55倍、および不特定の自己免疫疾患とも高い確率で関連していた。

(Narla S, Silverberg JI. Association between atopic dermatitis and autoimmune disorders in US adults and children: A cross-sectional study. J Am Acad Dermatol. 2019 Feb;80(2):382-389.)

これほどまでのアトピー性皮膚炎と他の自己免疫疾患との関連を見ると、原因が同じメカニズムとしか考えられない。次の章で述べるように、自己免疫疾患は糖質過剰症候群である。

慢性蕁麻疹——私もかつて悩まされた

慢性の蕁麻疹は原因不明のことが多いといわれている。私も糖質過剰摂取をしているときには慢性蕁麻疹に日々悩まされた。

慢性蕁麻疹の人には２００を超えるＩｇＥに対する自己抗原が見つかり、ＩＬ－24というものに対するＩｇＥ自己抗体はすべての慢性蕁麻疹の人で発見された。多くの自己免疫疾患の病因に決定的に関与しているＩＬ－17やＴＮＦ－αのレベルの上昇も認める。

さらに、血管新生に関与する血管内皮細胞増殖因子ＶＥＧＦが高レベルであり、血液の凝固系も活性化している。ＶＥＧＦは糖尿病性網膜症や糖尿病性腎症、がんの増殖などにも関与している。高血糖によりＶＥＧＦは誘発されるし、凝固系も活性化する。

また、熱ショックタンパク質（ＨＳＰ）も増加しているが、慢性蕁麻疹の人ではＨＳＰの中のＨＳＰ70および抗ＨＳＰ70抗体の上昇が認められた。ＨＳＰは自己抗原として作用する可能性があるため、ＨＳＰ70は免疫応答を引き起こし、抗ＨＳＰ70抗体は炎症誘発性プロセスを活性化する可能性がある。このＨＳＰは高血糖により増加する可能性がある（**第４章**）。

(Puxeddu I.et al. Biomarkers In Chronic Spontaneous Urticaria: Current Targets And Clinical Implications. J Asthma Allergy. 2019 Sep 20;12:285-295.)

高度な酸化タンパク質産物（ＡＯＰＰｓ）は酸化ストレスによって誘発されるタンパク質損傷の指標であるが、これは糖尿病で上昇する。そして、このＡＯＰＰｓは慢性蕁麻疹でも増加するのである。

(Nettis E.et al. Involvement of new oxidative stress markers in chronic spontaneous urticaria. Postepy Dermatol Alergol. 2017 Oct;34(5):448-452.)

つまり、慢性蕁麻疹には糖質過剰摂取による高血糖、それによる酸化ストレスの増加、炎症や自己免疫の促進などが関係している。

眼瞼下垂——加齢だけが原因か？

まぶたが下がってしまい、瞳孔の上まで十分に上げられない状態である眼瞼《がんけん》下垂《かすい》の中で、後天的に眼瞼下垂が起きるのは、一部の疾患の症状を除いて、加齢性の変化と考えられている。治療は通常手術を行う。

しかし、眼瞼下垂を起こす人を調べてみると、糖質過剰との関係が明らかになってくる。

ある研究で、眼瞼下垂をきたしている１６２人と、眼瞼下垂のない１２８人で比較をした。どちらの群の参加者も、空腹時血糖は正常である。全員に血液検査と経口ブドウ糖負荷試験を行って分析した。

そうすると、眼瞼下垂がある人の78％はインスリン抵抗性が存在し、56％は経口ブドウ糖負荷試験２時間値が異常値を示していた。つまり食後高血糖が起きていると考えられる。そして22%は、新たに糖尿病と診断された。

（Bosco D.et al. Glucose metabolism in the idiopathic blepharoptosis: utility of the Oral Glucose Tolerance Test (OGTT) and of the Insulin Resistance Index. J Neurol Sci. 2009 Sep 15;284(1-2):24-8.）

さらに、肥満であると、眼瞼下垂になる可能性は2倍以上になる。

（Paik JS.et al. Obesity as a Potential Risk Factor for Blepharoptosis: The Korea National Health and Nutrition Examination Survey 2008-2010. PLoS One. 2015 Jul 10;10(7):e0131427.）

糖質過剰摂取により、血糖値スパイク、高インスリン血症が起き、酸化ストレスの増大、微小血管や末梢神経の障害が起き、筋肉や腱にもＡＧＥｓの蓄積が起きるなど、様々な悪影響がある。それによりまぶたを上げ下げする筋肉（上眼瞼挙筋《じょうがんけんきょきん》）の腱が伸びたりゆるんだりしてしまったり、筋肉の力が低下して眼瞼下垂となってしまうと考えられる。もちろん加齢性変化でもあるが、糖質過剰摂取により、その加齢性の変化を促進したり、増強したりすると考えられる。

命に関わることではないが、糖質制限をすればいつまでもパッチリと目を開けることができる可能性が高くなると思われる。眼瞼下垂が起きてくるのはインスリン抵抗性や耐糖能異常のサインかもしれない。これまで加齢性という言葉で済まされてきた疾患の多くは、おそらくは糖質過剰症候群だと考えられる。

資料58　耳たぶの斜めの線（フランクのサイン）

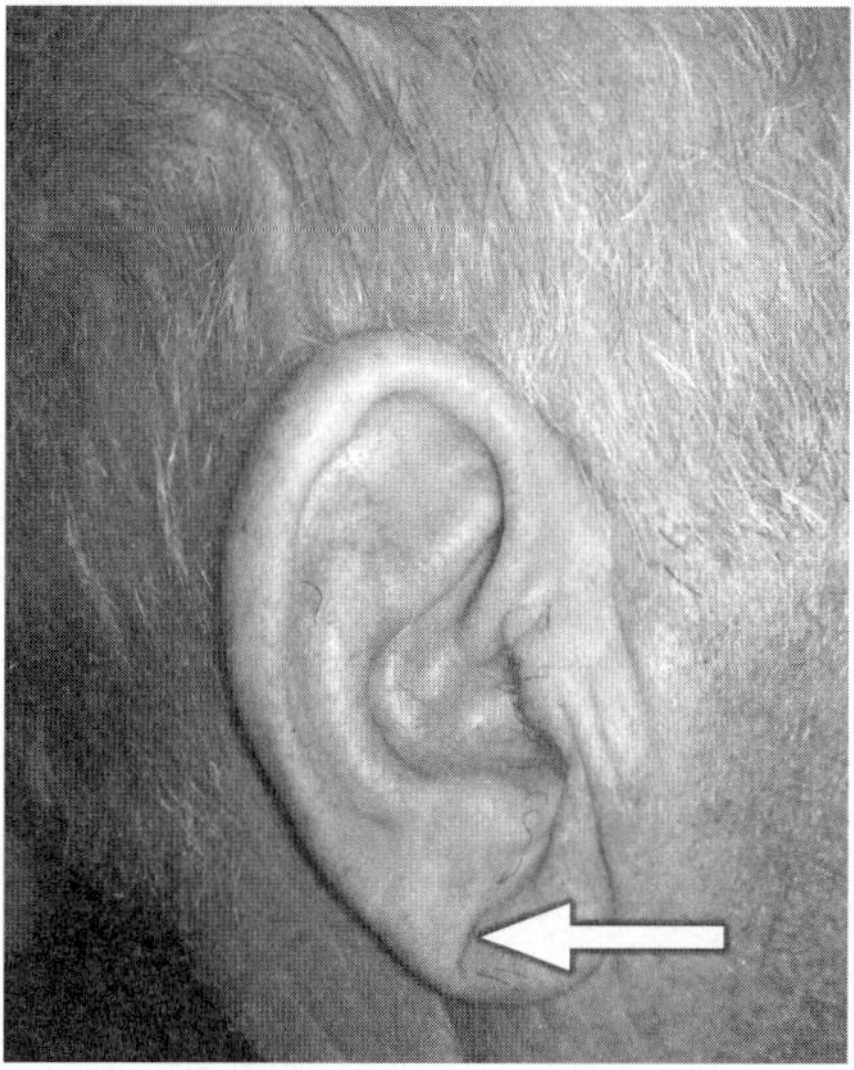

耳たぶの斜めの線

あなたの耳には写真（**資料58**）のような斜めの線が入っていないであろうか？

この線は「フランクのサイン（フランク徴候）」といわれるもので、冠動脈疾患、脳血管疾患、認知症の予測因子だと考えられている。

たとえば、両側性または片側性の耳たぶの線のある人における冠動脈疾患の発症の可能性は、線のない人の５・６３倍であり、両側性だけで見るとなんと11倍以上も冠動脈疾患の発症の可能性が高くなる。耳たぶに線が入っていることは、糖尿病や高血圧と有意に関連している。

(Kamal R.et al. Diagonal Earlobe Crease as a Significant Marker for Coronary Artery Disease: A Case-control Study. Cureus. 2017 Feb 5;9(2):e1013.)

このメカニズムははっきりわかっていないが、耳たぶへの血液の供給不足、弾性繊維の破たんを伴った微小血管疾患、耳たぶのコラーゲンへのＡＧＥｓの蓄積や酸化ストレスも関連しているのではないかと考える。

フランクのサインが冠動脈疾患、脳血管疾患、認知症の予測因子だということは、当然糖質過剰摂取が関係していると思われる。

包茎

先天性の包茎は別として、後天的な包茎は、糖質過剰摂取によって尿糖が増加して、包皮の炎症を繰り返し、その結果起きてしまっている可能性がある。実際に糖尿病の治療薬であるＳＧＬＴ２阻害薬では、尿糖が増加してしまうために、男性では包皮炎やそれに伴う後天的な包茎を起こす可能性が高くなる。

包茎で受診した１００人の男性（平均年齢38・5歳）の血糖値や糖尿病歴を調べた研究では、１００人のうち31人は先天性で、69人は後天性であった。後天性包茎の18人、26％に２型糖尿病歴があり、１人に耐糖能障害歴があり、残りの50人のうち４人が新たに２型糖尿病の診断となり、２人が空腹時高血糖または耐糖能障害と診断された。

つまり、糖尿病は後天性包茎の患者69人中22人（32％）に認められたことになる。糖尿病ではなくても耐糖能障害の人も何人かいることを考えても、おそらく後天性包茎のかなりの割合の人に尿糖が出ていた可能性があり、尿糖陽性の長い年月の間に、包皮炎や亀頭炎を繰り返していることで、包茎を起こしたのではないかと考えられる。

(Bromage SJ.et al. Phimosis as a presenting feature of diabetes. BJU Int. 2008 Feb;101(3):338-40.)

また、包皮の先端部分に縦に亀裂が入る包皮炎による包茎は、まだ糖尿病と診断されていない人における2型糖尿病を予測するという研究もある。

後天性包茎で包皮の縦の亀裂のある男性28人と、後天性包茎を有するが包皮の縦の亀裂のない28人の男性を比較した。すると、次の表（**資料59**）のように、亀裂のある包茎の人では１００％尿糖陽性であり、HbA1cも６・５以上であり、全員が糖尿病であるといえる。亀

資料59　包茎の亀裂の有無とBMIや尿糖、血糖値、HbA1cの関連

	亀裂あり	亀裂なし
平均年齢	40.9	39.0
平均BMI	29.1	26.6
尿糖陽性（%）	100	10.7
平均随時血糖値（mg/dl）	351.0	106.5
200mg/dl以上（%）	96.4	0
200mg/dl未満（%）	3.6	100
平均HbA1c	11.1	5.9
6.5%以上（%）	100	7.1
6.5%未満（%）	0	92.9

裂のある包茎の28人のうち23人で、血糖コントロール後、包皮の亀裂が改善した。

つまり、亀裂を伴うような包茎は糖尿病である可能性が非常に高いことになる。

（Huang YC.et al. Phimosis with Preputial Fissures as a Predictor of Undiagnosed Type 2 Diabetes in Adults. Acta Derm Venereol. 2016 Mar;96(3):377-80.）

恥垢《ちこう》という白い垢《あか》は包茎で溜まる。恥垢は洗浄不足ともいわれているが、そうではなく、尿糖や炎症による影響ではないかと考えられる。陰茎がんはヒトパピローマウイルス感染の関与がいわれているが、それだけではなく、包茎による閉鎖された環境が、尿や様々な微生物や分泌物を含んだ恥垢を貯留させて、それによる慢性的な刺激や炎症が起こり、発がんを促進させるのではないかとも考えられているようだ。実際に、包茎では陰茎がんが12倍起こりやすく、恥垢があると陰茎がんが３倍起こりやすく、亀頭炎があると陰茎がんが３・８倍起こりやすいといわれている。

(Morris BJ.et al. The Strong Protective Effect of Circumcision against Cancer of the Penis. Adv Urol. 2011;2011:812368.)

小さな子どもでおちんちんが痛いと訴えることがあるであろう。包皮炎や亀頭炎が起きている場合が多いのであるが、もしかしたら尿糖が出て、炎症が起きている可能性がある。食事を見直した方がよいかもしれない。

フレイル

フレイルという言葉が近年よく使われるようになった。フレイルは「Frailty」が語源で、その日本語訳については、これまで「虚弱」「老衰」「衰弱」「脆弱」といったものが使われていたようである。簡単にいえば、加齢により心身が衰弱した状態である。

新型コロナウイルスのパンデミックで、高齢者があまりにも外出を制限していると、それだけでも体は弱る。さらに、動かないとお腹も減らない。粗食や野菜がヘルシーという高齢者も多く、白米と野菜で食事を済ませている人も多いであろう。動物性のタンパク質が少ないので体を作る材料も減少してしまう。つまり、食事の間違いも大きく影響する。

糖尿病と診断されていない84～95歳の女性、73人に経口ブドウ糖負荷試験（ＯＧＴＴ）を行うと、フレイルの人ではＯＧＴＴでの血糖値１時間値、２時間値が明らかに高く、３時間値でもフレイルのない人よりもかなり高値のままである。さらにインスリンも同様で、フレイルの人はかなりインスリンの分泌が増加している（**資料60**）。

糖質過剰摂取は血糖値を上げ、炎症を起こし、ミトコンドリアの機能障害を起こすことによりフレイルを起こすと考えられる。

（Fried, LP. et al. The physical frailty syndrome as a transition from homeostatic symphony to cacophony. Nat Aging. 2021,1, 36–46.）

高齢者が白米中心の食事をして、あまり動かない生活をしていれば、フレイルになってしまうリスクが高くなるであろう。

過敏性腸症候群

過敏性腸症候群も糖質過剰症候群であると考えられる。少数であるが13人の患者に対し、

資料60　フレイルと血糖値、インスリン値の関連

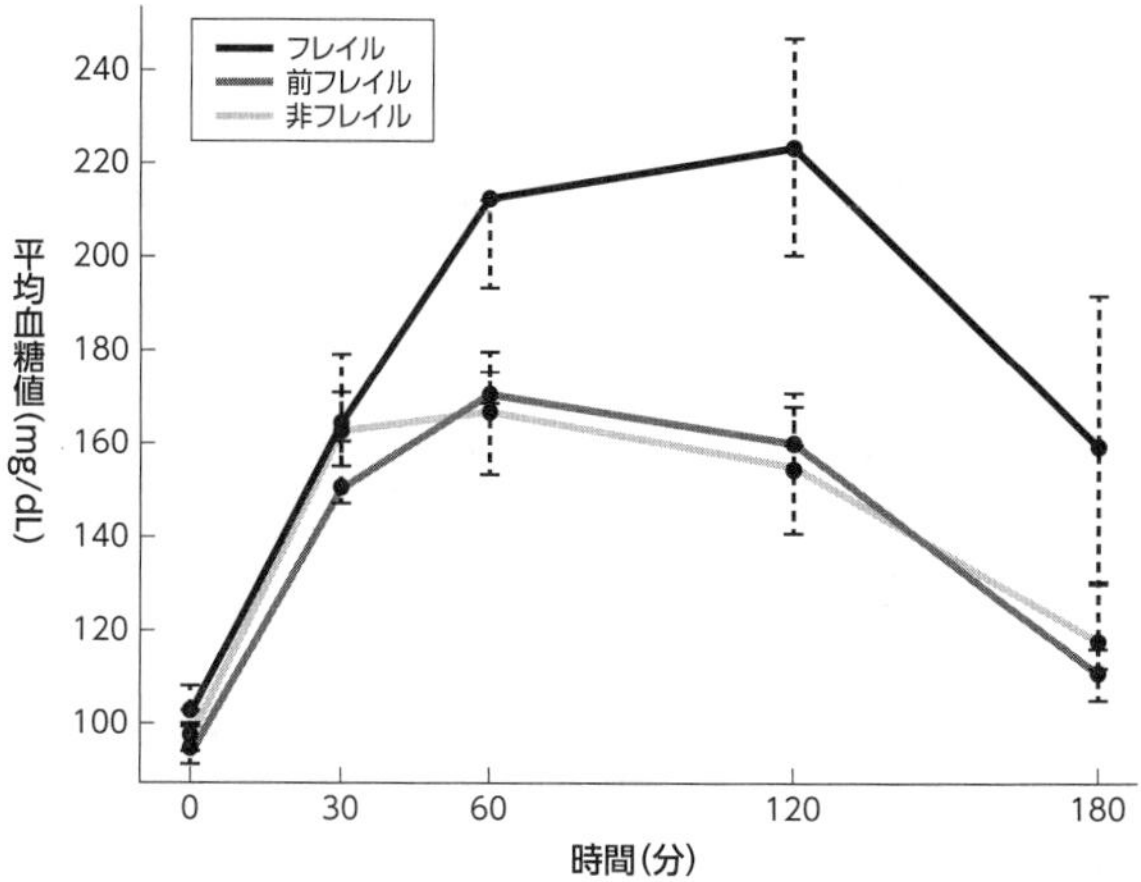

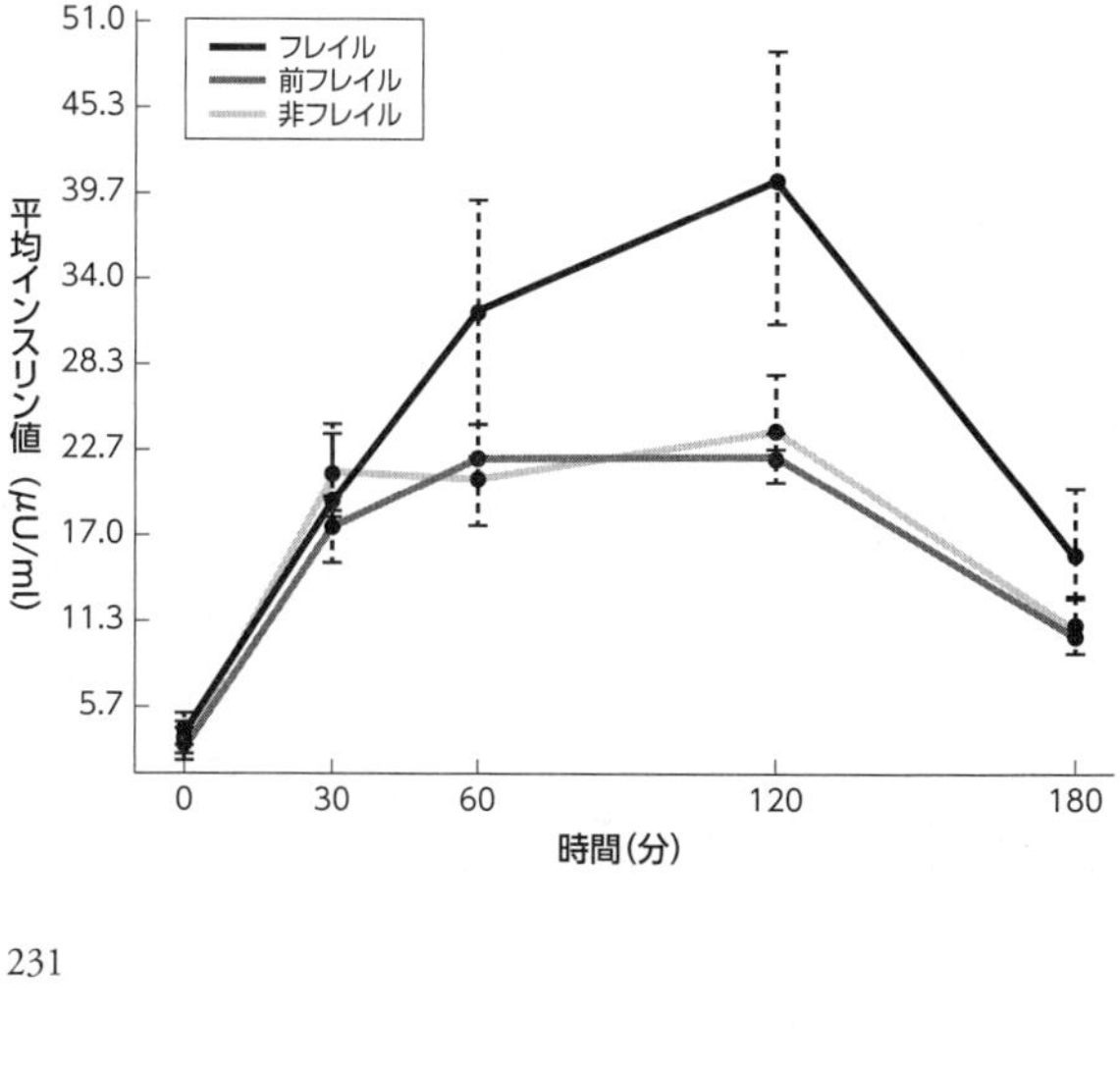

１日20ｇ以下の炭水化物摂取に制限された糖質制限食を行うと、過敏性腸症候群の人のうち77％で、４週間の研究期間中すべてにおいて十分な症状の緩和が認められ、残りの人も、４週間中２週間以上で十分な緩和が認められた。便の頻度が減少し（１日２・６回から１・４回）、便の性状も下痢から正常な形に改善した。１日の平均腹痛スコアでは痛みのスコアは26から10へと減少し、ＱＯＬの測定値も改善された。

（Austin GL.et al. A very low-carbohydrate diet improves symptoms and quality of life in diarrhea-predominant irritable bowel syndrome. Clin Gastroenterol Hepatol. 2009 Jun;7(6):706-708.e1.)

様々な糖質の吸収不全や、糖質過剰摂取による腸の炎症、腸内細菌の乱れが関係していると思われる。

腸内細菌叢の乱れ――超悪玉菌感染

クロストリジウムディフィシルという「超悪玉」腸内細菌は、健康な人では「善玉」腸内細菌によって抑え込まれているが、抗生剤などの使用や免疫力の低い状態になると、非常に増加し、強い毒素を出し、腸の炎症や重度の下痢などを引き起こし、ときには重症化し死亡することもある。

この細菌を詳細に分析したところ、現在2つの異なる種に進化していることが発見された。その1つは病院の患者からの検体の約70％を占め、消毒薬である過酸化水素に対して強く耐性を持っている。そして、この細菌はなんと、精製された糖質を大好物にしているのである。しかも、特に果糖が大好物のようだ。糖質を迅速に分解できる遺伝子を持っているので、人間が糖質を摂取するとそれをエネルギーにしてしまうのである。

ただ、通常はブドウ糖や果糖などの糖質は小腸で吸収される。そしてクロストリジウムディフィシルは小腸ではあまり病変を示さないのであるが、ときに小腸に及ぶこともある。この超悪玉の細菌が小腸で糖質を受け取る可能性もあるし、消化吸収能が低下したり、糖質摂取量が増加すると、大腸にも糖質が流れ込む可能性があるだろう。そうすると、クロストリジウムディフィシルは非常に増殖能を高め、人間を攻撃してしまうと考えらる。

もしそうだとすると、病院での食事を検討する必要がある。抗生剤を使用している人、すでに強い下痢をきたしている人、クロストリジウムディフィシル感染が疑われたり、感染が判明している人には、糖質制限の食事に変更することが必要なのかもしれない。

(Kumar N.et al. Adaptation of host transmission cycle during Clostridium difficile speciation. Nat Genet. 2019 Sep;51(9):1315-1320.)

双極性障害

双極性障害は、気分が高まる躁《そう》状態と、落ち込むうつ状態を繰り返す脳の病気である。一般的には「躁うつ病」といわれている。1年のうちに4回以上も躁状態とうつ状態を繰り返すものを急速交代型（ラピッドサイクリング）という。

双極性障害の人では一般の集団と比較して2型糖尿病のリスクが3倍高く、双極性障害の半数以上にインスリン抵抗性が存在する。

双極性障害の成人１２１人の分析では、2型糖尿病またはインスリン抵抗性の患者は、正常血糖患者と比較して、双極性障害の慢性経過の可能性が3倍高く、急速交代型の可能性も3倍高く、リチウムという薬物治療に抵抗性がある可能性が8倍以上も高い。

（Calkin CV.et al. Insulin resistance and outcome in bipolar disorder. Br J Psychiatry. 2015 Jan;206(1):52-7.）

（Calkin CV. Insulin resistance takes center stage: a new paradigm in the progression of bipolar disorder. Ann Med. 2019 Aug-Sep;51(5-6):281-293.）

さらに、双極性障害は時間の経過とともに認知機能障害を伴う慢性的な脳の変化が進行する可能性があるが、２型糖尿病だけでなく前糖尿病も神経化学的な脳変化の危険因子である可能性がある。

（Hajek T.et al. Type 2 diabetes mellitus: a potentially modifiable risk factor for neurochemical brain changes in bipolar disorders. Biol Psychiatry. 2015 Feb 1;77(3):295-303.）

さて、ここまでに、前著と合わせると数十種類の疾患を取り上げた。これほど多くの疾患に関わる食事・栄養素が他にあるであろうか？

次の章では、なぜ糖質摂取が人体によくないのかについてのメカニズムに深く切り込んでいく。

第4章

糖質過剰摂取による有害性のメカニズム

The more I learn, the more I realize I don't know. The more I realize I don't know, the more I want to learn.

Albert Einstein

学べば学ぶほど、自分がどれだけ無知であるか思い知らされる。自分の無知に気づけば気づくほど、より一層学びたくなる。

アルベルト・アインシュタイン

(1) 糖化と酸化

直感的にわかる「糖化」「酸化」

人体を蝕むメカニズムの中で、最も重要な因子が2つある。それは「糖化」と「酸化」である。まずはそれについて説明しよう。

手にハチミツがべっとりと付いた状態を想像してみてほしい。ネチョネチョ、ベトベトして気持ち悪い。その手で何かを触る気にもなれない。スマホなんて触れようと思うはずもない。誰かとその手で握手でもしようものなら、相手は激怒しそうである。ティッシュでふき取るのも大変だ。ティッシュが逆に手にくっ付きそうだ。気持ちまでイライラする。

そのように何もかも上手くできなくて、他人とのコミュニケーションまで低下してしまうような状態が「糖化」である。糖化は機能障害や機能不全をもたらす。

また、糖化は「焦《こ》げ付き」の状態でもある。たとえば、濃厚な砂糖水をコーティングしていない鍋で焦げるまで熱してみるとしよう。焦げた後は洗うのが大変で、なかなかきれいに取れないし、そのまま他の料理には使えない。体の中でも糖化による焦げ付きはかなり取れづらい。

このように、糖化はベト付き、焦げ付きの状態である。

一方の「酸化」は、錆《さ》び付いた状態である。錆び付いた鉄は、見た目が悪いだけでなく、脆《もろ》くなる。非常に質が悪くなってしまう。

このような糖化や酸化が体の中でつねに起きていると想像すると、気持ち悪いだけでなく、ゾッとしてしまう。しかし、実際には糖質過剰摂取ではそれが起きているのである。糖質を摂取したとき、口の周りはベト付いたとしても、いったん口から喉に入ってしまえばベト付かないのでなかなか気づかないが、糖質が吸収された後には高血糖になり、実際には体の内部はベトベトである。そのベトベトの状態から、様々な反応を起こして錆び付きも増加する。そして、体の様々な細胞や組織は機能障害や機能不全に陥るのである。

ただベト付いて気持ち悪いだけならまだ我慢もできる。しかし、体の内部の糖化は様々な病気をもたらすのである。

糖質はクリーンなエネルギー源ではない

人間はたしかに糖質をエネルギーにできる。しかし「できる」こととそれが人間にとってのエネルギーとして「よい」こととは別の問題である。

ディーゼルエンジンを積んだ車のエネルギー源は軽油だが、灯油を入れても走れるようだ(実際に灯油で公道を走れば違法で、脱税になるようだが)。灯油をエネルギー源にすると、車は走るが、燃費は低下し、エンジンの負担が大きくなり、環境に有害な物質を大量に放出して、燃料タンクの周りのゴム類や金属の部品を溶かしてしまう可能性もあり、結局はエンジンや車の寿命が短くなる可能性も高くなる。

これと同様のことが糖質にもいえる。糖質をエネルギー源にすることは、様々な有害物質を放出して、人間の様々な「部品」に負担をかけ、最終的には健康を害する可能性も高くなる。

では、なぜ糖質をエネルギーにすることが有害なのであろう。そのメカニズムは複雑であるが重要である。

資料61　糖質と脂質のエネルギー代謝

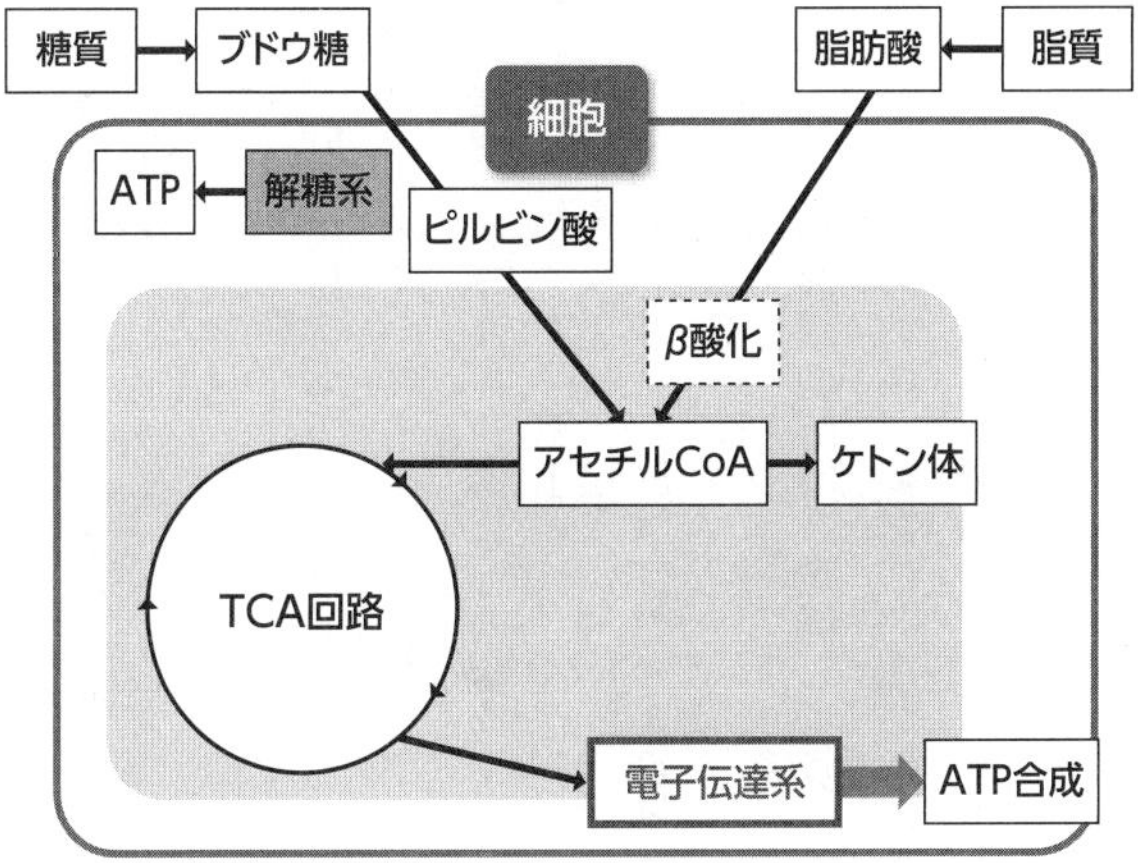

人間のエネルギー代謝——糖質と脂肪酸

我々人間は、生きていくために体の中でエネルギーを作り出さなければならない。そのエネルギー源は当然、食べたものから吸収し、代謝してエネルギーにしている。

まずは、人間が代謝によってどのようにエネルギーを作り出しているかを見てみよう。

主に２つの経路がある。１つは糖質による経路。もう１つは脂質（脂肪酸）による経路である。先に脂肪酸によるエネルギー合成代謝について説明する。

脂肪酸は脂質の基本的な構成要素である。脂肪酸は細胞内にあるミトコンドリアという組織に入り、β酸化という代謝を受けてアセチルＣｏＡに転換される。そこからＴＣＡ回路という代謝経路に入り、ＡＴＰを産生する（**資料61**）。

（＊）ＡＴＰ：アデノシン三リン酸。生命活動で利用されるエネルギーの貯蔵・利用する際の媒体となる物質。

また、肝臓ではアセチルＣｏＡはケトン体にも変換されて、血液で運ばれ、脳や心臓など様々な臓器、組織のエネルギーとなる。

次に糖質をエネルギー源にする場合である。糖質はまず、解糖系という代謝でＡＴＰを作ることができる。ブドウ糖からピルビン酸という物質に転換されるまでが解糖系という代謝である。その後ピルビン酸はアセチルＣｏＡとなり、ＴＣＡ回路に入ってＡＴＰを産生するのは脂肪酸と同様である。

では、最初の段階の解糖系を詳しく見てみよう（**資料62**）。

じつは、この解糖系が非常に問題である。解糖系という代謝は決してクリーンなエネルギーを生む経路ではない。先ほどディーゼル車に灯油を入れてエネルギー源にする例を挙げたが、まさにこの解糖系では、有害物質を大量に放出するのである。

ブドウ糖からピルビン酸になる途中の物質（グリセルアルデヒド－３－リン酸など）が自

資料62　解糖系

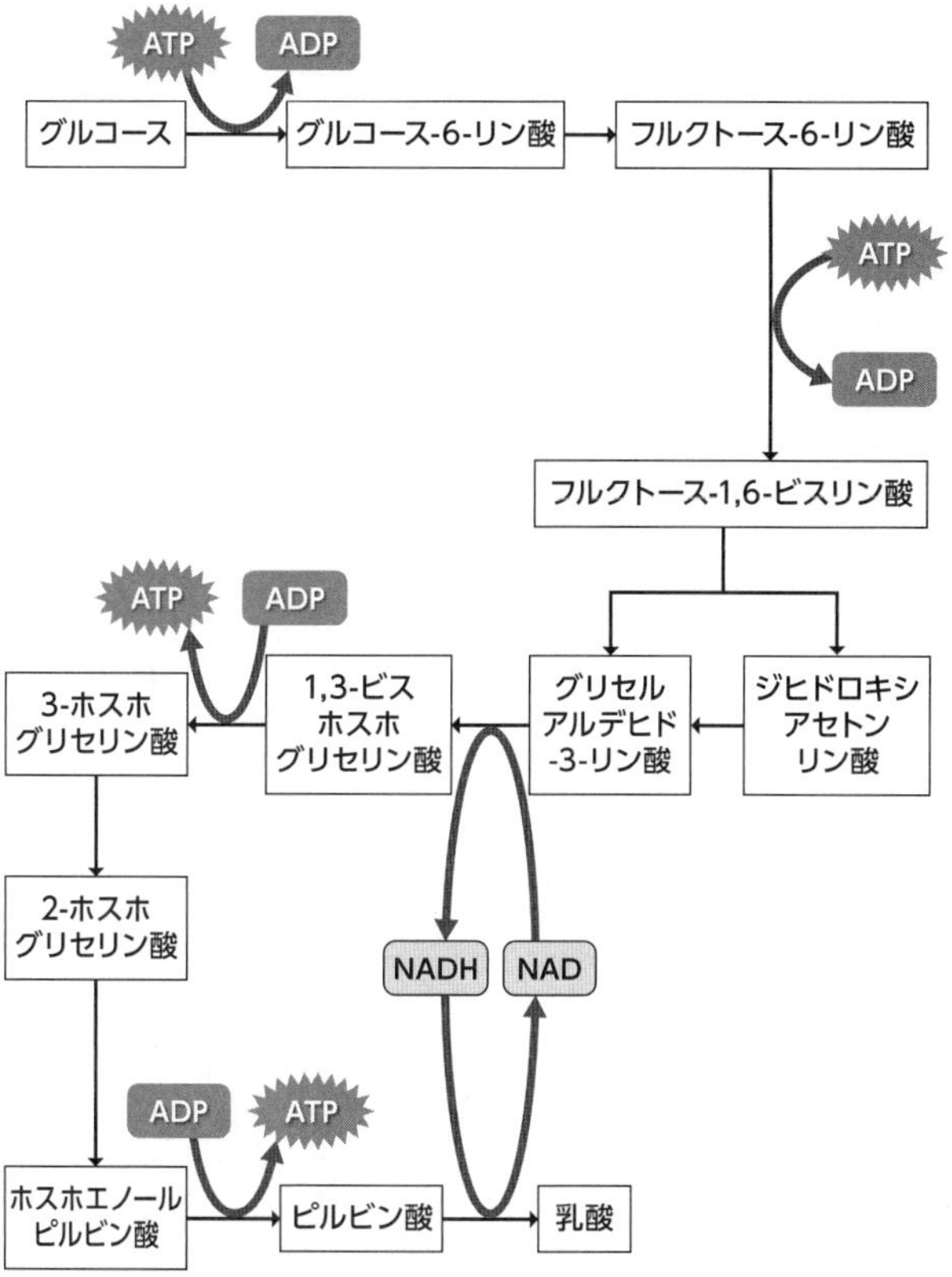
ATP
ADP
グルコース
グルコース-6-リン酸
フルクトース-6-リン酸
ATP
ADP
フルクトース-1,6-ビスリン酸
ATP
ADP
3-ホスホ
グリセリン酸
1,3-ビス
ホスホ
グリセリン酸
グリセル
アルデヒド
-3-リン酸
ジヒドロキシ
アセトン
リン酸
2-ホスホ
グリセリン酸
NADH
NAD
ADP
ATP
ホスホエノール
ピルビン酸
ピルビン酸
乳酸

然と分解されて、非常に反応性の高い危険な「メチルグリオキサール」という代謝産物ができてしまう。このメチルグリオキサールがタンパク質などと反応し、糖化を起こし、様々な病気や症状のもとになる終末糖化産物（ＡＧＥｓ）ができるのだ。高血糖だけでもブドウ糖がタンパク質と反応して糖化を起こすが、このメチルグリオキサールは、ブドウ糖の２万倍の糖化の反応性を持つといわれている。危険極まりない。

（Thornalley PJ. Dicarbonyl intermediates in the maillard reaction. Ann N Y Acad Sci. 2005 Jun;1043:111-7.)

そもそも人類は、糖質を少量しか摂取していなかった

いまだに「糖質は人間のエネルギー源」だから必須のものだという医師や栄養士がいる。たしかに人間は糖質をエネルギー源にすることはできる。糖質はおそらく安価で安易なエネルギー源であるが、クリーンなエネルギー源ではない。手っ取り早くエネルギーを得るのにはよいのかもしれないが、それには犠牲を伴う。

多少の糖質であれば、解糖系で代謝しても、おそらくスムーズに代謝され、有害な代謝産物はそれほど生まれないと思われる。しかし、それはあくまで少量の糖質であり、その少量

というのは狩猟採集の時代のレベルの話だ。現代のような糖質過剰摂取ではつねに解糖系が回っていて、どんどんエネルギーが生み出される。その解糖系の中間物質も自ずと大量にできるわけだ。

さらに、解糖系の途中の代謝で必要な酵素に不足が起きる可能性もあるだろう。代謝が滞ってしまうと、危険なメチルグリオキサールもどんどんできてしまうのである。

解糖系がスムーズに流れるかどうかは、おそらく、人種や性別、年齢、遺伝的な要素を含めた個人差も大きいであろう。どんどんスムーズに代謝できる人もいれば、ちょっとでも多くの糖質を摂取してしまえば、すぐに危険な代謝産物が生み出される人もいるであろう。

危険なメチルグリオキサールと反応してできたＡＧＥｓも、分解処理できる範囲であれば問題は起きないかもしれない。しかし、糖質過剰摂取がその人の許容範囲を超えれば、ＡＧＥｓがどんどん蓄積してしまう。

自分の体がどれほどの糖質を安全に処理できるのかはわからない。しかし、何かしらの不調や症状を呈しているのであれば、おそらくすでに許容範囲を大きく超えていると考えた方がよいだろう。症状が出るということは、悪影響がかなり進行している可能性が高い。

糖質たっぷりの食事を３食も摂取し、さらにその合間に糖質入りドリンクを飲んだり、糖質たっぷりのスナックやスイーツなどを食べていたとしたら、寝ているとき以外は一日中糖質をエネルギー源にしてしまっている。ＡＧＥｓが蓄積するのは当然だ。

それが健康に害を及ぼすレベルにまで達するにはある程度の年月がかかるので、多くの人は問題が起きてから気づく。いや、ほとんどの人は問題が起きても気づかないだろう。まさか、医師や栄養士が勧める糖質が体に問題を起こすなんて思いもしない人が多いだろうから。

糖質を代謝してエネルギーを得ること自体が危険な方法なのである。解糖は危険で有害なエネルギー取得方法である。糖質をエネルギー源にすればするほど、あなたの体は蝕まれていく。

(Hipkiss AR. Aging, Alzheimer’s Disease and Dysfunctional Glycolysis; Similar Effects of Too Much and Too Little. Aging Dis. 2019 Dec 1;10(6):1328-1331.)

高血糖は様々な経路で活性酸素、酸化ストレスを増加させる

さらに詳しく見てみよう。

糖質過剰摂取による高血糖、そこからエネルギーを生み出す代謝経路の中から、多くの有害な酸化ストレスが産生される。つまり、高血糖は体を錆びつかせるのである。

酸化ストレスは、酸化する力がそれに対抗する抗酸化力を上回ったときに生じる。

酸化ストレスは外因性の喫煙、紫外線、放射線、大気汚染などによって発生する活性酸素によるものがあるが、内因性の要因もあり、その最も大きいものは高血糖である。

高血糖が起きると、ミトコンドリアにおいて活性酸素が増加する。細胞内のブドウ糖濃度が高いと、ＴＣＡ回路で酸化されるブドウ糖由来のピルビン酸が多くなる。ピルビン酸がアセチルＣｏＡになるときやＴＣＡ回路で、ＮＡＤＨおよびＦＡＤＨ２が同時に産生される。そうするとミトコンドリアでの電子伝達系への電子供与体（ＮＡＤＨおよびＦＡＤＨ２）の流れが増加する。その結果、限界に達するまで電子伝達系がフル回転するが、限界を超えるとそこで活性酸素が生まれるのである。つまり、酸化ストレスの増加の始まりは高血糖だということになる。

活性酸素は解糖系酵素であるグリセルアルデヒド３-リン酸デヒドロゲナーゼ（ＧＡＰＤＨ）の活性を低下させる。ＧＡＰＤＨ活性が阻害されると、ＧＡＰＤＨの上流にあるすべての解糖中間体のレベルが上昇する。そして、これらの中間体からの様々な経路でも活性酸素が生み出され、ますます酸化ストレスが増加し、ますます解糖系が活性化するという悪循環となる。

資料63　高血糖は酸化ストレスを増加させる

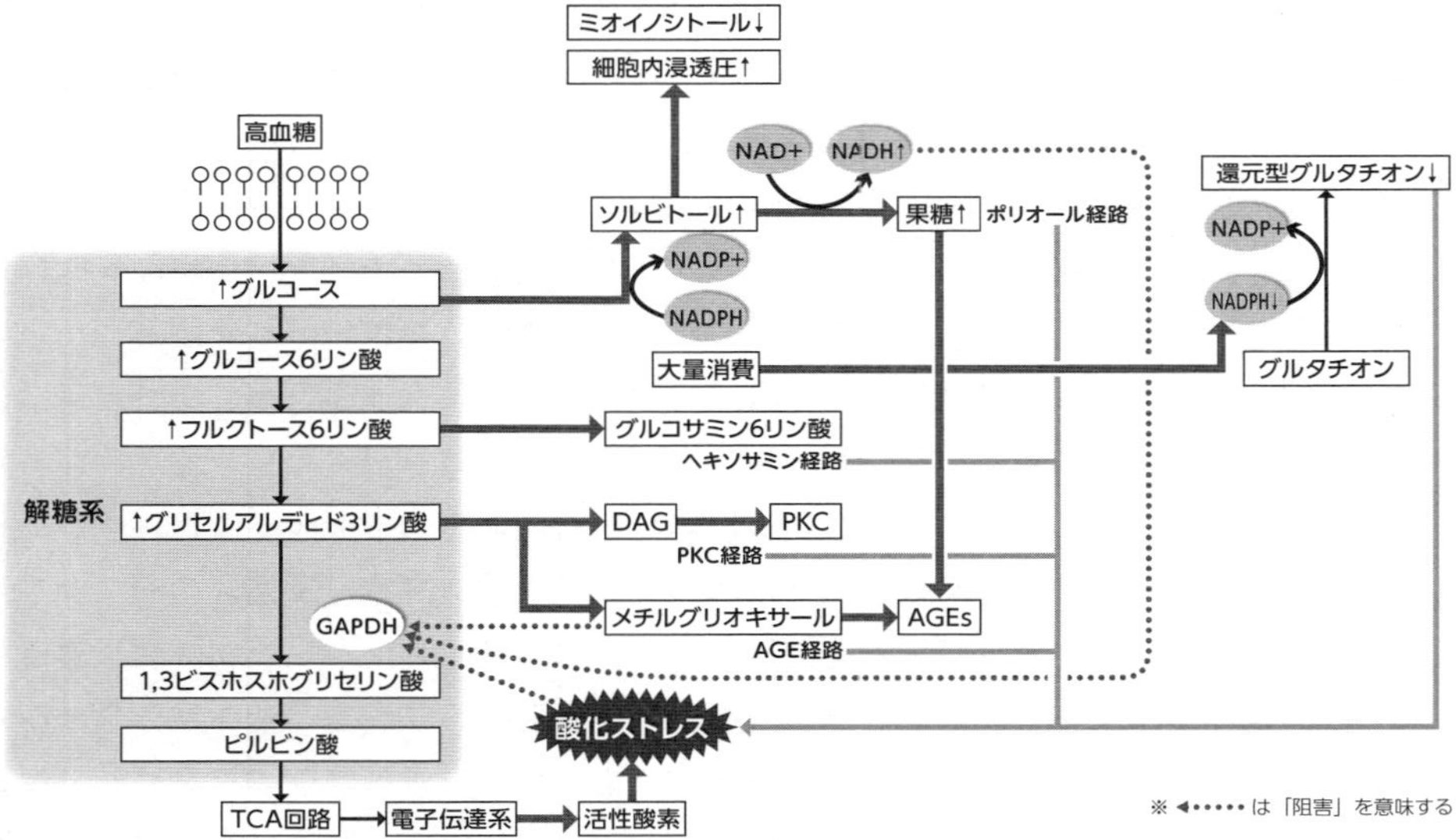

※ ◀…… は「阻害」を意味する

さらに中間体の経路から生み出されたＮＡＤＨ、メチルグリオキサールも、ＧＡＰＤＨの活性を低下させる（**資料63**）。

（Lee HJ.et al. Methylglyoxal can modify GAPDH activity and structure. Ann N Y Acad Sci. 2005 Jun;1043:135-45.）

ＧＡＰＤＨの活性の低下により解糖系の先の代謝は進みにくくなり、どんどん有害物質が生み出されることになる。

ここからは解糖系を細かく見ていこう。ブドウ糖は次頁の**資料64**のように代謝が行われる。高血糖で解糖中間体のレベルが上昇するので、その代謝の途中で、以下に見ていくような様々な経路が活性化される。

資料64　ブドウ糖の代謝と活性化される4つの経路

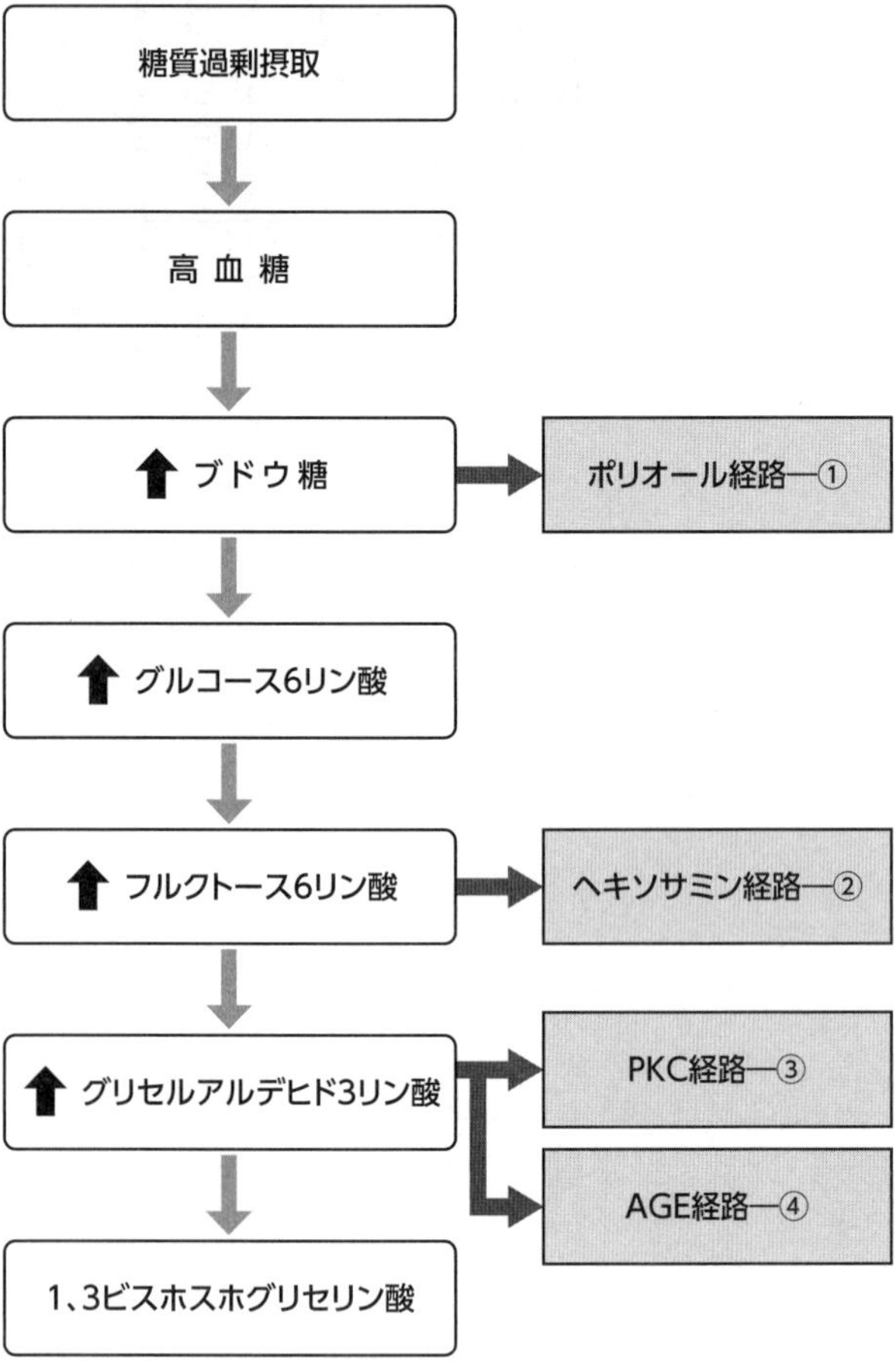

（2）解糖系の有害性

①ポリオール経路

ポリオール経路は、様々な糖尿病合併症の原因になりうるだけでなく、精神疾患とも結びついている可能性がある。

ポリオール経路では、ブドウ糖からソルビトールができ、さらに果糖に変換される反応が起きる。細胞内のブドウ糖が増加すると、このポリオール経路という代謝が増加する。正常な状態でも、組織に取り込まれたブドウ糖の約３％がポリオール経路に流れるとされているが、糖尿病では、ポリオール経路は非常に活発で、正常の３～４倍のブドウ糖、または体のブドウ糖の30％以上がポリオール経路に流れるといわれている。

（Yan LJ. Redox imbalance stress in diabetes mellitus: Role of the polyol pathway. Animal Model Exp Med. 2018 Mar;1(1):7-13.）

ブドウ糖からソルビトールができる反応でＮＡＤＰＨ（ニコチンアミドアデニンジヌクレオチドリン酸）をＮＡＤＰ＋に変換し、ＮＡＤＰＨを消費してしまう。このＮＡＤＰＨは活性酸素を取り除く抗酸化物質の還元型グルタチオン（ＧＳＨ）を再生する酵素に必要な補因子である。つまり、ＮＡＤＰＨが減少してしまうと、抗酸化作用のあるグルタチオンも減少し、これは細胞内酸化ストレスを誘発または悪化させる可能性がある。

また、ＮＡＤＰＨは、血管拡張物質である一酸化窒素を合成する酵素の補因子でもあるので、ＮＡＤＰＨの低下は一酸化窒素の合成と利用可能性を低下させる。一酸化窒素の利用可能性が低いと、血管合併症のリスクが高まる。

ソルビトールが蓄積すると、細胞内の浸透圧が高くなり浸透圧ストレスとなる。浸透圧ストレスが、糖尿病性網膜症や糖尿病性腎症などの糖尿病合併症の発症に大きく関与していると考えられている。糖尿病ではなくとも、このソルビトールによる浸透圧ストレスは有害である。

また、細胞内のソルビトールが増加したことによる浸透圧ストレスにより、細胞内の（ミオ）イノシトールという物質が低下する。このイノシトールの低下は様々な状態と関連があると考えられている。イノシトールは様々なシグナル伝達に関与しているからだ。

イノシトールシグナル伝達システムは、多くの細胞に見られる受容体後のセカンドメッセンジャーシステムに重要な役割があり、ドーパミン、ノルエピネフリン、セロトニン、グルタミン酸などの神経伝達物質の経路と受容体に関連している。

（＊）セカンドメッセンジャー：何らかの細胞外の情報伝達物質が受容体に結合したときに、それを感知して生成される細胞内の情報伝達物質。

そのため細胞内イノシトールの減少は、様々な精神疾患を発症、悪化させる可能性がある。

(Vadnal R.et al. Promising Psychotherapeutic Effects of the Natural Sugar: Myo-Inositol. Nutr Neurosci. 1998;1(1):21-33.)

パニック障害の受診者も増加している（**資料65**）。パニック障害や強迫性障害も、イノシトールの減少が関連していると考えられている。

また、糖尿病患者および正常な人から死後に除去された坐骨神経を調べてみると、イノシトールの濃度は、正常群よりも糖尿病患者の神経で有意に低かった。ブドウ糖、果糖、ソルビトールの濃度は、糖尿病患者の神経で高かった。

(Mayhew JA.et al. Free and lipid inositol, sorbitol and sugars in sciatic nerve obtained

資料65　パニック障害の受診者数

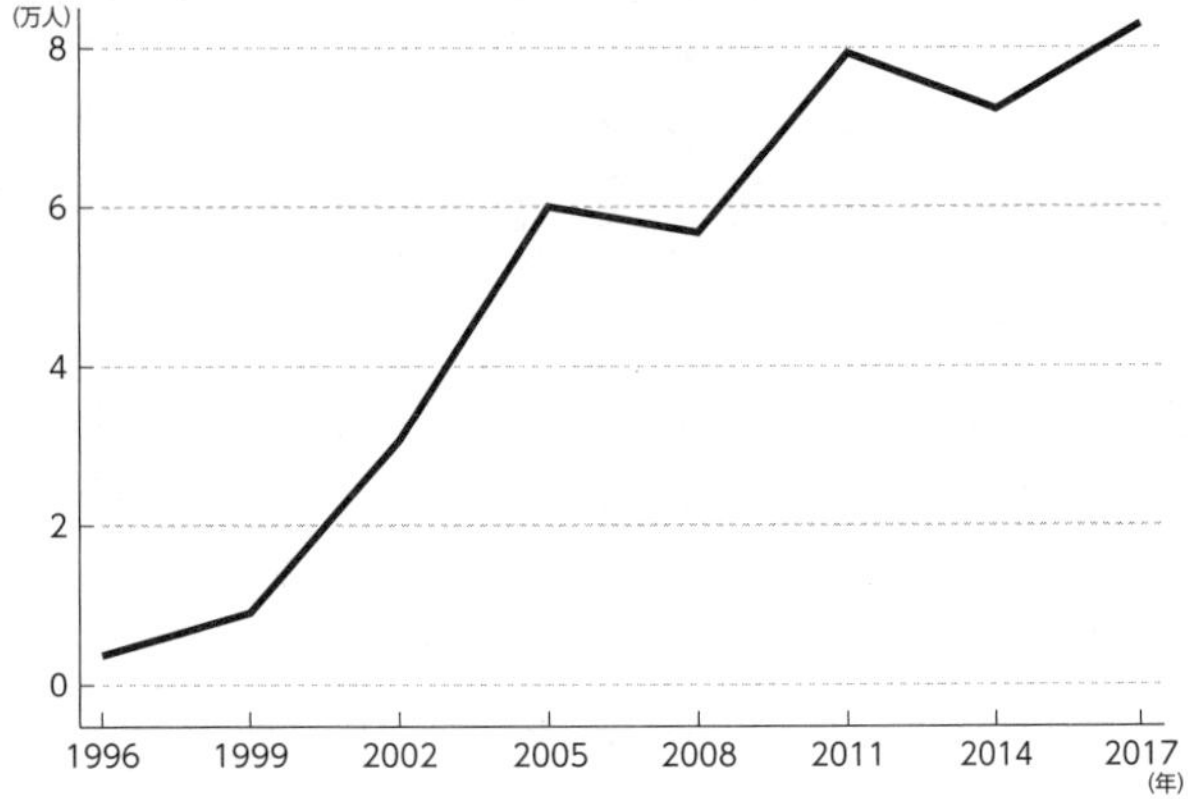

（注）医療機関で受診している人数（各年10月時点）
出所：厚生労働省「患者調査」

post-mortem from diabetic patients and control subjects. Diabetologia. 1983 Jan;24(1):13-5.)

ポリオール経路の第２段階の反応は、ソルビトールから果糖を作り出す。高血糖ではブドウ糖から果糖が体内で過剰産生される。果糖は非常に危険な糖質である（後述）。

さらにソルビトールから果糖ができる際にここでもＮＡＤＨが過剰に生成される。ＮＡＤＨの過剰供給は、先ほど（247頁）も述べたようにミトコンドリアの電子伝達系からより多くの活性酸素産生につながり、ＧＡＰＤＨの活性を阻害する。そのためさらにブドウ糖の代謝の解糖系の中間体が蓄積して、それが様々な経路に流れるのである。さらにＮＡＤＨは、後述する別の有害な経路、ＰＫＣ経路も活性化する。

②ヘキソサミン経路

ヘキソサミン経路は、ＴＧＦ－βやＰＡＩ－１を活性化させる。ＴＧＦ－βは細胞外基質の蓄積、線維化を促進し、様々な疾患の病理学的変化に関わる主要なサイトカインと考えられている。

一方のＰＡＩ－１の活性化は、血栓を溶かす線溶系が抑制されて血栓形成が促進される。つまり血管が詰まりやすくなることになる。

さらにヘキソサミン経路は心筋細胞におけるカルシウムイオンの移動の異常を起こし、心筋機能の低下につながる心臓収縮性の障害を起こすと考えられている。

(Buse MG. Hexosamines, insulin resistance, and the complications of diabetes: current status. Am J Physiol Endocrinol Metab. 2006 Jan;290(1):E1-E8.)

ヘキソサミン経路へのブドウ糖の流れは全体の２～３％といわれているが、高血糖状態ではこの経路の亢進が推測される。ヘキソサミン経路で合成されるアセチルグルコサミンはタ

資料66　O-GlcNAcのがん細胞への影響

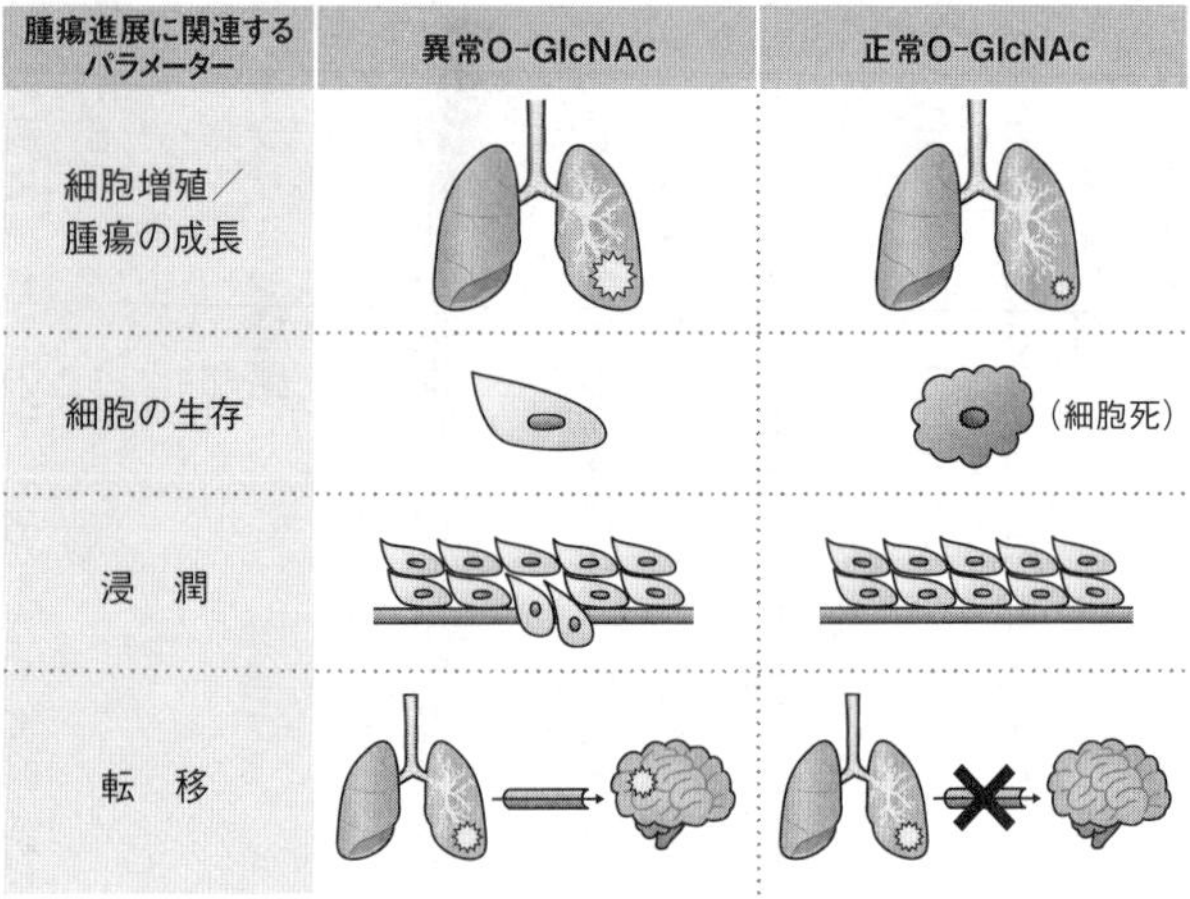

ンパク質に結合し、O結合型N－アセチルグルコサミン（O-GlcNAc）と呼ばれる糖化タンパク質となる。細胞のがん化に関与する多くのタンパク質がO-GlcNAcによって修飾されたタンパク質である。

（Naka Y.et al. Enhancement of O-linked N-acetylglucosamine modification promotes metastasis in patients with colorectal cancer and concurrent type 2 diabetes mellitus. Oncol Lett. 2020 Aug;20(2):1171-1178.）

O-GlcNAcの上昇は、乳がん、肝臓がん、肺がん、結腸がん、白血病、すい臓がん、前立腺がんなど、様々ながんで報告されている。

O-GlcNAcは、がん細胞の増殖と生存に大きな役割を担っていると考えられており、

O-GlcNAcの増加は、がんの浸潤と転移にも関与している可能性がある。さらに、O-GlcNAcはがん細胞をアポトーシス（細胞死）から保護する役割を果たしている可能性もある（**資料66**）。

(de Queiroz RM.et al. O-GlcNAcylation: The Sweet Side of the Cancer. Front Oncol. 2014 Jun 3;4:132.)

（＊）アポトーシス：プログラムされた細胞死。

O-GlcNAcは妊娠のいくつかの段階に影響を与える可能性がある。卵子になる前の卵母細胞の成熟中に増加したO-GlcNAcが、受精に悪影響を与える可能性がある。

また、O-GlcNAc修飾は明らかに胎盤機能に重要な影響を与えている。O-GlcNAcの増加は無脳症や二分脊椎症をきたす神経管欠損の原因となりうる。

加えて、妊娠中のO-GlcNAcの増加は発達中の神経細胞増殖と分化に影響を与え、自閉症スペクトラム障害やＡＤＨＤなどの様々な神経発達障害の原因のメカニズムの１つと考えられている。神経系の発生、形成は妊娠初期に行われる。その時期には葉酸の摂取も必要であるが、糖質過剰摂取を避けることは非常に重要であると考える。

(Parween S.et al. Higher O-GlcNAc Levels Are Associated with Defects in Progenitor Proliferation and Premature Neuronal Differentiation during in-Vitro Human Embryonic Cortical Neurogenesis. Front Cell Neurosci. 2017 Dec 21;11:415.)

また、糖尿病では傷の治りが非常に悪いが、O-GlcNAc の増加は創傷治癒の障害にも関係している。

(Nagy T.et al. Hyperglycemia-Induced Aberrant Cell Proliferation; A Metabolic Challenge Mediated by Protein O-GlcNAc Modification. Cells. 2019 Aug 28;8(9):999.)

③ＰＫＣ経路

プロテインキナーゼＣ（ＰＫＣ）経路は、高血糖により持続的かつ過剰な活性化を起こす。ＰＫＣ経路への流入が増加すると、前駆体であるジアシルグリセロール（ＤＡＧ）が増加し、ＰＫＣが活性化する（**資料67**）。

(Brownlee M. The pathobiology of diabetic complications: a unifying mechanism. Diabetes. 2005 Jun;54(6):1615-25.)

ＰＫＣの過剰な活性化にはいくつもの作用がある。血管の内皮細胞の一酸化窒素シンター

資料67　高血糖によるPKC経路の活性化とその作用

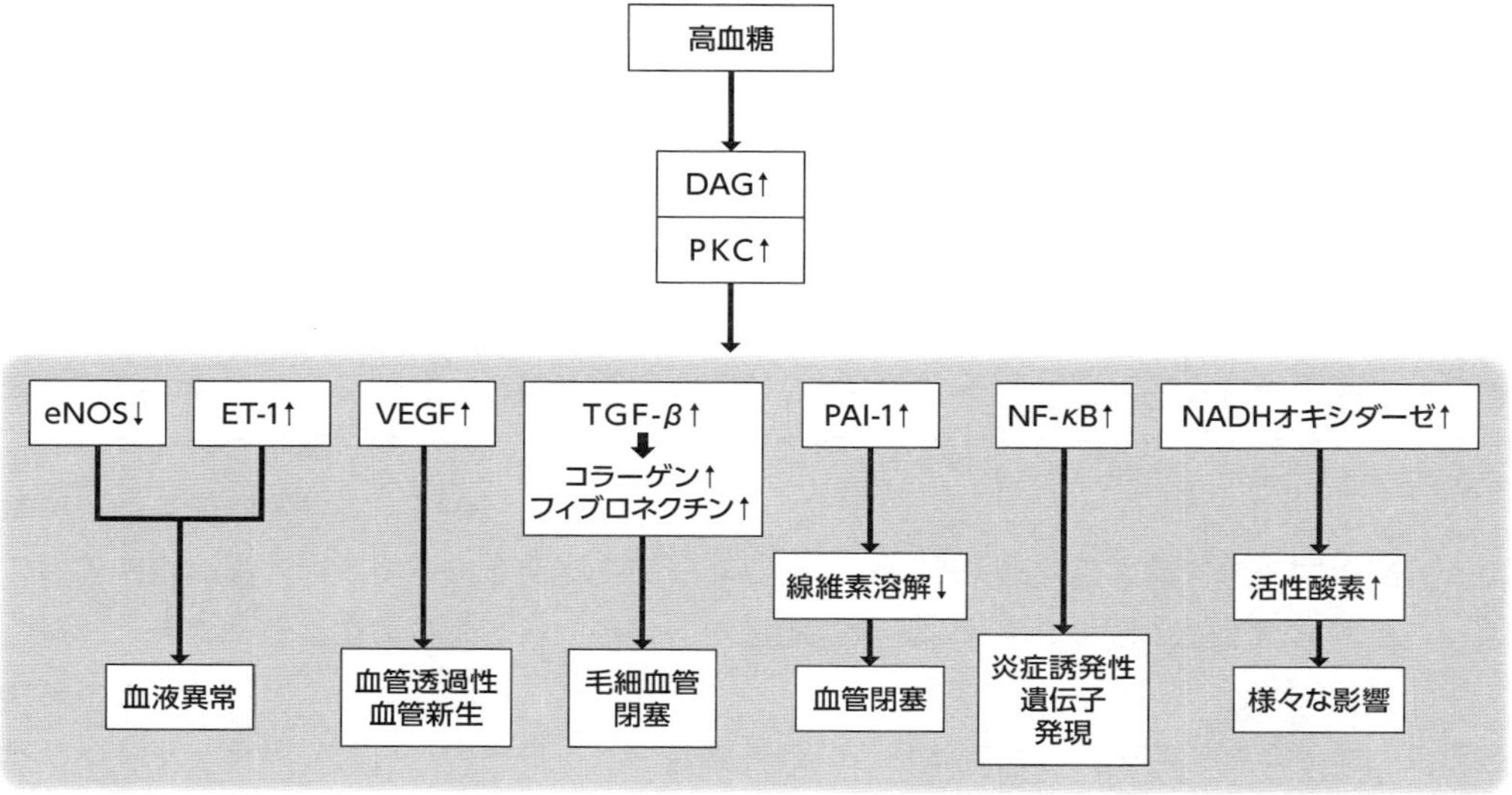

ゼ（eNOS）が減少し、血管拡張物質である一酸化窒素が減少する。また、血管収縮物質であるエンドセリン－1（ET－1）が増加する。つまり血管の拡張性が損なわれ、血流の異常を起こす。

また、血管平滑筋細胞において、血管内皮細胞増殖因子VEGFの発現が増加する。VEGFは血管透過性と血管新生の促進作用を持っている。糖尿病性網膜症に見られる異常血管新生にも大きく関わっている。

さらにPKC経路の活性化は、ヘキソサミン経路と同様に、TGF－βやPAI－1の発現を増加させる。内皮細胞と血管平滑筋細胞におけるNF－κBの活性化にも関係している。NF－κBは炎症や免疫反応において中心的な役割を担う転写因子の1つであり、急性および慢性炎症や細胞増殖などの様々なものに関与している。

（＊）転写因子：DNAに書かれたタンパク質の設計図は、RNAという物質に転写されて使われるが、そのときにそれぞれの細胞がどの遺伝子を使うかをコントロールしているタンパク質。

様々ながんにおいてNF－κBが恒常的に活性化しており、がんの発生および進行に関係している。

また、ＰＫＣ経路の活性化はＮＡＤＰＨオキシダーゼというものを活性化し、活性酸素を増加させる。このことが後に述べる「免疫血栓」や自己免疫疾患などに大きな役割を果たす「NETosis」をもたらす（詳しくは292頁で後述）。

④ＡＧＥ経路

終末糖化産物（ＡＧＥｓ）は、ブドウ糖や他の糖化化合物とタンパク質が非酵素的な反応を起こして形成される。他の糖化化合物（３－デオキシグルコソン、メチルグリオキサール、グリオキサールなど）はブドウ糖から、またはブドウ糖の解糖系のＡＧＥ経路の途中でできる。ＡＧＥｓによって修飾された細胞内タンパク質は機能が変化するし、修飾された血漿タンパク質は、マクロファージ、血管内皮細胞、血管平滑筋細胞などの細胞上のＡＧＥ受容体に結合する。ＡＧＥ受容体との結合は活性酸素の産生を誘導し、それが次にＮＦ－κＢを活性化し、遺伝子発現に様々な病理学的変化を引き起こす。

ＡＧＥｓは内皮細胞表面の凝固促進性変化を誘発し、内皮への炎症細胞の接着を増加させる。また、血管内皮細胞増殖因子（ＶＥＧＦ）の誘導を介して、血管透過性を増加させる。

４つの代謝経路を通して、高血糖が糖化と酸化を増加させ、過剰な炎症を起こす

重要なことは、ここまでに紹介したこれら４つのすべての代謝経路は、活性酸素の生成につながり、細胞の酸化ストレスを悪化させることである。つまり糖質過剰摂取が高血糖を起こし、糖化と酸化を大きく増加させるのである。そして炎症や免疫反応を過剰に促進する。糖質過剰摂取は、炎症や免疫反応のスイッチをオンにするのである。

ここで、もう少しトール様受容体（詳しくは後述）とＮＦ－κＢについて述べておこう。人間の体にウイルスや細菌が侵入すると、まず樹状細胞という免疫細胞がこれらの病原体を認識し、炎症反応、免疫反応を起こす。それにより、侵入したウイルスや細菌を攻撃して体を防御する。

ところが、この炎症反応が何らかの原因で過剰に、慢性的に起こってしまうと、アレルギー疾患や自己免疫疾患となる。免疫反応のコントロール調節は、通常、炎症が過剰にならないように制御されている。樹状細胞を介した炎症には、先ほどから何度か出てきているＮＦ－κＢの活性化が非常に重要である。感染などがない通常の状況では、ＮＦ－κＢは細胞質に存在し、炎症は起きない。

しかし、病原体が侵入すると、樹状細胞の細胞膜上のトール様受容体により病原体を認識する。そして、樹状細胞に認識されるとシグナル伝達が行われ、核内にＮＦ－κＢが移動して、様々な遺伝子を活性化させて炎症反応を起こす。

糖質過剰摂取、高血糖では、トール様受容体が活性化し、また様々な経路を介してＮＦ－κＢが活性化している。アレルギー疾患や自己免疫疾患、がんをはじめとした様々な疾患が起こる条件が十分に調っているのである。

（３）果糖が及ぼす危険

「果糖」は生存には有利だった――サバイバル糖質としての役割

進化の過程では、果糖は生存にとって有利だった可能性が高いが、そのメカニズムのために現代では有害な作用が起きていると考えられる。

進化の過程では食糧や水が不足し、飢餓との戦いであった。生き残るためのメカニズムの重要な成分として、人類は果糖を選んだ。

我々の体は、食糧以外からも果糖を得る手段を持っている。自分の体の中で果糖を作ることができるのだ。先ほど説明したポリオール経路である。その果糖の様々な作用や、果糖の代謝によって得られる物質によって、飢餓を乗り越えてきたと考えられる。

まず第１に、果糖はブドウ糖単独よりもはるかに多くの脂肪とグリコーゲンの貯蔵を刺激する。冬眠する動物や長距離飛び続ける渡り鳥なども、果糖によって脂肪を蓄積する。果糖を摂取してもインスリンやレプチンを直接刺激しないため、満腹感が低下するだけでなく、脳のレプチン耐性の発生を促進するために持続的な空腹感をもたらし、食事の摂取量を増加させることができる。さらに、果糖は脂肪肝を促進する。それは肝臓の脂質生成の増加と、脂肪酸酸化の減少の両方によって起こる。

水不足に対応するためにも、果糖は有利に働く。脂肪とグリコーゲンは食糧不足の際にＡＴＰを作るエネルギー源として使用される。脂肪はエネルギーになるときに１ｇあたり約１・１２㎖の水（代謝水）を生成し、グリコーゲンはエネルギーになるとき１ｇあたり約３・６㎖の水を生成するため、水が利用できない環境では主要な水源でもある。

つまり、人間の体は脱水に対応するようにできている。代謝水は砂漠や海に住む哺乳類、長期間の冬眠や長期間飲まない動物にとっても重要な水分である。ほとんどの動物はグリコーゲンよりも多くの脂肪を蓄えているので、脂肪も代謝水の主要な供給源である。

さらに果糖は、**第2章**でも述べたバゾプレッシンという抗利尿ホルモンの産生を刺激する。バゾプレッシンは尿の排泄量を減少させ、肺からの水分排泄も減少させ、脱水を起こりにくくする。

またバゾプレッシンには生存に関わる様々な機能がある。単に水分の喪失を防ぐだけでなく、ストレス反応（攻撃性、不安、衝動性など）の生成、血圧の上昇、ナトリウムの再吸収増加、タンパク質合成の刺激、脂肪蓄積の刺激、脳にエネルギーを供給するためにグルカゴン分泌を刺激して血糖値を上昇させる、などの作用がある。

つまり、バゾプレッシンはサバイバルホルモンであり、果糖はサバイバル糖質なのである。さらに、果糖の代謝は尿酸を生成する。尿酸は果糖の効果を増強すると考えられ、血圧上昇や肝臓の脂肪蓄積と糖新生を刺激したり、衝動性を高める。尿酸もサバイバルに関連する因子である可能性が高い。

(Johnson RJ.et al. Fructose metabolism as a common evolutionary pathway of survival associated with climate change, food shortage and droughts. J Intern Med. 2020

Mar;287(3):252-262.)
(Johnson RJ.et al. Metabolic and Kidney Diseases in the Setting of Climate Change, Water Shortage, and Survival Factors. J Am Soc Nephrol. 2016 Aug;27(8):2247-56.)

採餌行動と果糖——惹起される極端な活動性

狩猟採集の時代では、我々人類はリスクを冒さないと食糧を手に入れることは難しかったであろう。適度な果糖の摂取は、このような食糧不足や飢餓の時期には、脂肪を蓄積して生き延びるために非常に重要な要素であったと思われる。

もちろん、適度というのは現代の適度とはほど遠く、かなり少ない。現代の果物の甘さは狩猟採集の時代では異常な甘さであり、そんな甘い果物は存在しなかったはずである。そして、本来は飢餓を回避して生き延びるためのメカニズムが、現在の行動障害と関連していると思われる。進化の過程で必要であった生存経路を果糖が活性化し、採餌《さいじ》行動と脂肪としてのエネルギーの貯蔵を刺激するのである。

狩猟採集の時代では、飢餓を回避し、生存するために、食糧を求めてあちこち動き回ったり、リスクを冒したり、衝動的な行動をしたり、ときには奪い合いなどの攻撃性を持つこと

資料68　適切な量の果糖、過剰な量の果糖が引き起こす反応とリスク

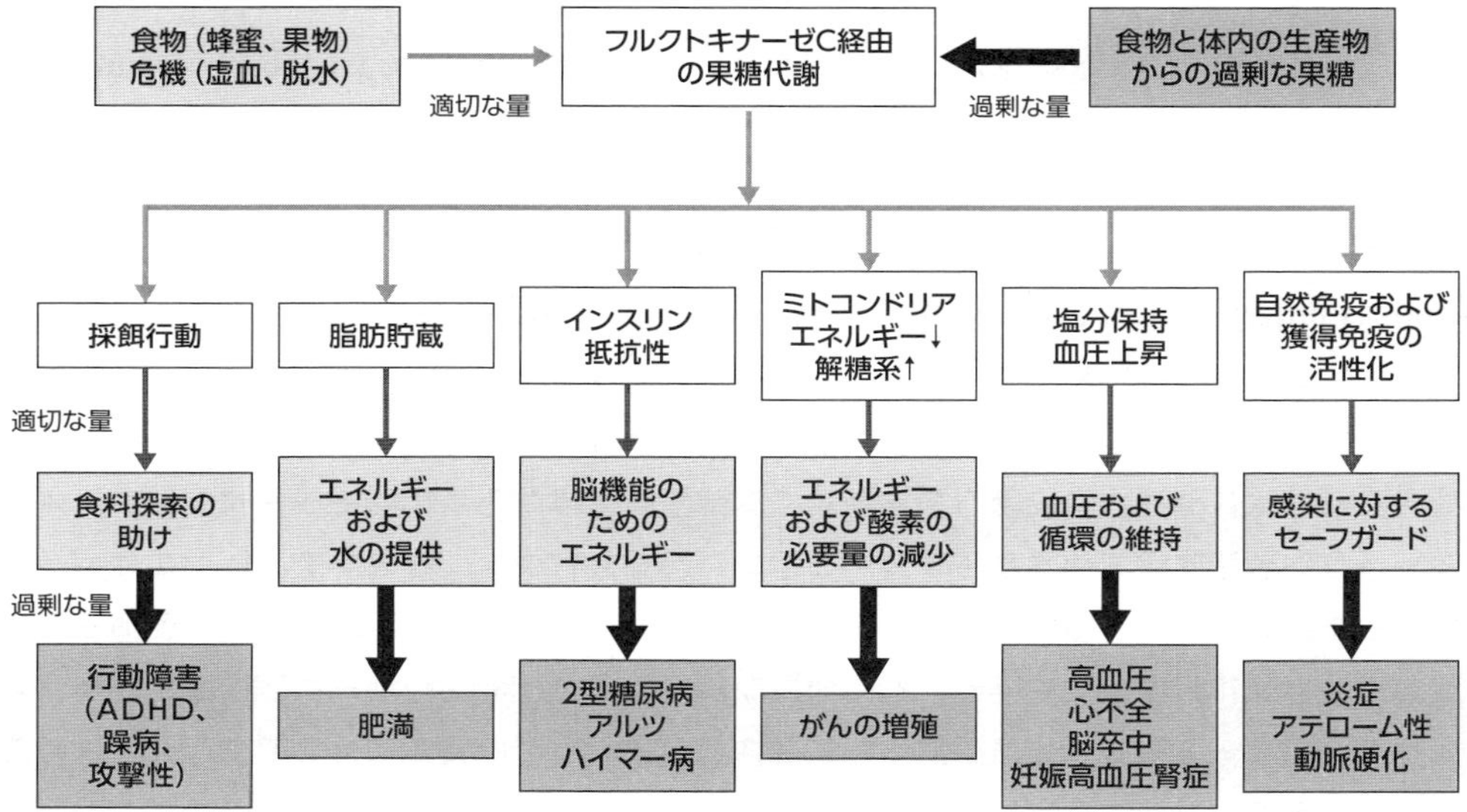

が非常に重要であった。現代では砂糖や異性化糖（高果糖コーンシロップ、果糖ブドウ糖液糖など）など果糖の大量摂取となり、果糖の代謝により細胞内のエネルギーが低下する。そうすると飢餓と同じような状態となり、生存経路が過剰に活性化し、極端に活動的な採餌反応が引き起こされる可能性があり、それが渇望、衝動性、リスクテイク、攻撃性を引き起こし、ＡＤＨＤ、双極性障害、さらに攻撃的な行動のリスクを高める可能性があるのである。

　また、果糖による生存経路の慢性的な刺激は、快楽反応の脱感作（刺激に対して反応が低下すること）につながり、うつ病を誘発する可能性がある。さらに、糖質による糖化は神経伝達物質のドーパミンさえ糖化し、機能障害を起こし、うつ病を促進する可能性がある。

　(Johnson RJ.et al. Fructose and uric acid as drivers of a hyperactive foraging response: A clue to behavioral disorders associated with impulsivity or mania? Evolution and Human Behavior,2020)

　(Johnson RJ.et al. Cerebral Fructose Metabolism as a Potential Mechanism Driving Alzheimer’s Disease. Front Aging Neurosci. 2020 Sep 11;12:560865.)

最も危険な糖質は果糖

今述べたように、果糖は狩猟採集の時代において、食糧不足や水不足に際して生存するためのサバイバル栄養素、サバイバル糖質だったと考えられるが、現代はサバイバルなど必要はなく、いつでもどこでも好きなものを好きなだけ食べられる時代である。だから、現在の糖質過剰、果糖過剰の食事は、人間が生存するためのメカニズムと完全にミスマッチを起こしている。

そのため、現代では果糖が最も危険な糖質となってしまっている。現代の食品には果糖が溢れており、ミスマッチにより様々な病気や症状の原因となりうる。可能な限り避けるべきである。必要な果糖は自分の体の中で作ることができる。余分にはいらない。

果糖とブドウ糖とでは脳に与える反応が異なる。ブドウ糖摂取では視床下部および線条体の血流が低下し、満腹感を感じるが、果糖摂取では視床下部も線条体も不活性化させないどころか、視床下部の血流を増加させるほどである。つまり、果糖はどんなに摂取しても満腹感を感じない。だから果糖の方が肥満を起こす可能性が高い。

さらに果糖は海馬の血流を低下させる。海馬はご存じのように記憶に非常に重要な脳の領域である。

(Page KA.et al. Effects of fructose vs glucose on regional cerebral blood flow in brain regions involved with appetite and reward pathways. JAMA. 2013 Jan 2;309(1):63-70.)

果糖とがん

いくつかのがん細胞は積極的に果糖を取り込んでいる。果糖過剰摂取はがん細胞を育てているようなものである。

１日１個のリンゴは医者を遠ざける（An apple a day keeps the doctor away.）はウソである。現代のリンゴは最も果糖を多く含んだ果物である。１個あたり30 gほどの糖質を含み、そのうち20 g以上が果糖である。

(Nakagawa T.et al. Fructose contributes to the Warburg effect for cancer growth. Cancer Metab. 2020 Jul 10;8:16.)

がん細胞は「ワールブルグ効果」といって、有酸素下でもミトコンドリア呼吸ではなく、先ほど述べた解糖系によりエネルギーを得ている。

ＰＥＴという検査では、がん細胞が多くのブドウ糖を取り込む特徴を利用して、ブドウ糖をたくさん取り込む細胞を探してがんを発見するが、様々な転移を有するがん患者の発生のもととなるがんの45%しか検出できないことが示されている。それは、主要なブドウ糖輸送体の１つであるＧＬＵＴ１が、１５４の人間の悪性腫瘍のうち87でのみ検出されるためである。つまり、ブドウ糖はすべてのタイプのがんに共通のエネルギー源ではないということである。

その代替エネルギー源として果糖が考えられている。果糖はミトコンドリア機能障害を誘発し、酸化ストレスを生成する。これにより、ＴＣＡ回路が抑制され、その結果解糖系を優先的に刺激する。

そして、いくつかのがん細胞では果糖の輸送体のＧＬＵＴ５が細胞の表面に発現している。肺がん、大腸がん、すい臓がん、乳がん、脳腫瘍の神経膠腫《こうしゅ》、骨髄腫などである。

人間の腫瘍の酸素濃度は、正常の組織と比較して非常に低い。たとえばすい臓がんでは酸素分圧の中央値は２・７㎜Hgであるが、正常なすい臓組織では50・０㎜Hgを超えている。果糖は低酸素条件下で優先的に代謝されて、ブドウ糖の利用も促進し、主要な副産物としての尿酸や乳酸を生成する。特に尿酸は、ミトコンドリア呼吸を優先的に抑制し、最初は酸素供給が少ないがん細胞において、転移を助ける好気的解糖を増加させることにより、ワールブルグ効果を促進すると考えられる。

またＧＬＵＴ５を持つがん細胞では、果糖はペントースリン酸経路という代謝経路により
グルコースよりも２５０％高い速度で代謝され、核酸の合成を促進し、より攻撃的ながんと
なりうる。
（Krause N, Wegner A. Fructose Metabolism in Cancer. Cells. 2020 Dec 8;9(12):2635.）

（＊）核酸：細胞の核中に含まれるＤＮＡやＲＮＡという、遺伝情報の保存やタンパク質合成に大きな役割を果たす重要な物質。

現在、市販されている様々な食品や飲料に大量の果糖が使われており、さらに果物は大量の果糖を含んで異常に甘くなっている。子どもであっても若い世代であっても口にするものを慎重に選択した方がよい。

果糖といくつかの疾患との関係――オレンジよりリンゴの方が果糖の割合が大きい

非常に興味深い研究と仮説がある。それはfructositis（フルクトサイティス）というもので、２０１２年頃に、ニューヨーク医科大学のクリストファー氏が提唱した疾患概念で、過剰な遊離果糖により様々な疾患が起きるというものである。適切な日本語訳がないので「果

糖炎症」としておく。

糖質の中でもブドウ糖と果糖の比率により疾患のリスクが変わる可能性がある。たとえば、子どもの喘息に関してリンゴジュースとオレンジジュースを比べると、リンゴジュースでは喘息のリスクが高くなるが、オレンジジュースでは喘息と関連していない。ある研究では2～9歳の子どもに週1回以上リンゴジュースを与えた場合、喘息になる可能性は2倍以上であった。

この違いは果糖とブドウ糖の比率である。リンゴは果物の中で最も果糖の割合が大きく、果糖とブドウ糖の比率がほぼ2：1である。一方オレンジは、果糖とブドウ糖の比率がほぼ1：1である。この違いがリスクの違いを生んでいると考えられる。

果糖とブドウ糖の比率で果糖が非常に多い果物は、リンゴ以外に洋梨、日本梨、マンゴー、スイカである。これらの果物を子どもに与える場合は注意が必要であろうし、これらのフルーツを使用したジュースは、今すぐにでも子どもに与えることを中止した方がよいだろう。

また、様々なジュースの甘味には異性化糖（高果糖コーンシロップ、果糖ブドウ糖液糖など）が使われていることが多い。異性化糖はブドウ糖よりも果糖の比率が高い。様々な果糖を多く含んだ飲料を2～9歳の子どもに週に1回以上与えると、喘息になる可能性が4～5

資料69　果糖を多く含む飲料の摂取頻度と子どもの喘息のリスク（2〜9歳）

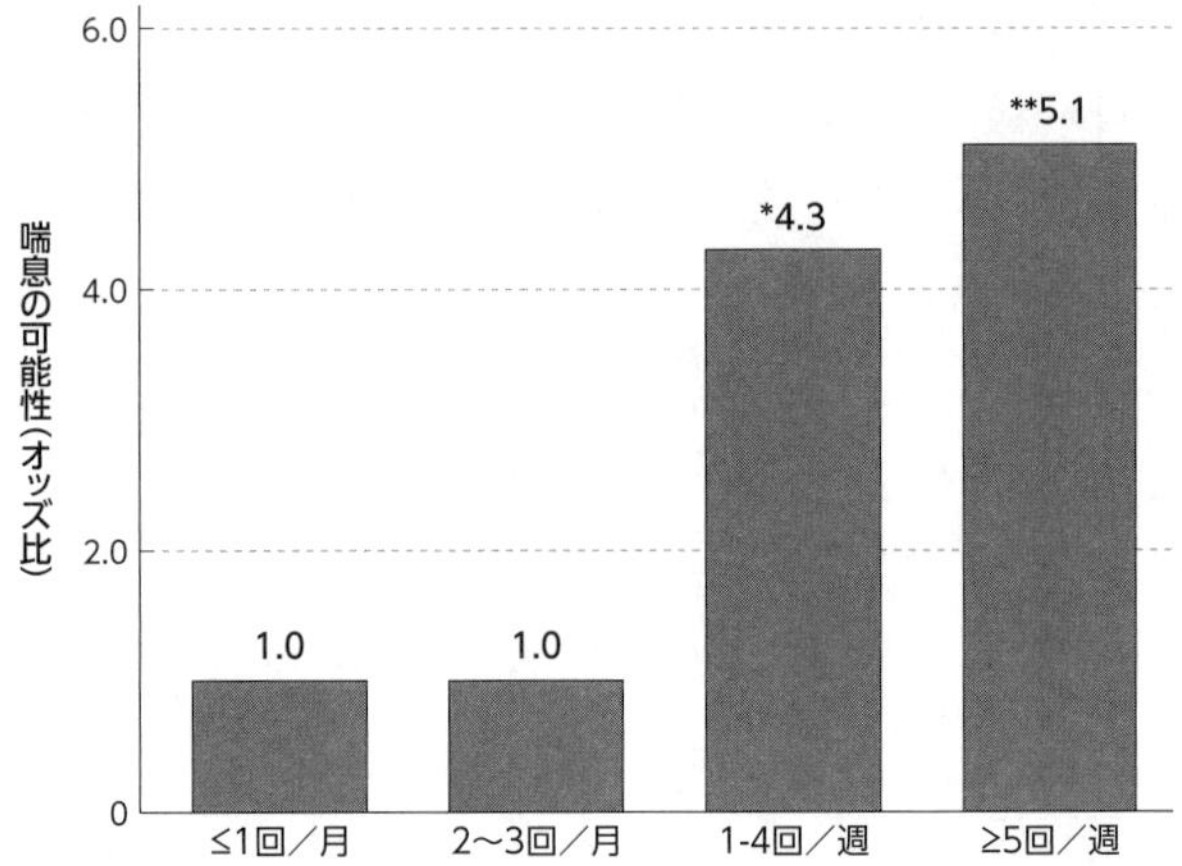

倍以上になる（**資料69**）。

（DeChristopher LR.et al. Intakes of apple juice, fruit drinks and soda are associated with prevalent asthma in US children aged 2-9 years. Public Health Nutr. 2016 Jan;19(1):123-30.）

また、異性化糖入り飲料、フルーツドリンクおよびリンゴジュースを週に1回以上飲んだ場合にアレルギー症状を起こす可能性は、6〜12歳の子どもで3倍以上、13〜19歳では4〜5倍以上であった。

（Yu R.et al. Excess Free Fructose Beverages and Allergy in Children and Adolescents: Results From NHANES 2005-2006. Ann Fam Med. 2018 Sep;16(5):408-418.）

資料70　異性化糖入り飲料、フルーツドリンク、リンゴジュースの摂取頻度と大人の関節炎のリスク

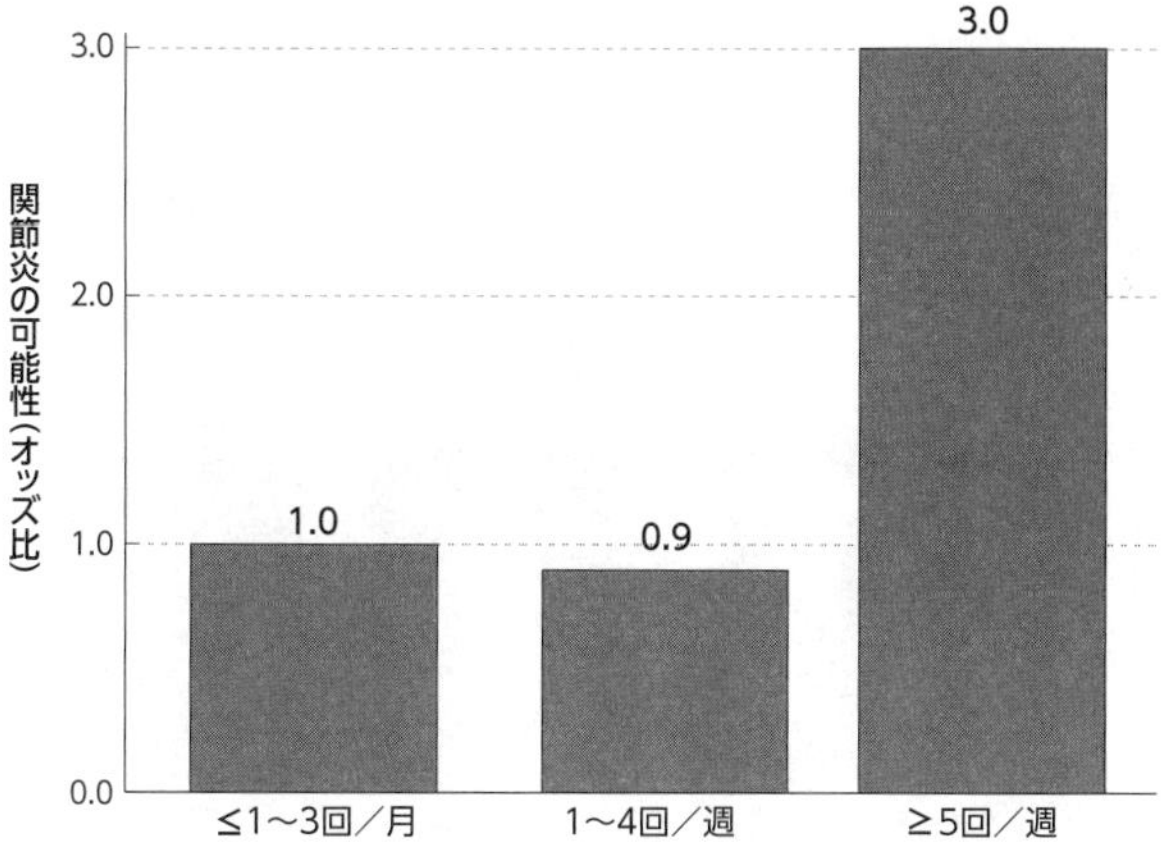

しかもこのような影響は子どもだけではない。大人を対象とした研究でも様々な弊害が報告されている。20〜30歳の成人で異性化糖入り飲料、フルーツドリンクおよびリンゴジュースを週に5回以上飲んでいる場合、関節炎になる可能性が3倍になっていた（**資料70**）。

(DeChristopher LR.et al. Intake of high-fructose corn syrup sweetened soft drinks, fruit drinks and apple juice is associated with prevalent arthritis in US adults, aged 20-30 years. Nutr Diabetes. 2016 Mar 7;6(3):e199.)

また、20〜55歳の成人で異性化糖入り飲料を週に5回以上飲んでいる場合、慢性気管支炎になる可能性が1・8倍になっていた（**資料71**）。

資料71　異性化糖入り飲料の摂取頻度と慢性気管支炎のリスク

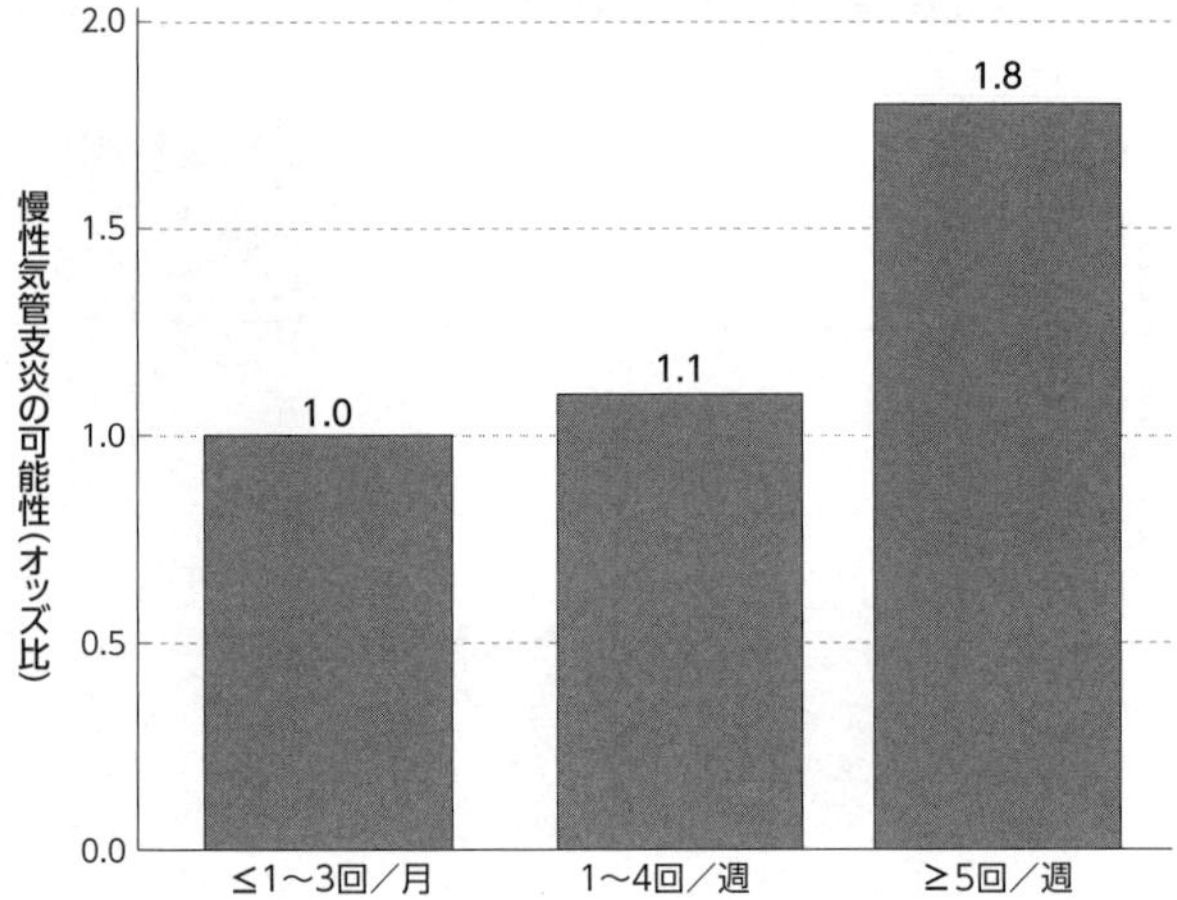

(DeChristopher LR.et al. Intake of high fructose corn syrup sweetened soft drinks is associated with prevalent chronic bronchitis in U.S. Adults, ages 20-55 y. Nutr J. 2015 Oct 16;14:107.)

さらに、45～59歳の成人で異性化糖入り飲料、フルーツドリンクおよびリンゴジュースを週に5回以上飲んでる場合、心臓の冠動脈疾患になる可能性が2・8倍であった。

(DeChristopher LR.et al. Intake of high fructose corn syrup sweetened soft drinks, fruit drinks and apple juice is associated with prevalent coronary heart disease, in U.S. adults, ages 45-59 y. BMC Nutr. 2017 Jun 27;3:51.)

異性化糖はブドウ糖よりも果糖の比率が高いことによって炎症が生じ、様々な疾患のリスクを上げるのは、根底にある果糖吸収不全（果糖の摂りすぎによって起こる）による、炎症誘発性の果糖に関連したＡＧＥｓが腸で形成されることが原因の１つと考えられる。腸管で果糖が食事の中のタンパク質と反応を起こしＡＧＥｓを形成するのである。それが吸収され、免疫原性として機能し、炎症反応を起こすと考えられる。

食塩感受性高血圧は塩分が原因ではなく果糖が原因

塩分（ナトリウム）は人間にとって非常に重要なため、適切にコントロールされている。だから、塩分を多く摂ったからといって、人間は腎臓からの排泄を増やすことで調整できるはずである。しかし、様々な物質により影響を受けるために、腎臓でのナトリウムの再吸収を増加させている。その根本の原因は糖質過剰摂取だと考えられる。その中でも特に果糖の過剰摂取が食塩感受性高血圧を起こしている。今では「果糖誘発性食塩感受性高血圧」とも呼ばれている。

腎臓におけるナトリウムの再吸収は、ＷＮＫという酵素を介してコントロールされている。このＷＮＫに影響を与える因子がナトリウム摂取量、カリウム摂取量、インスリン、アンギ

資料72　腎臓でのナトリウムの再吸収をコントロールする物質WNKに影響を与える因子と、それによる反応

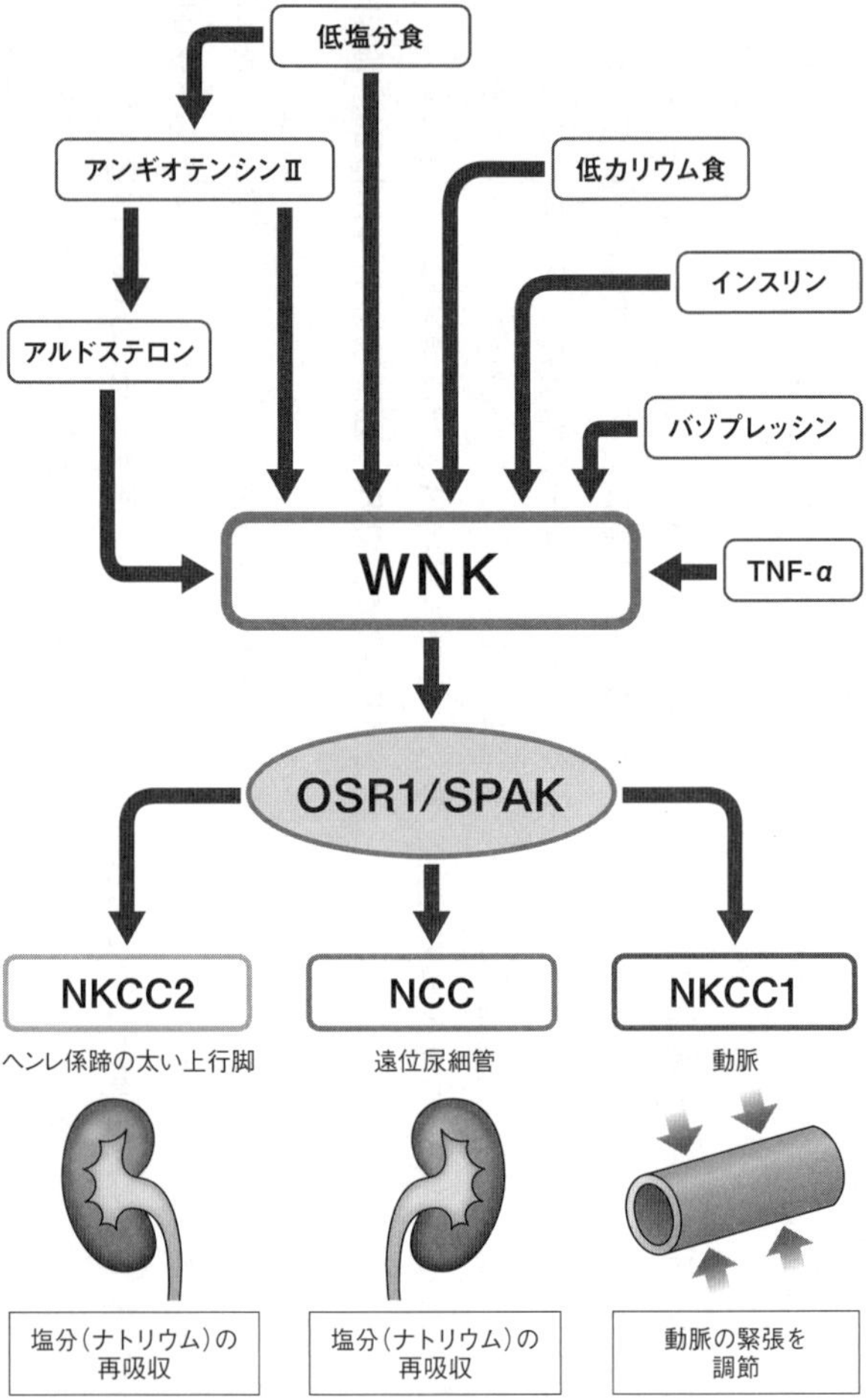

オテンシンⅡ、アルドステロン、バソプレッシン、ＴＮＦ－αである（**資料72**）。

（Uchida S.et al. Regulation of with-no-lysine kinase signaling by Kelch-like proteins. Biol Cell. 2014 Feb;106(2):45-56.）

インスリンは腎臓での塩分の再吸収を促進することが知られている。インスリンを増加させるのは糖質過剰摂取である。バソプレッシンは先ほど述べたように果糖摂取で増加する。レニン－アンギオテンシン－アルドステロン系は高血糖、果糖摂取、高インスリン血症で活性化する。

（Osei SY.et al. Hyperglycemia and angiotensin-mediated control of the renal circulation in healthy humans. Hypertension. 1999 Jan;33(1 Pt 2):559-64.）

高血糖、内臓脂肪はＴＮＦ－αを増加させる。内臓脂肪は果糖過剰摂取で増加する。

ＷＮＫを介した反応は通常、塩分制限をすると活性化し、塩分の再吸収を増加させ、塩分を過剰に摂ると不活性化し、塩分の排泄量を増加させるはずである。しかし、ＷＮＫを介する反応の抑制が不十分となれば、塩分排泄が適切に行われず、塩分の再吸収が増加し、高血圧をもたらす。そのＷＮＫを介する反応を活性化させるのが、インスリンであり、糖質であり、果糖である。

資料73　尿中ナトリウム排泄量と死亡リスクの関連

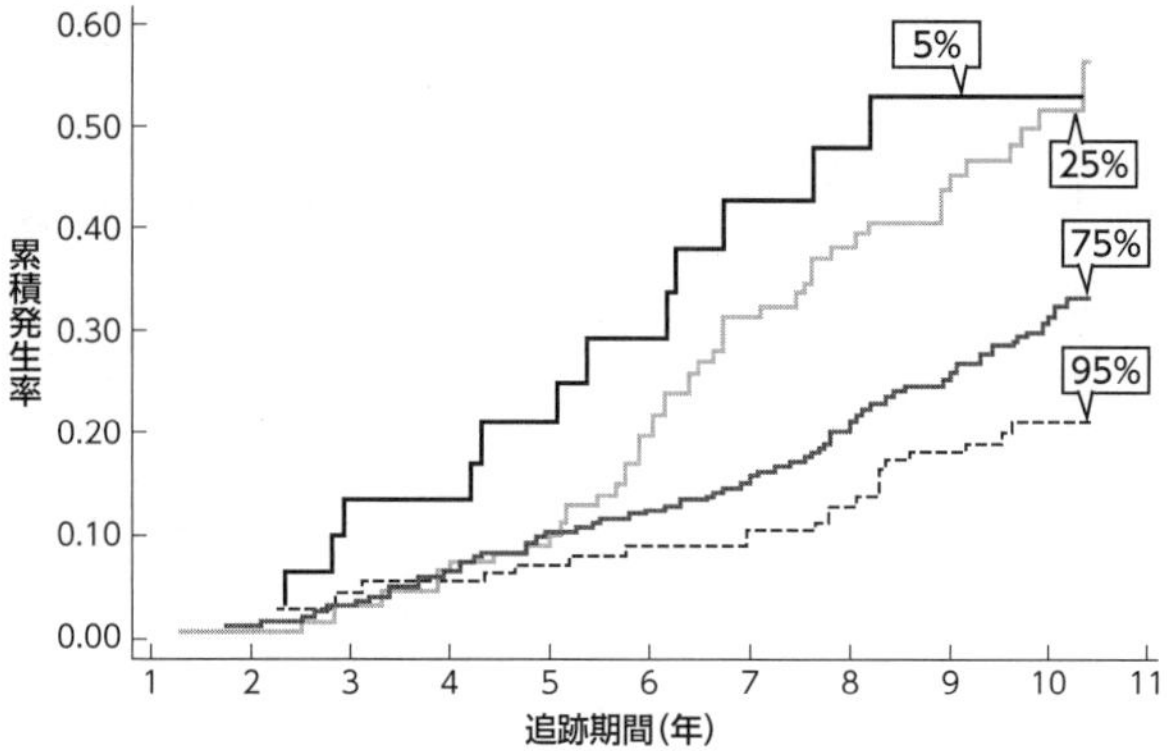

24時間の尿中ナトリウム排泄のパーセンタイル（5、25、75、および95%）によって層別化された、全原因による死亡の累積発生率

さらに、糖質過剰摂取では交感神経系が活性化し、血管を拡張する一酸化窒素を低下させるので血圧が高まる。つまり、糖質、特に果糖が食塩感受性高血圧をもたらしている。

糖尿病での塩分制限は危険である可能性

糖尿病では動脈硬化を合併していることが多く、一般的には塩分制限を推奨されているだろう。しかし、塩分制限は本当に有益だろうか？

２型糖尿病の人を対象に、食事からのナトリウム摂取量を推定するために、24時間尿中ナトリウム排泄量を測定したところ、最も尿中ナトリウム排泄量が少ないグループ（5%）が最も死亡率が高く、24時間尿中ナトリ

資料74　尿中ナトリウム排泄量ごとに見た心血管疾患での死亡の発生率

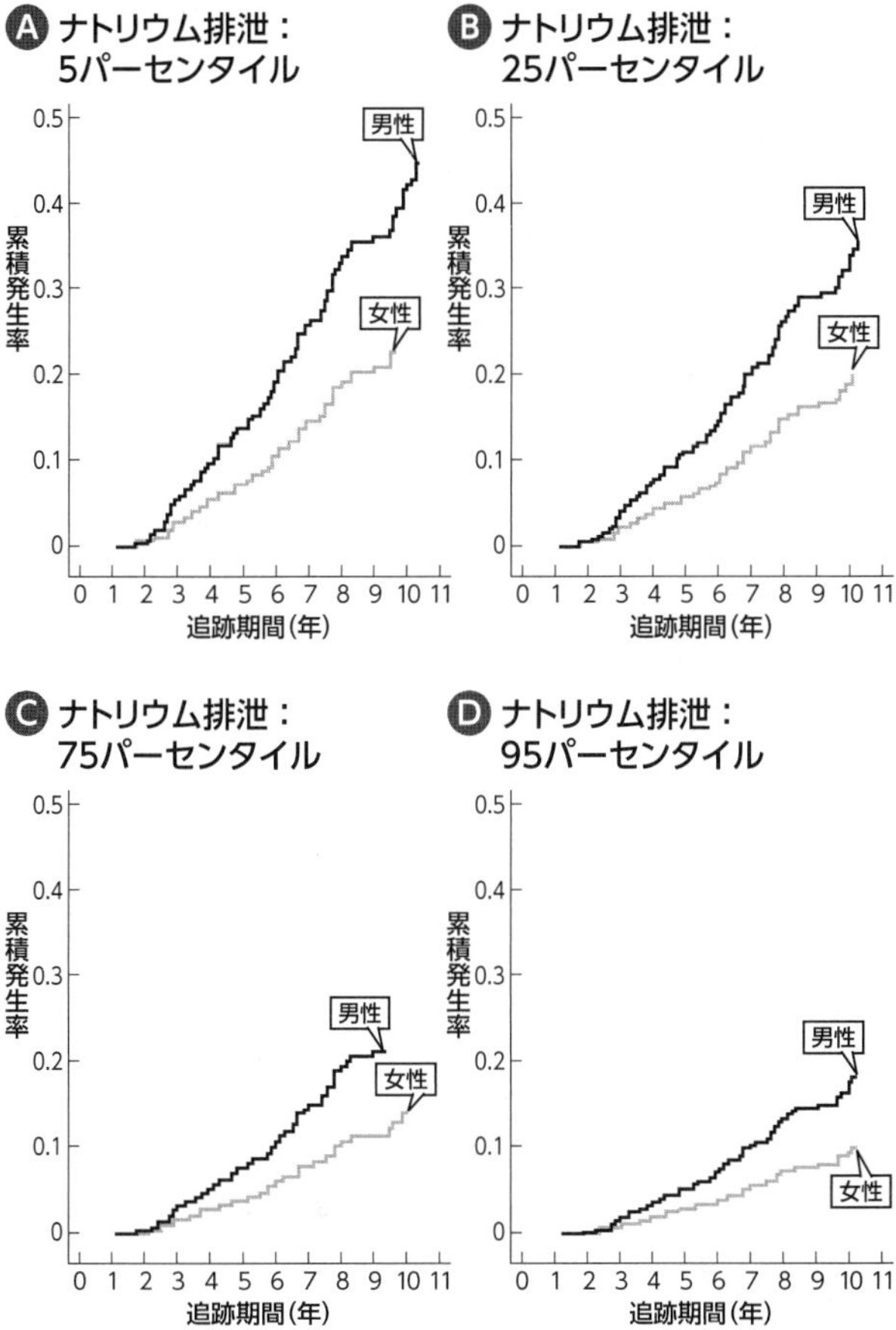

ウム排泄が増加するにつれ、死亡率が低下していたという研究がある。つまり、塩分摂取量が多い方が死亡率は低下しているということである（**資料73**）。

資料74はそれぞれの尿中ナトリウム排泄量のグループでの心血管疾患での累積死亡率である（濃い線は男性、薄い線は女性）。男性の方が死亡率が高いことが示されている。さらに、全原因死亡と同様に心血管疾患でもナトリウム排泄量が多い方が死亡率が低くなっている。

（Ekinci EI.et al. Dietary salt intake and mortality in patients with type 2 diabetes. Diabetes Care. 2011 Mar;34(3):703-9.）

では、どうして塩分制限によって心血管疾患の死亡率が上がるのであろうか？　塩分制限は、交感神経系やレニン－アンギオテンシン－アルドステロン系を活性化し、心血管疾患のリスクを増加させると思われる。さらにもう１つの原因として、新型コロナウイルスの病態でもメインとなる血栓症が関連していると思われる。

細胞は非常に小さな小胞（細胞外小胞）を細胞外へと分泌し、それが生理学的ならびに病理学的なプロセスに重要な役割を果たしているといわれている。初めて細胞外小胞が発見されたのは１９４０～60年代で、血中の血小板由来の小胞（血小板ダスト）が血液凝固を促進することが報告された。血小板由来の細胞外小胞が最も多いといわれている。

また、血小板由来の小胞が、糖尿病などの心血管リスク因子の存在下で、より高くアテローム性動脈硬化症、血栓形成などに寄与することが知られている。

アテローム性動脈硬化症の人では血小板由来の小胞が過剰に増加し、頸動脈の内膜と中膜の複合体の厚さ（ＩＭＴ）の増加と血小板由来の小胞の増加の関連も認められている。急性心筋梗塞でも血小板由来の小胞の増加が認められ、心筋梗塞後もしばらく増加が持続し、凝固活性化と関係している。

さらに、血小板由来の小胞の増加は、急性肺塞栓症や深部静脈血栓症（ＤＶＴ）などの他の血栓性疾患でも認められている。

(Zaldivia MTK.et al. Platelet-Derived Microvesicles in Cardiovascular Diseases. Front Cardiovasc Med. 2017 Nov 21;4:74.)

そして、血小板由来の小胞と塩分制限の関係について、ある研究で、２型糖尿病の人の循環している細胞外小胞を測定し、24時間尿中ナトリウム排泄量との関係を調べたところ、24時間尿中ナトリウム排泄量が最も少ない群で、凝固促進性血小板由来の小胞が最も多いことがわかった。つまり、ナトリウム摂取量が少ない（塩分制限をする）と凝固促進性血小板由来の小胞が多くなるのである。

（Baqar S.et al. The relationship between habitual dietary sodium intake and RAAS blockade on circulating microparticle levels in type two diabetes. Clin Sci (Lond). 2018 Oct 22;132(20):2207-2220.）

血小板由来の小胞の凝固能力は活性化血小板よりも50～１００倍高いことが示唆されている。

（Sinauridze EI.et al. Platelet microparticle membranes have 50- to 100-fold higher specific procoagulant activity than activated platelets. Thromb Haemost. 2007 Mar;97(3):425-34.）

糖尿病だけでなく、糖質過剰摂取では細胞外小胞が増加していると考えられ、さらに塩分制限で凝固活性の高い血小板由来の小胞が増加している。血小板由来の小胞の増加は心血管疾患、血栓症のリスクと大きく関連している。新型コロナ感染だけでなく、通常でも糖質過剰摂取での塩分制限は血栓症を促進し、有害である可能性がある。

（4）免役の低下、血栓の促進

糖化による免疫機能の低下――感染症やがんに弱くなる原因

免疫に必要な物質も糖化で機能低下、機能異常を起こす。免疫グロブリンは糖化によって最も影響を受けるタンパク質の1つである。糖化が糖尿病の免疫抑制に寄与し、感染症に対してより脆弱になると考えられる。

ＩｇＧは血中の免疫グロブリン全体の約75％を構成し、ＩｇＧの過剰な糖化は、防御因子としての役割を低下させてしまう可能性がある。さらに、ＩｇＧは25・8日間の非常に長い半減期を有し、影響が長く続く可能性がある。また、糖化ＩｇＧは免疫原性が高く、糖化ＩｇＧに対する自己抗体が糖尿病や関節リウマチの血中に認められる。

(Khan MA.et al. Methylglyoxal produces more changes in biochemical and biophysical properties of human IgG under high glucose compared to normal glucose level. PLoS

One. 2018 Jan 19;13(1):e0191014.）

ナチュラルキラー（ＮＫ）細胞は自然免疫系の細胞であり、腫瘍細胞やウイルス感染細胞に対する主要な防御に重要である。ＮＫ細胞の機能に対する糖化の影響を調べたところ、糖化したＮＫ細胞はその機能が阻害され、さらに、腫瘍細胞などのＮＫ細胞の標的の糖化もＮＫ細胞の働きを低下させる。

（Rosenstock P.et al. Glycation interferes with natural killer cell function. Mech Ageing Dev. 2019 Mar;178:64-71.）

マクロファージの糖化も起こる。マクロファージの糖化は、炎症誘発性サイトカインであるインターロイキン１β（ＩＬ－１β）およびＩＬ－８の発現を増加させるだけでなく、ＩＬ－10およびＴＮＦ－αの発現にも影響を及ぼし、炎症を増加させる。同時に、マクロファージの糖化は食細胞の効率を低下させ、侵入する微生物や細胞破片の除去速度を低下させる。

（Bezold V.et al. Glycation of macrophages induces expression of pro-inflammatory cytokines and reduces phagocytic efficiency. Aging (Albany NY). 2019 Jul 29;11(14):5258-5275.）

様々な研究は、１型または２型糖尿病の患者の好中球が、健康な人の好中球と比較して根本的に変化していることを示している。感染と炎症に関連する好中球の働きのメカニズムは糖尿病では異常となる。糖尿病では、感染への応答に重要な好中球の働き、走化性、食作用、細胞内の活性酸素産生などが損なわれるが、炎症誘発性サイトカイン産生、細胞外活性酸素産生、後で述べるNETosisは増加し、アポトーシスが減少することにより炎症を増加させる。

(Dowey R.et al. A Bittersweet Response to Infection in Diabetes; Targeting Neutrophils to Modify Inflammation and Improve Host Immunity. Front Immunol. 2021 Jun 3;12:678771.)

免疫は様々な病原体を排除して体を守るように高度に進化した一方で、免疫応答が過剰になると正常な細胞や組織にも害を及ぼし、様々な病気を引き起こす。このため、免疫機能が適切に働くためには免疫応答のバランスを保つ仕組みが重要である。

制御性Ｔ細胞は免疫応答を抑制する役割を持っていて、過剰な免疫応答による自己免疫疾患、炎症性疾患、アレルギー疾患などを引き起こすのを防いでいる。また、ヘルパーＴ細胞（ＣＤ４＋Ｔ細胞）はＴｈ１、Ｔｈ２、Ｔｈ17に分化し、病原体を排除する。制御性Ｔ細胞はこのＴｈ１、Ｔｈ２、Ｔｈ17の働きを抑制する。Ｔ細胞は役割が終わると細胞死を迎えるが、一部はメモリーＴ細胞となり、次に同じ病原体が侵入してきたときすぐに攻撃できるように待機している（**資料75**）。

２型糖尿病では制御性Ｔ細胞が低下し、Ｔｈ17やＴｈ１が増加し、炎症を促進する。

（Zhou T.et al. Role of Adaptive and Innate Immunity in Type 2 Diabetes Mellitus. J Diabetes Res. 2018 Nov 8;2018:7457269.）

このようにして、高血糖、高インスリン血症、糖化により免疫機能は大きな影響を受け、糖尿病や糖質過剰摂取では感染症やがんなどの有病率が高くなってしまう。

免疫と血栓

ウイルスや細菌に感染した場合に自然免疫の反応が起こるが、その免疫反応の一部は凝固機能と関係し、血栓を作る。自然免疫は血栓を作ることにより病原体を封じ込め、それ以上の被害を食い止めようとするメカニズムがあると考えられており、「免疫血栓」と呼ばれている。

人類が進化の過程でケガをした場合、感染と出血の危機に同時に晒される。バリアとなる皮膚が損傷して感染の危機に晒され、それと同時に血管が破れて出血の危機にも晒されるの

資料75　ヘルパーT細胞の分化と働き

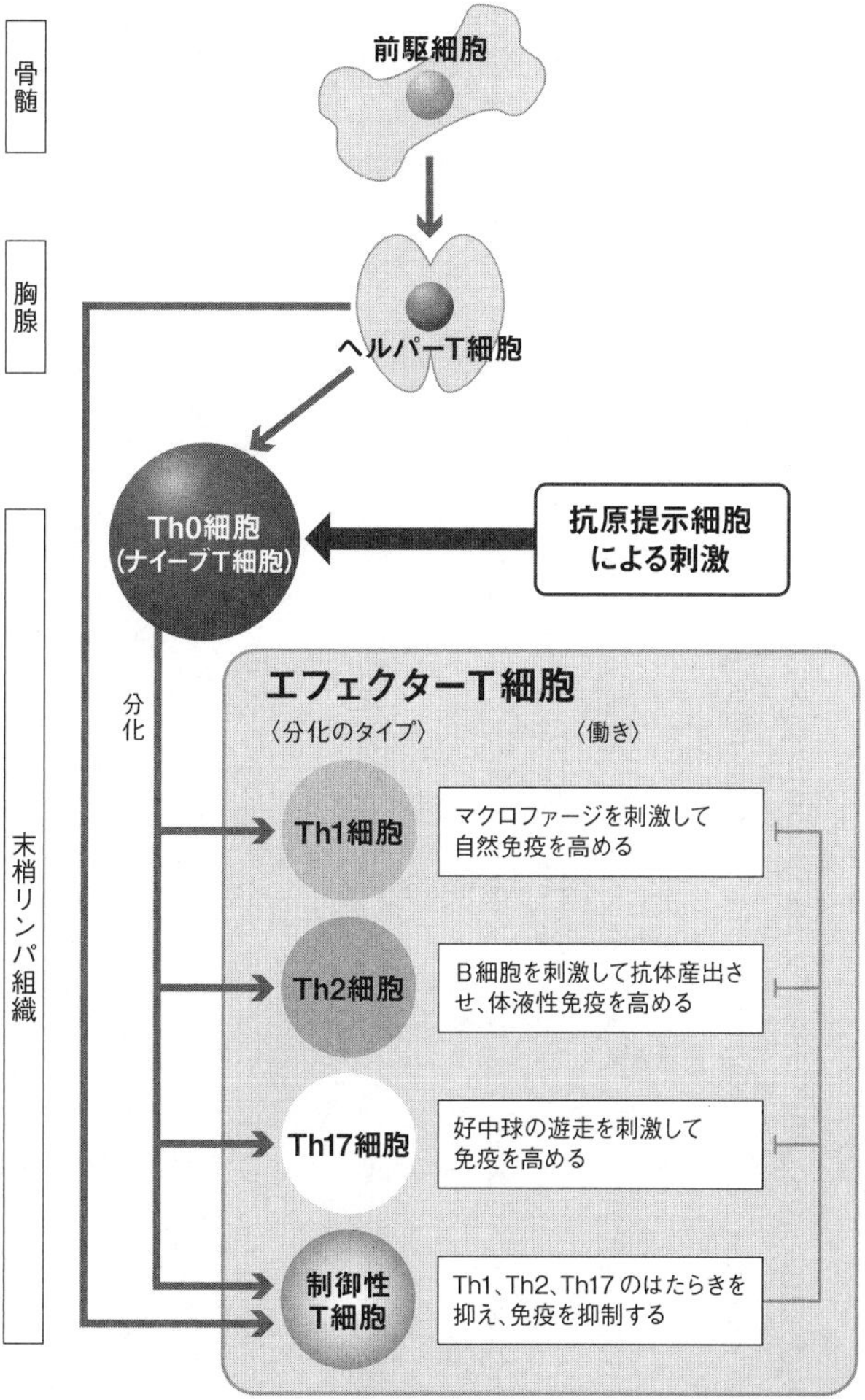

であるから、免疫血栓は当然の反応かもしれない。感染時の血栓の形成は臓器や生命を守るためのメカニズムとして進化したと考えられる。

通常はグリコカリックスが血管内での血液の凝固を防ぐ働きをしている。しかし、感染時にはグリコカリックスが減少または消失することによって、凝固を防止する作用が低下してしまう。さらにＰＡＩ－１（プラスミノーゲン活性化抑制因子－１）が増加し、血栓を溶かす線溶系が抑制されてしまう。

血栓を防ぐのに重要なグリコカリックスは糖質過剰摂取でも減少し、ＰＡＩ－１は糖質過剰摂取で増加する。

(Meigs JB.et al. Hyperinsulinemia, hyperglycemia, and impaired hemostasis: the Framingham Offspring Study. JAMA. 2000 Jan 12;283(2):221-8.)

線溶系の調節不全を示すＰＡＩ－１などの増加は、通常は２型糖尿病の臨床症状に先行し、耐糖能の変化の数年前にでも検出できる。

(Hernestål-Boman J.et al. Signs of dysregulated fibrinolysis precede the development of type 2 diabetes mellitus in a population-based study. Cardiovasc Diabetol. 2012 Dec 18;11:152.)

資料76　単球や好中球の活性化が免疫血栓を誘導する

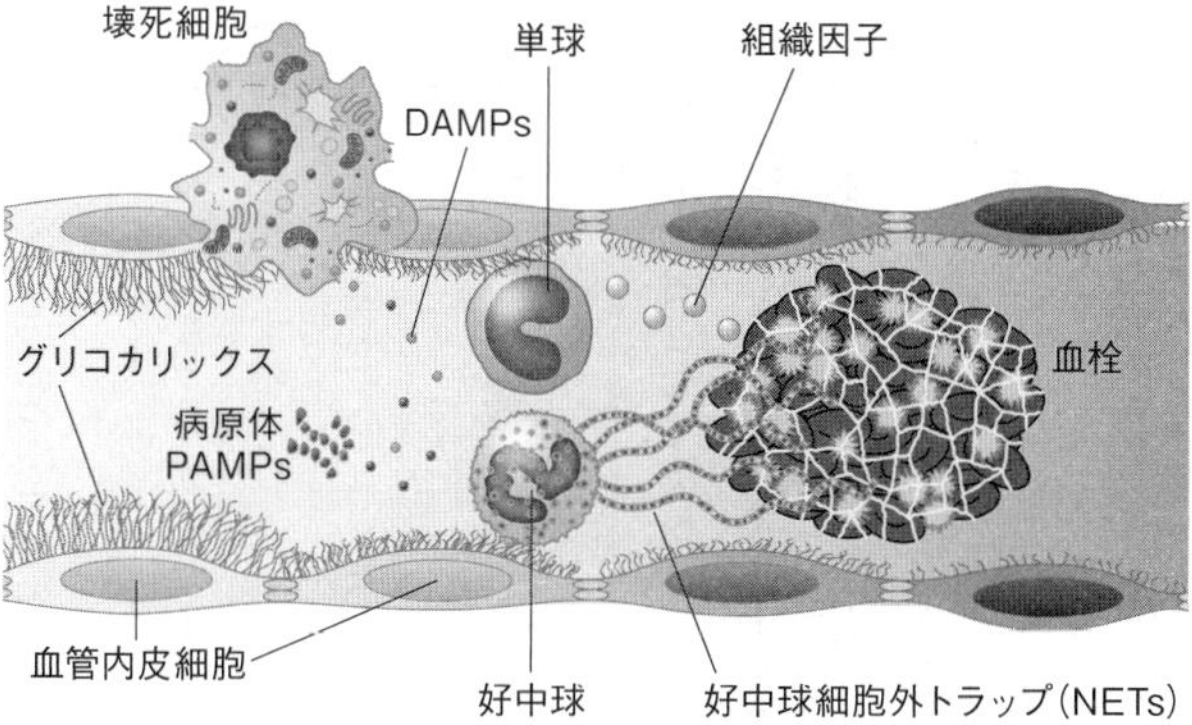

出所：JBスクエア「DICのエキスパートに聞く」第1回「感染を契機とした血栓形成の役割とDIC」（伊藤隆史）図１を元に作成
（https://www.jbpo.or.jp/med/jb_square/dic/expert/ex01/01.php）

つまり、糖質過剰摂取はすでに血栓を作る準備状態なのである。

病原体関連分子パターン（ＰＡＭＰｓ）およびダメージ関連分子パターン（ＤＡＭＰｓ）は単球や好中球を活性化し、単球の組織因子や好中球の好中球細胞外トラップ（ＮＥＴｓ）の放出を引き起こし、免疫血栓を誘導する（**資料76**）（ＰＡＭＰｓやＤＡＭＰｓについては後述）。

(Ito T. PAMPs and DAMPs as triggers for DIC. J Intensive Care. 2014 Dec 31;2(1):67.)

通常健康と考えられる人であっても高血糖、高インスリン血症によって血小板および単球は活性化される。

(Vaidyula VR.et al. Platelet and monocyte

activation by hyperglycemia and hyperinsulinemia in healthy subjects. Platelets. 2006 Dec;17(8):577-85.）

ＡＧＥｓやメチルグリオキサールの増加は、単球の組織因子を増加させ、血小板－好中球凝集の増強を誘導する。

（Gawlowski T.et al. AGEs and methylglyoxal induce apoptosis and expression of Mac-1 on neutrophils resulting in platelet-neutrophil aggregation. Thromb Res. 2007;121(1):117-26.）

免疫血栓の土台としてのＮＥＴｓ形成

好中球細胞外トラップ（ＮＥＴｓ）は典型的なアポトーシスまたは壊死とは異なる好中球の細胞死であるNETosisにより放出される。

（Cooper PR.et al. Neutrophil extracellular traps as a new paradigm in innate immunity: friend or foe? Periodontol 2000. 2013 Oct;63(1):165-97.）

写真（**資料77**）は、好中球細胞外トラップ（ＮＥＴｓ）を表している。好中球は自らの内

資料77　好中球細胞外トラップ（NETs）

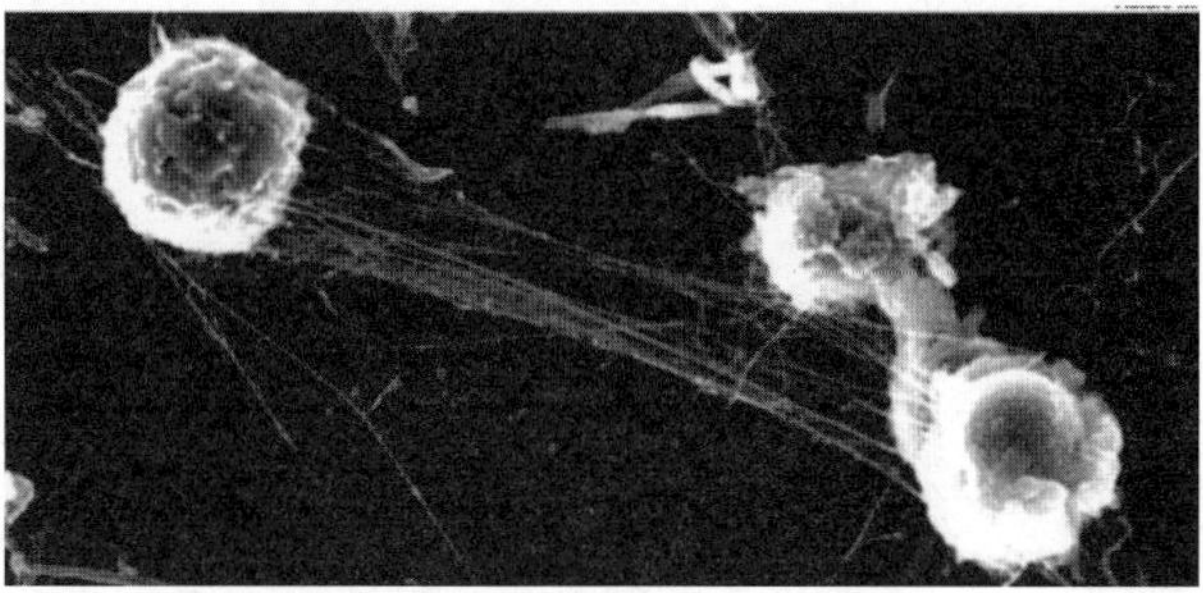

容物をＮＥＴｓとして細胞外にクモの糸のように放出し、病原体を捕獲すると考えられいる。またＮＥＴｓは免疫血栓の土台としての役割を果たす。NETosisは自然免疫の重要なプロセスであり、高血糖がNETosisを誘発することがわかっている。ＮＥＴｓ形成は多因子プロセスである。特に活性酸素依存性であり、活性酸素の低下はＮＥＴｓ形成を低下させる。また解糖系のところで説明したＰＫＣ経路の活性化による、ＮＡＤＰＨオキシダーゼの活性化が重要である。

(Bonaventura A.et al. Neutrophil Extra-cellular Traps and Cardiovascular Diseases: An Update. Cells. 2020 Jan 17;9(1):231.)

さらに、好中球にはミトコンドリアが比較的少なく、エネルギーの大部分は解糖系に由来しており、ＮＥＴｓ形成の代謝要件として、ブドウ糖および解糖系に厳密に依存している。解糖系の低下はＮＥＴｓ形成を阻害する。糖質過剰摂取、高血糖がＮＥＴｓを過剰に誘発するのである。

(Rodríguez-Espinosa O.et al. Metabolic requirements for neutrophil extracellular traps formation. Immunology. 2015 Jun;145(2):213-24.)

ＮＥＴｓは糖尿病の病因にも関与し、糖尿病性潰瘍や創傷治癒遅延および糖尿病性網膜症などの糖尿病性合併症にも大きく関わっていると考えられる。

つまり、ウイルスや細菌などの病原体の侵入だけでなく、高血糖やそれに伴う酸化ストレス、高血糖によって壊死した細胞などからの物質でもNETosisが起こり、免疫血栓ができてしまうのである。

感染が誘発する血栓――心筋梗塞や脳卒中の原因

血栓が大きく関わる病気として心血管疾患がある。その代表的な心筋梗塞も当然、ＮＥＴｓが大きな役割を担う。

資料78は日本における２０１９年の急性心筋梗塞、肺炎およびインフルエンザによる月別の死亡者数である。明らかに肺炎やインフルエンザが多い月と心筋梗塞での死亡者数の多い

資料78　肺炎、急性心筋梗塞、インフルエンザによる月別の死亡者数（2019年）

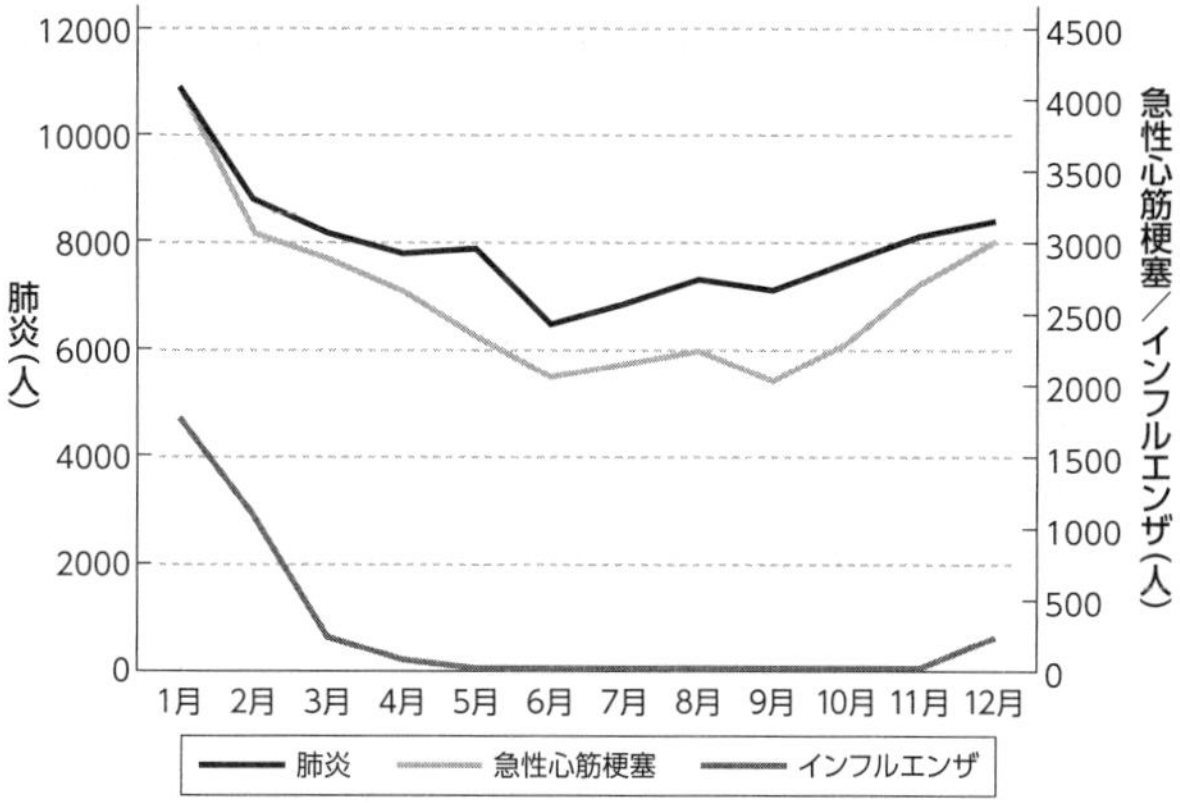

出所：厚生労働省「人口動態統計」

月はリンクしている。つまり感染が起こることで、心臓の冠動脈にも血栓ができやすくなる。免疫血栓の異常な活性化は、心筋梗塞、脳卒中、および静脈血栓塞栓症を引き起こすのである。感染がなくても、高血糖や酸化ストレスなどで細胞死が起きて、細胞内の成分が漏れ出てくれば、免疫血栓が非常に活性化してしまう。免疫血栓の異常な活性化を招かないためにも糖質過剰摂取をやめるべきである。

海外（デンマーク）での報告でも、心筋梗塞と感染症の報告は多い。肺炎球菌感染後1〜3日での心筋梗塞の発生率は20倍になり、インフルエンザでは17・5倍にもなる。呼吸器感染のウイルス全体でも15倍である。同様に脳卒中の発生率も、肺炎球菌感染後1～3日では25・5倍になり、インフルエンザでは10倍にもなる。呼吸器感染のウイルス全体でも8倍である。

(Ohland J.et al. Acute myocardial infarctions and stroke triggered by laboratory-confirmed respiratory infections in Denmark, 2010 to 2016. Euro Surveill. 2020 Apr;25(17):1900199.)

また、ＮＥＴｓが存在すると、ＬＤＬの酸化、凝集、泡沫細胞の形成が増加するので、血管プラーク（粥腫《じゅくしゅ》）も増加すると思われる。

(Haritha VH.et al. NET-associated citrullinated histones promote LDL aggregation and foam cell formation in vitro. Exp Cell Res. 2020 Nov 15;396(2):112320.)

そして**第1章**でも述べたように、新型コロナ感染の重症化の主なメカニズムである血栓症も、この免疫血栓が異常に活性化し、全身に波及して起きていると考えられる。新型コロナ感染によりレニン-アンギオテンシン-アルドステロン系というものが調節不全となり、もともとレニン-アンギオテンシン-アルドステロン系の調節不全を伴っている心血管疾患、高血圧、糖尿病、高齢や肥満などの状態では、免疫血栓を悪化させるのだと考えられる。このうち高齢以外はどれも糖質過剰症候群の状態である。

（Ramos SG.et al. ACE2 down-regulation may act as a transient molecular disease causing RAAS dysregulation and tissue damage in the microcirculatory environment among COVID-19 patients. Am J Pathol. 2021 May 5:S0002-9440(21)00194-2.）

ＮＥＴｓおよびＮＥＴosisが原因、重要な因子となっている疾患

ＮＥＴｓは自己免疫疾患の炎症と自己免疫反応に中心的な役割を果たす。ＮＥＴｓはダメージ関連分子パターン（ＤＡＭＰｓ）として機能し、自己免疫疾患に見られる自己抗体の自己抗原の供給源となることで、免疫寛容（非自己のウイルスや細菌などが侵入してきた場合には速やかに攻撃して排除し、自己の細胞や抗原に対しては免疫反応を起こさないようにするメカニズム）を破たんさせることができる。

（Fousert E.et al. Neutrophil Extracellular Traps (NETs) Take the Central Stage in Driving Autoimmune Responses. Cells. 2020 Apr 8;9(4):915.）

また、ＮＥＴｓはがんの進行や転移にも大きな役割を果たすと考えられ、動物実験上ではあるが、ＮＥＴｓが休眠中のがん細胞を目覚めさせる能力もあると考えられている。

（Masucci MT.et al. The Emerging Role of Neutrophil Extracellular Traps (NETs) in

Tumor Progression and Metastasis. Front Immunol. 2020 Sep 16;11:1749.）

アルコール関連肝疾患、非アルコール性脂肪肝疾患、門脈圧亢進症などの肝疾患や、妊娠高血圧腎症や自然流産など妊娠に関わることとも関連が指摘されている。

（Hilscher MB, Shah VH. Neutrophil Extracellular Traps and Liver Disease. Semin Liver Dis. 2020 May;40(2):171-179.）

（Hahn S.et al. Neutrophil NETs in reproduction: from infertility to preeclampsia and the possibility of fetal loss. Front Immunol. 2012 Nov 27;3:362.）

胆石や唾石《だせき》（唾液管を狭窄《きょうさく》・閉塞し唾液腺が腫れ上がる病気の原因となる結石）の形成にもＮＥＴｓが必要と考えられている。

（Muñoz LE.et al. Neutrophil Extracellular Traps Initiate Gallstone Formation. Immunity. 2019 Sep 17;51(3):443-450.e4.）

（Schapher M.et al. Neutrophil Extracellular Traps Promote the Development and Growth of Human Salivary Stones. Cells. 2020 Sep 22;9(9):2139.）

動物実験も含まれるが、ＮＥＴｓが大きく関係する疾患を挙げる。

・慢性閉塞性肺疾患（ＣＯＰＤ）
・喘息
・急性肺障害（ＡＬＩ）、急性呼吸促迫症候群（ＡＲＤＳ）
・新型コロナウイルスなどの重症呼吸器感染症
・関節リウマチ
・全身性エリテマトーデス（ＳＬＥ）
・抗好中球細胞質抗体（ＡＮＣＡ）関連血管炎
・乾癬
・抗リン脂質抗体症候群
・多発性硬化症
・潰瘍性大腸炎
・クローン病
・１型／２型糖尿病

・痛風
・虫垂炎
・すい炎
・アルツハイマー病
・中枢神経系感染症
・敗血症
・急性心筋梗塞
・虚血性脳卒中
・アテローム性動脈硬化症
・中耳炎
・副鼻腔炎
・ドライアイ
・妊娠高血圧腎症
・自然流産
・胆石

・唾石
・アルコール性／非アルコール性肝障害
・門脈圧亢進症
・がん
・歯周炎

(Vorobjeva NV. Neutrophil Extracellular Traps: New Aspects. Moscow Univ Biol Sci Bull. 2020;75(4):173-188.)

激しい運動で誘発されるＮＥＴｓと血栓の危険性

疾患以外でも注意が必要なのは、激しい運動におけるＮＥＴｓの誘発である。

資料79は、普段からトレーニングしている人が激しい運動をした後の血液の像である。左上は通常の好中球である。そして右上の写真はＮＥＴｓである。激しい運動はこのようにＮＥＴｓを誘発する。

(Beiter T.et al. Neutrophils release extra-cellular DNA traps in response to exercise. J

資料79　激しい運動後の血液の像
（普段からトレーニングをしている人）

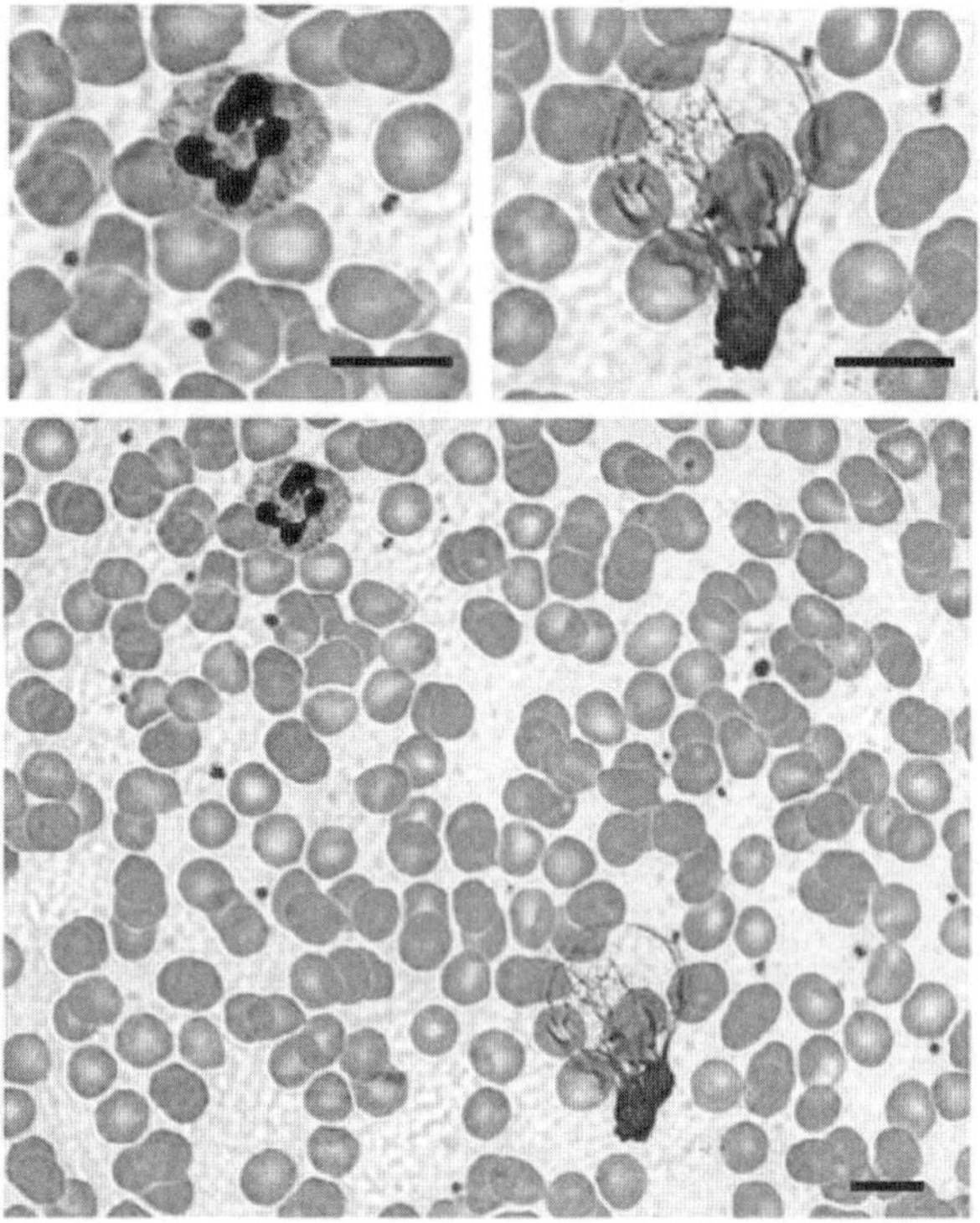

資料80　アイスホッケー選手におけるトレーニングキャンプ前後のNETsの状態

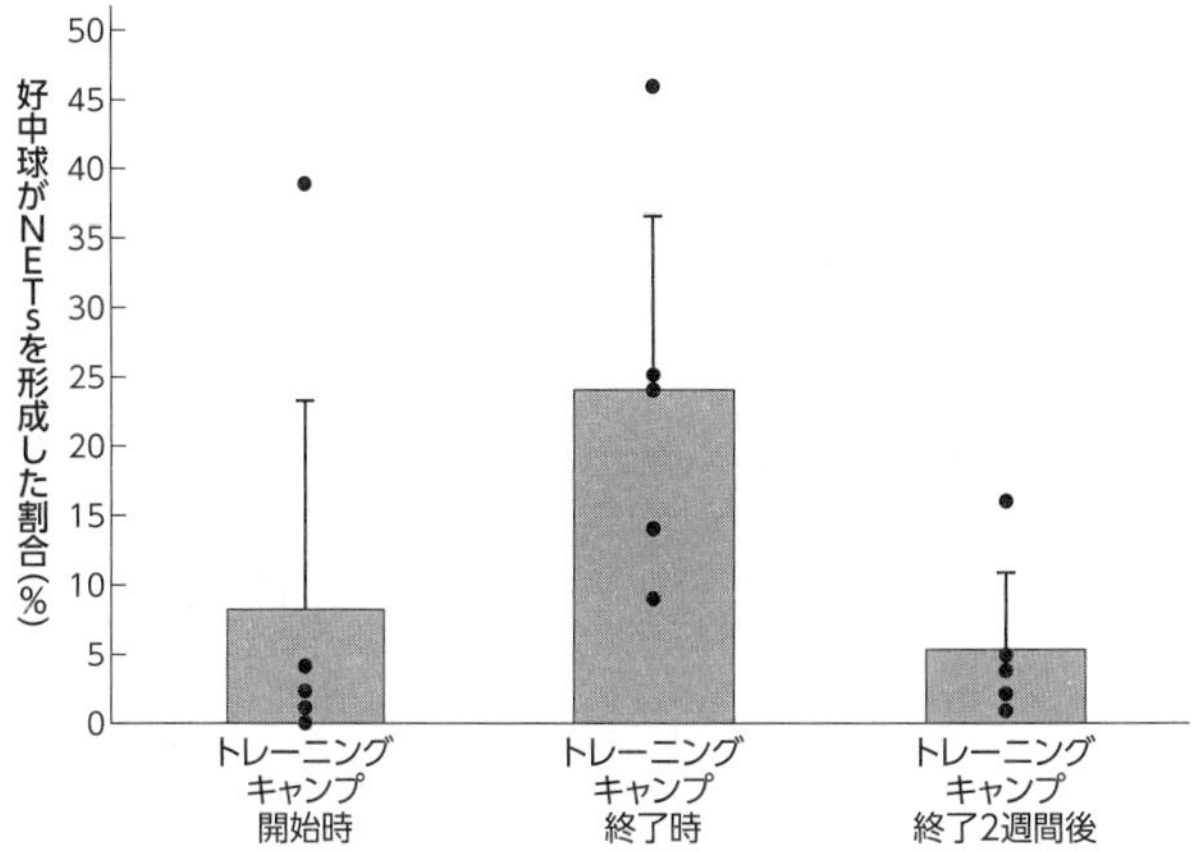

Appl Physiol (1985). 2014 Aug 1;117(3):325-33.）

資料80はポーランド代表チームの6人の男性アイスホッケー選手（20歳未満）が、5日間のトレーニングキャンプを行った前後のNETsの状態を示している。5日間で大幅にNETsの形成は増加していた。

高強度の運動は凝固系を活性化させることがわかっている。

（Thrall G.et al. A systematic review of the effects of acute psychological stress and physical activity on haemorheology, coagulation, fibrinolysis and platelet reactivity: Implications for the pathogenesis of acute coronary syndromes.

Thromb Res. 2007;120(6):819-47.)

凝固系の活性化には、おそらくこのＮＥＴｓ形成も大きな役割を果たしていると思われる。ＮＥＴｓが過剰に誘発されれば、急性心筋梗塞も起きうる。運動時の脱水の影響ばかりが取り沙汰されるが、その脱水を糖質たっぷりのスポーツドリンクで解消しようとすることは危険である可能性がある。

ＮＥＴｓの形成がブドウ糖と解糖系、活性酸素（過度の運動は活性酸素を産出する）に依存していることを考えれば、糖質過剰摂取が運動による心筋虚血などに果たす役割は非常に大きいのである。ＮＥＴｓを過剰に誘発しない食事をすることが重要である。その食事は糖質制限食である。

「運動するときのエネルギーには糖質が必要」だと思い込んで、安易にカーボローディングなどの糖質たっぷりの食事を摂ったりスポーツドリンクを摂取することは、炎症や血栓のリスクを増加させると考えられる。

（５）糖化に対する防御機能はほとんどない

ＡＧＥｓを除去するタンパク質は、糖化ストレスで機能低下を起こす

糖化を薬で抑制することは今のところできない。そうするとＡＧＥｓを除去するメカニズムが重要と思われるが、十分には解明されていない。

ＡＧＥｓはできてしまうとなかなか除去できないといわれている。ＡＧＥｓが形成されると、タンパク質から結合された糖または糖誘導体を特異的に除去する特別な酵素はない。しかし、体の中にはそれを除去するメカニズムとして、ユビキチン－プロテアソームシステム（ＵＰＳ）というものと、オートファジーの２つの経路が考えられている。これらの分解経路の機能は加齢とともに低下してしまうようである。

動物実験では（おそらく人間にも当てはまると思われる）、ｐ62と呼ばれるパックマンのようなタンパク質が、オートファジーのプロセスを通じて、糖によって引き起こされる有毒

な細胞老廃物の除去に不可欠であることを示している。このｐ62がないマウスでは、大量の糖化ストレスでの生存率が20％であったが、ｐ62のあるマウスでは生存率50％と大幅に高かった。つまりｐ62は糖化ストレスに対して保護的であると考えられる。そしてｐ62のないマウスでは、よりＡＧＥｓが蓄積しやすくなっていた。

しかし、さらに糖化ストレスがかかると、ＡＧＥｓの蓄積はｐ62があってもなくても、糖化産物の濃度と時間に依存していた。つまり、タンパク質の糖化が閾値《いきち》に達すると、ＡＧＥｓの分解が効率的に行われず、不溶化または凝集が起こり、これが糖化ストレス下での細胞毒性の加速に関連していることを示唆している。

しかも、糖化はＡＧＥｓを除去するｐ62のプロセスを機能不全に陥らせているようなのである。糖化でできたＡＧＥｓを除去するメカニズムは、糖化ストレスで機能が大きく低下してしまい、細胞毒性を増加させていると考えられる。

しかし、この機能低下は可逆的で、糖化ストレスが低下すると、再度ＡＧＥｓの分解能は増加するようである。ｐ62を機能させる糖化ストレスのレベルでは、ｐ62はＡＧＥｓの除去に対して主要な役割を担い、糖化ストレスのレベルが上昇すると、ｐ62は機能不全となる。

つまり、我々人間でも、毎日の糖質過剰摂取による高血糖とそれによる糖化ストレスで、機能不全に陥ったｐ62依存性オートファジーが、加齢に伴うタンパク質恒常性の喪失、損傷したタンパク質での細胞毒性の蓄積および細胞死、老化などに大きく関わっていることを示唆しているのである。

（Aragonès G.et al. Autophagic receptor p62 protects against glycation-derived toxicity and enhances viability. Aging Cell. 2020 Nov;19(11):e13257.）

おそらく人類の歴史の中で、現代ほど糖質を過剰摂取する時代はなく、糖化ストレスに対する防御能がそこまで備わっていないのではないかと思われる。ここまでの糖質過剰は想定していなかったのであろう。

糖化ストレスに対してどれだけ耐えられるかは、その組織や細胞によって異なると思われる。特に脳などの神経は脆弱だと考えられる。

しかし、糖化ストレスを抑えれば、まだ逆転できる組織や細胞も多く存在しているであろう。糖化ストレスを抑制するには糖質制限が最も有効な手段である。糖質過剰摂取を放置しておいてはＡＧＥｓがどんどん蓄積してしまう。

パーキンソン病と糖化

第3章でも取り上げた、難病としては比較的メジャーなパーキンソン病は、中脳の黒質にあるドーパミン神経細胞が減少して起こると考えられている。そしてドーパミン神経細胞が減少する原因ははっきりとはしていない。

現在は、ドーパミン神経細胞の中にαシヌクレインというタンパク質が凝集して蓄積し、ドーパミン神経細胞が減少すると考えられている。現在の治療としては薬物療法が基本で、ドーパミンが減っているので、ドーパミンを補う薬がメインとなっている。

さて、αシヌクレインは、神経細胞に非常に豊富な神経タンパク質である。さらにパーキンソン病で最も糖化されるタンパク質の１つである。αシヌクレインは、糖化すると凝集体を生成し、レビー小体として発達し、細胞の酸化ストレスを引き起こし、高い細胞毒性をもたらす。

(Chen L.et al. Ribosylation rapidly induces alpha-synuclein to form highly cytotoxic molten globules of advanced glycation end products. PLoS One. 2010 Feb 4;5(2):e9052.)

糖質過剰摂取では、先に見たＡＧＥ経路でできる非常に反応性の高い危険な代謝産物、メチルグリオキサールが、タンパク質だけでなく、神経伝達物質のドーパミンさえも糖化してしまう。ドーパミンの糖化によりＡＤＴＩＱという毒性代謝物が生成される。

(Deng Y.et al. Occurrence and distribution of salsolinol-like compound, 1-acetyl-6,7-dihydroxy-1,2,3,4-tetrahydroisoquinoline (ADTIQ) in parkinsonian brains. J Neural Transm (Vienna). 2012 Apr;119(4):435-41.)

この活性代謝物ＡＤＴＩＱは、黒質を含むヒトの脳組織に存在し、ＡＤＴＩＱはパーキンソン病の患者で大きく増加しているのである。ということは、パーキンソン病には糖化が大きく関わっていると考えられる。糖化をできる限り抑制することが、この難病を予防する一番の目標であると思われる。

ＣＯＰＤ（慢性閉塞性肺疾患）も糖質過剰摂取と関連している

慢性の呼吸器疾患であるＣＯＰＤは喫煙が大きく関連している。しかし、実際にはここにも糖質過剰摂取が大きく関係していると考えられる。

ｍＴＯＲ（**第2章**参照）の過活性化により、肺の老化が起こる。

そして炎症と酸化ストレス、肺細胞の老化が肺気腫を促進し、ＣＯＰＤを起こすと考えられる。喫煙だけでなく、それに加えて糖質過剰摂取は、炎症、酸化ストレスを大きく増加させ、ｍＴＯＲも非常に活性化させるのである。

（Houssaini A.et al. mTOR pathway activation drives lung cell senescence and emphysema. JCI Insight. 2018 Feb 8;3(3):e93203.）

ｍＴＯＲの過活性化はオートファジーも低下させる。またＣＯＰＤにもNETosisが大きく関係している。禁煙も糖質制限も両方必要である。

さらに、症例報告であるが、ケトン食によりＣＯＰＤが大きく改善した症例が報告されている。薬でも、減量でも、いわゆる「バランスのよい食事」でも改善を見なかったＣＯＰＤの男性の非常に低下した呼吸機能が、ケトン食によって38％も改善し、マラソンを5時間半で完走できるまでになったのである。ケトン食を実施する前は、1年に2回の急性増悪に苦しんでいたが、ケトン食実施後からは増悪はなくなった。

ＣＯＰＤは呼吸の悪化を示す衰弱性の炎症性呼吸器疾患であり、進行性で不可逆性、不治であると考えられているが、糖質をしっかり制限した食事によって改善が可能な疾患である可能性がある。

（Norwitz NG.et al. Case Report: Ketogenic Diet Is Associated With Improvements in Chronic Obstructive PulmonaryDisease. Front. Med.2021, 8:699427.）

（6）トール様受容体と高血糖

免疫機能のカギを握るトール様受容体

免疫機能で最もカギを握っているものの１つがトール様受容体である。トール様受容体とは細胞表面にある受容体タンパク質で、種々の病原体を感知して自然免疫を作動させる。現在のところ十数種類見つかっている。

自然免疫とは、侵入した病原体をいち早く感知し、様々な物質を発動する最前線の生体防御機構である。トール様受容体は、病原体そのものや病原体の特定の特徴を認識するのではなく、病原体に共通して存在している成分を認識する「パターン認識」と呼ばれる受容体である。ＡＩは人の顔を認識して、それぞれの人物を特定できるが、トール様受容体はそこまで細かくは認識できなくても、どこの国の人であるのか、男なのか女なのか、子どもなのか老人なのかというようなレベルでのパターンの認識ができるのである。

これらの十数種類のトール様受容体は、樹状細胞やマクロファージ、β細胞のような抗原提示細胞だけでなく、Ｔ細胞や他の外界と接する細胞、たとえば皮膚の表皮細胞や腸管上皮、気管の上皮でも認められている。さらに、脂肪細胞やすい臓のβ細胞など非免疫細胞でも広く確認されている。

第1章でも述べたように、高血糖はトール様受容体を増加させる。一度高血糖で活性化されたトール様受容体は２～３日活性化されたままなのである。糖質過剰摂取をしていれば毎日トール様受容体が活性化され続ける可能性が高い。

(Dasu MR.et al. High glucose induces toll-like receptor expression in human monocytes: mechanism of activation. Diabetes. 2008 Nov;57(11):3090-8.)

すい臓のβ細胞などいくつかの細胞タイプで発現するトール様受容体のＴＬＲ４（トール様受容体４）の活性化は、インスリン抵抗性、すい臓細胞の機能不全、および耐糖能の変化などを誘発する可能性がある。

また糖尿病では、トール様受容体の発現の増加は、ＢＭＩや血糖値、インスリン抵抗性の指標のＨＯＭＡ－ＩＲ、HbA1c（ヘモグロビンエーワンシー）とも相関している。

（Dasu MR.et al. Increased toll-like receptor (TLR) activation and TLR ligands in recently diagnosed type 2 diabetic subjects. Diabetes Care. 2010 Apr;33(4):861-8.）

さらに、トール様受容体の増加はすい臓のβ細胞におけるインスリン合成と分泌を低下させる可能性もある。

（Garay-Malpartida HM.et al. Toll-like receptor 4 (TLR4) expression in human and murine pancreatic beta-cells affects cell viability and insulin homeostasis. BMC Immunol. 2011 Feb 28;12:18.）

太りすぎや肥満でもトール様受容体は過剰に増加し、炎症を起こすＴＮＦ－αとＩＬ－６（どちらも炎症誘発性サイトカイン）の発現増加と相関している。

（Ahmad R.et al. Elevated expression of the toll like receptors 2 and 4 in obese individuals: its significance for obesity-induced inflammation. J Inflamm (Lond). 2012 Nov 28;9(1):48.）

ＡＧＥｓは、ＲＡＧＥ（ＡＧＥｓ受容体）および／またはＴＬＲ４を介してＩＬ－６の分泌を刺激する。

（Ohtsu A.et al. Advanced glycation end products and lipopolysaccharides stimulate interleukin-6 secretion via the RAGE/TLR4-NF-κB-ROS pathways and resveratrol attenuates these inflammatory responses in mouse macrophages. Exp Ther Med. 2017 Nov;14(5):4363-4370.)

ＡＧＥｓの受容体（ＲＡＧＥ）はトール様受容体と同様に、炎症の重要なパターン認識受容体（ＰＲＲ）と考えられている。

(Teissier T, Boulanger É. The receptor for advanced glycation end-products (RAGE) is an important pattern recognition receptor (PRR) for inflammaging. Biogerontology. 2019 Jun;20(3):279-301.)

ＴＬＲ４がヒトのアテローム性動脈硬化症の内皮細胞でも著しく増強されることがわかっている。しかし、ＴＬＲ４は正常な動脈の内皮細胞での発現は低レベルである。ＴＬＲ４の発現は、ヒトのアテローム性動脈硬化症の血管の内側の平滑筋でも増加している。

(Li H, Sun B. Toll-like receptor 4 in atherosclerosis. J Cell Mol Med. 2007 Jan-Feb;11(1):88-95.)

酸化によって最小限に修飾された低密度リポタンパク質（ＭＭ－ＬＤＬ）や酸化ＬＤＬはＴＬＲ４に結合し、初期の内皮細胞機能障害の原因となり、アテローム性動脈硬化症の開始に寄与する可能性がある。この受容体の活性化はまた、炎症誘発性サイトカインやタンパク分解酵素を誘発し、それによりアテローム性動脈硬化症のプラークの不安定性を促進し、プラークの破壊および急性血栓症を起こす可能性を高めると考えられる。

トール様受容体の中で、ＴＬＲ２とＴＬＲ４は、臨床状態と実験状態の両方で、インスリン抵抗性、糖尿病、およびアテローム性動脈硬化症の病因に重要な役割を果たす。ＴＬＲ２およびＴＬＲ４に結合するものとして、高移動度グループＢ１タンパク質（ＨＭＧＢ１）、熱ショックタンパク質（ＨＳＰ）60、ＨＳＰ70、エンドトキシン、ヒアルロン酸、高度な終末糖化産物、および細胞外マトリックス成分などがある。
(Dasu MR.et al. Increased toll-like receptor (TLR) activation and TLR ligands in recently diagnosed type 2 diabetic subjects. Diabetes Care. 2010 Apr;33(4):861-8.)

我々ができることとは、トール様受容体やＲＡＧＥといった受容体をできる限り活性化しないことである。その両方を活性化できるＡＧＥｓは糖質過剰の食事によって増加する。だから食事を変えればＡＧＥｓを大きく減らせるのである。逆にいえば、ＡＧＥｓを減らす方法は糖質制限以外にはないといってもよい。

トール様受容体の活性化は早産をも招く

トール様受容体の刺激は、子宮上皮細胞、胎児膜、胎盤で、炎症誘発性サイトカインの放出を誘発することが示されている。トール様受容体を介した自然免疫系の活性化は、早産の過程における子宮収縮、子宮頸部成熟、および前期破水の病因に関係している可能性がある。

(Noguchi T.et al. Evidence for activation of Toll-like receptor and receptor for advanced glycation end products in preterm birth. Mediators Inflamm. 2010;2010:490406.)

インスリン治療を必要とする2型糖尿病では約11倍、インスリン治療のない2型糖尿病でも約2倍、早産の可能性が高い。

(Kong L.et al. Associations of Maternal Diabetes and Body Mass Index With Offspring Birth Weight and Prematurity. JAMA Pediatr. 2019 Apr 1;173(4):371-378.)

高血糖がトール様受容体などを介して炎症、免疫反応を起こしていることによるものと考えられる。

自己免疫疾患ではトール様受容体が活性化している

通常であれば、自己の細胞や組織などにはトール様受容体は活性化しない。そのようにできているはずである。しかし、糖化したり酸化したりした細胞や組織、タンパク質などは、トール様受容体には自己ではないと判断されてしまうのである。糖化、酸化したものは、他人のものというよりも病原体と同じレベルの扱いになってしまうのである。もはや敵である。やっつけなければならないのである。炎症物質を出そう！　抗体を作って攻撃しよう！　それが、日常的に起きれば、これを「自己免疫疾患」というのである。

全身性エリテマトーデス（ＳＬＥ）は、代表的な全身性自己免疫疾患である。リンパ球の一種であるＢ細胞は、病因に中心的な役割を果たしている。トール様受容体のシグナル伝達の活性化が、自己反応性Ｂ細胞のシグナル伝達応答を相乗的に増強する。そしてトール様受容体活性化が、いくつかの自己抗体産生に必要かつ十分であることもわかっている。

(Rip J.et al. Toll-Like Receptor Signaling Drives Btk-Mediated Autoimmune Disease. Front Immunol. 2019 Jan 30;10:95.)

（7）糖質過剰が引き起こす自己免疫疾患

「免疫」という言葉が意味を成していない

「免疫」という言葉は、文字通りに考えれば「疫（疫病）」を「免れる」という意味である。つまり伝染性のある流行《はや》り病を免れるために体に備わった機能のことである。

たしかに、人間をはじめすべての動物は、つねに外敵との戦いで生き延び、進化してきた。食うか食われるかだけでなく、細菌やウイルスなどの外敵との戦いに対して免疫機能を発達させた。そして、自然免疫と獲得免疫という二重の防御網を作り上げた。

しかし、じつは内部にも敵は存在していた。外部からの侵入ではなく、内部の体の一部が変化してしまうことがある。何らかの原因で死んでしまったり、傷害を受けて、正常の働きができなくなった成分や細胞は有害であり、異物と見なされる。

つまり、免疫機能は外部だけでなく内部の「異物」も排除して修復し、体の恒常性を維持するための仕組みである。疫病を免れるだけのものでは決してない。

内部の敵は、もちろんあえて裏切ったり変化したのではない。あるものに取り憑《つ》かれ、洗脳されてすっかり姿を変えてしまったり、命を落としたようなものである。そのあるものの１つが糖質からできた糖化物質であり、高血糖から生まれる活性酸素および酸化ストレスである。

狩猟採集生活では糖質摂取がほとんどなかったので、糖化や酸化に対しては細菌やウイルスに対する防御網を使えば事足りたのかもしれない。だから今でも糖化に対する防御は免疫機能が強く働いているし、ほとんどそれしか持ち合わせていない。しかし、現代ではその内部の敵が増えすぎたのである。

すべての病気には炎症、免疫が関わっている

我々の体はつねに一定の状態を保つようにできている。その状態を脅かす存在は排除しなければならない。その排除の仕組みが炎症であり免疫である。炎症には急性炎症と慢性炎症があるが、大まかにいって急性炎症には自然免疫が、慢性炎症には獲得免疫が関わっている。

細菌やウイルスの成分である病原体関連分子パターン（ＰＡＭＰｓ）を認識するパターン

認識受容体などによって、危険だという信号が送られ免疫反応が起きるが、同様に、傷害された細胞の成分もダメージ関連分子パターン（ＤＡＭＰｓ）として認識されて、炎症や免疫反応を起こす。

体の中の様々な成分は、通常であれば炎症を引き起こさない。しかし、細菌やウイルスに感染しなくても、高血糖になると一部の細胞はクリーンではない細胞死（壊死）やNETosis（前述）を起こす。そうすると細胞内の様々な成分が漏れ出てしまう。それを処理するのにも免疫システムが関わり、炎症、免疫反応を起こすのである。

さらに重要なのは、ＤＡＭＰｓが必ずしも死んだ細胞に由来するわけではないということである。ＤＡＭＰｓは、生命を脅かすストレスを受けているが、まだ生きている細胞によって分泌または遊離される可能性がある。たしかに、できるだけ早く免疫システムに警告することは利点をもたらすであろう。

ＤＡＭＰｓには細胞質由来の熱ショックタンパク質（ＨＳＰ）や尿酸、細胞の核由来のＨＭＧＢ１やヒストン、ＤＮＡ、ミトコンドリア由来のミトコンドリアＤＮＡやＡＴＰなど非常に多くのものがある。

ＤＡＭＰｓにはそもそも、人間にとって組織の危機を知らせる「危険アラーム」という重要な役割があり、そのアラームにより免疫反応を起こし、すばやく、危険が広がらないように処理するようなメカニズムが進化したと考えられる。

しかし、このＤＡＭＰｓの過剰な生成が現代では起きてしまっている。日々の糖質過剰摂取による高血糖、糖化ストレス、酸化ストレス、血流障害による虚血などにより、組織、細胞が大きなストレスに晒されたり、細胞死が起きたりして、ＤＡＭＰｓが過剰に生成されているのである。狩猟採集時代では一時的なアラームで済み、生存する確率を高めた機能が、現代ではずっとアラームが鳴り続け、炎症も慢性化し、自己免疫の過剰な反応を起こす。それにより、人によっては苦痛をもたらす疾患を発症したり、生命を脅かすような反応まで起きてしまうのである。

（Vénéreau E.et al. DAMPs from Cell Death to New Life. Front Immunol. 2015 Aug 18;6:422.）

自己抗体が対応する抗原が細胞内および細胞の核内に存在する場合、通常は細胞死においてもマクロファージが処理して細胞外に漏れないようになっている。高血糖によりマクロファージの機能異常が起き、また高血糖によって通常のクリーンな細胞死ではない細胞死やNETosisが起きたり、細胞が危機に陥ると、ＤＡＭＰｓとして細胞外に出て抗原となるのである。そのようにして、抗原提示細胞が、抗原となりうる細胞内の分子にアクセスしやすくなるのである。

また、高血糖によりＡＧＥｓや反応性の高いメチルグリオキサールが作られたり、酸化ストレスが増加することにより、様々な成分が修飾を受け、傷害される。それらにも排除のメカニズムが働く。これらの修飾を受けた成分はもはや非自己だと判断されうるのである。

そして、高血糖ではトール様受容体が活性化する。それにより抗原提示が促進される。そして、毎日何食も糖質過剰摂取することにより、高血糖が何度も、何時間も起こり、繰り返し抗原提示がなされ、自己抗体ができると考えられる。

自己抗体が見つかっていない疾患であっても、ほとんどすべての疾患には炎症や自己免疫が大きく関わっている。それを惹起し、進行させるのは糖質過剰摂取により起こる高血糖、糖化、それにより増加する酸化である。おそらく難病の多くも、まだわかっていないだけで、この機序に関連していると思われる。

自己免疫疾患と自己炎症疾患

いわゆる自己免疫疾患というのは、免疫の中の獲得免疫の異常により自己抗体が産生されて、それにより自己の組織、成分が攻撃されて疾患を起こすものである。しかし、自己免疫疾患と考えられているものであっても、実際には自己抗体が認められなかったり、自己抗体が認められたとしても、それ自体が悪さをしていない疾患もある。そのような疾患は自然免疫の異常がメインであり、自己抗体の産生は副産物である可能性もある。

　このような、自然免疫の異常による炎症が主体で臓器の障害が起こり、抗体産生や抗原特異的Ｔ細胞が認められない疾患を、「自己炎症疾患」として、自己免疫疾患とは別の疾患であるとする概念が近年提唱されている。じつは広義の自己炎症疾患に、２型糖尿病も含まれているのである。

　自己炎症疾患に最も深く関わっているのは、ＮＬＲＰ３インフラマソームというものである。ＮＬＲＰ３インフラマソームは、細菌やウイルスの構成成分などの病原体関連分子パターンやＨＭＧＢ１などのＤＡＭＰｓ（ダメージ関連分子パターン）など、様々な刺激などによって活性化するものである。そしてそこでもトール様受容体などを介している。

(Wilson SP, Cassel SL. Inflammasome-mediated autoinflammatory disorders. Postgrad Med. 2010 Sep;122(5):125-33.)

　しかも、ＮＬＲＰ３インフラマソームはケトン体により抑制されるのである。

(Youm YH.et al. The ketone metabolite β-hydroxybutyrate blocks NLRP3 inflammasome-mediated inflammatory disease. Nat Med. 2015 Mar;21(3):263-9.)

自己免疫疾患と自己炎症疾患を分けることは無意味ではないであろうが、異常が起こる主体が獲得免疫なのか自然免疫なのかの違いであり、その始まり、つまり根本の原因は同じだと思われる。その根本原因の最も大きなものは糖質過剰摂取による高血糖、糖化や酸化である。自然免疫と獲得免疫は密接に関わっているので、どちらにも異常が起きていることもあるであろう。

高血圧でさえ自己免疫が大きく関わる

非常にありふれた生活習慣病と考えられている高血圧でさえ、自己免疫が関与していると考えられている。自然免疫も獲得免疫も両方ともが関わっている。

(Rodriguez-Iturbe B.et al. Role of the Immune System in Hypertension. Physiol Rev. 2017 Jul 1;97(3):1127-1164.)

非免疫経路は前に述べたが、それは糖質過剰摂取、特に果糖過剰摂取で起こる。高血糖や果糖摂取により、交感神経やレニン-アンギオテンシン-アルドステロン系の慢性的な活性

資料81　高血圧と免疫システムとの関係

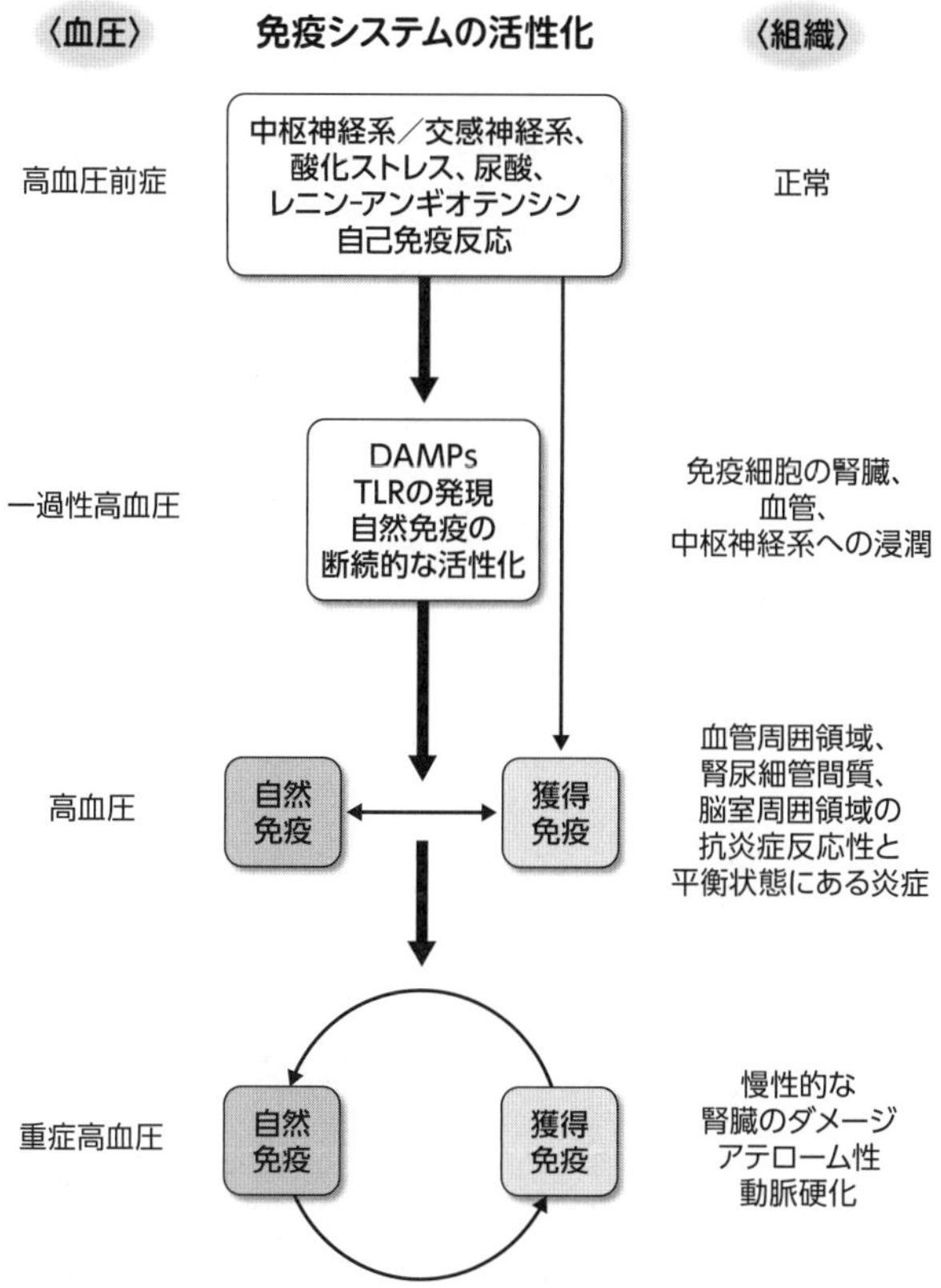

化を起こし、カテコールアミン、アンギオテンシンⅡ、アルドステロンの過剰生産を引き起こし、これらはアドレナリン受容体、アンギオテンシンⅡ受容体１型（ＡＴ１）、ミネラルコルチコイド受容体を刺激して、血管緊張、腎臓でのナトリウムおよび水の再吸収、心拍数を増加させる。そして、非免疫経路により起こる血圧上昇で機械的および酸化的損傷が促進され、また高血糖や糖化による損傷も促進され、ＤＡＭＰｓや新たな抗原が形成される。そこから自然免疫と獲得免疫の免疫経路が活性化し、炎症や血管の線維化、血管抵抗の上昇、腎臓の炎症による腎臓でのナトリウムや水分の再吸収の増加などが起こる（**資料81**）。また一部の自己抗体は、アンギオテンシンⅡ受容体１型（ＡＴ１）とアドレナリン受容体に対して活性化作用を及ぼし、血管抵抗、ナトリウムと水の再吸収、心拍数に影響を与える。このように、攻撃はしないまでも、不都合な生理的反応を起こす自己抗体も関与しているのである。高血圧も立派な自己免疫疾患であるといえる。

妊娠高血圧腎症でもアンギオテンシンⅡ受容体１型（ＡＴ１）に対する活性化自己抗体が認められている。

(Drummond GR.et al. Immune mechanisms of hypertension. Nat Rev Immunol. 2019 Aug;19(8):517-532.)

1型糖尿病は自己免疫疾患？　2型糖尿病は生活習慣病？

現在のところ1型糖尿病は自己免疫疾患であり、2型糖尿病は生活習慣病、あるいは先ほど述べたように自己炎症疾患のように考えられている。

しかしこのような自己免疫疾患とか生活習慣病などの枠組みは意味を持たない可能性が高い。生活習慣、特に食習慣が変われば、様々な体の変化が起きうる。糖質過剰摂取では自己免疫、炎症が活性化してしまう。その中で一部は自己免疫の自己抗体が有意になって、すい臓を破壊して1型糖尿病になり、一部は自己免疫反応が緩やかにすい臓を傷害し、慢性的に炎症を持続させ2型糖尿病となると考えられる。

2型糖尿病の慢性炎症状態を特徴付けるサイトカインの産生の増加は、すい臓のβ細胞の破壊と一致し、この炎症誘発性の組織損傷は自己抗原の放出につながり、自己免疫活性化を促進する。

次に、自己免疫はβ細胞のインスリン分泌をさらに損ない、高血糖を促進するのである。

(de Candia P.et al. Type 2 Diabetes: How Much of an Autoimmune Disease? Front Endocrinol (Lausanne). 2019 Jul 4;10:451.)

資料82　1型糖尿病と2型糖尿病との境目ははっきりしていない

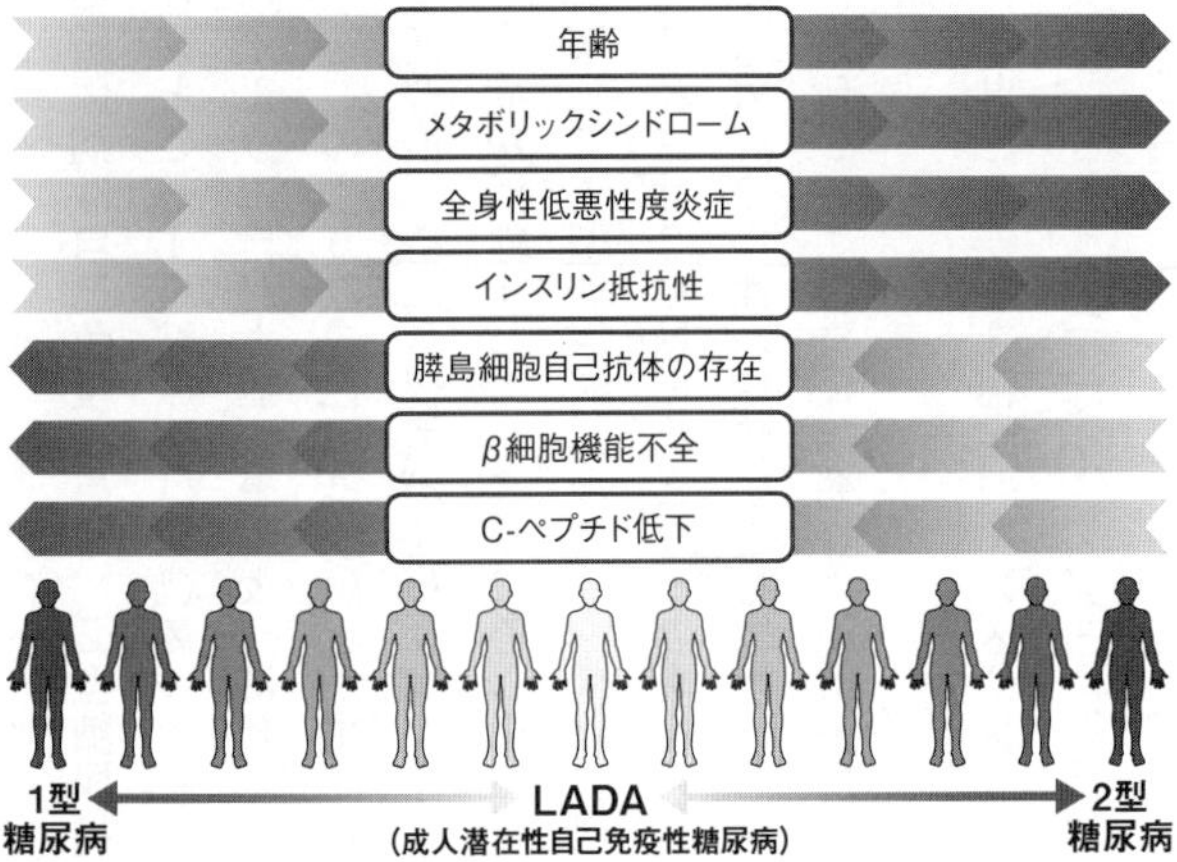

成人潜在性自己免疫性糖尿病（ＬＡＤＡ：抗ＧＡＤ抗体が陽性であるが、最初は2型糖尿病のように徐々に進行し、その後インスリン分泌が低下して、1型糖尿病と同様の病態となるもの）を含めて考えると、1型糖尿病と2型糖尿病を完全に分けて考えることが難しく、様々な重複が認められる。2型糖尿病でも慢性炎症、酸化ストレスの増加、高血糖によりすい臓の細胞の破壊が起き、細胞死によりその細胞成分が漏れ出てくる。そうするとその成分に対する膵島反応性Ｔ細胞、抗体産生が起こる。それらは自己の健康な細胞にさえ攻撃を始めてしまい、段々とすい臓の機能低下が起きると考えられる。

また2型糖尿病では、すい臓に特異的な1

型糖尿病とは別の自己抗体が、単にまだ見つかっていないだけの可能性もある（**資料82**）。つまり、2型糖尿病は単なる生活習慣病であるというだけではなく、食事の問題による免疫反応により起こる自己免疫疾患の1つであるとも考えられる。

1型と2型の糖尿病の境目は、じつははっきりしていないと考えた方がよいのではないだろうか。その違いは、先ほどの、自己免疫疾患と考えられる獲得免疫の異常が主体か、自己炎症疾患と考えられる自然免疫の異常が主体かの違いか、もしくは進行するスピードの違いだけなのかもしれない。

緑内障にも自己免疫が関わっている

前著で「4型糖尿病」と位置付けた緑内障であるが、眼圧による神経の損傷というよりも、炎症や自己免疫が関わっていると考えたり、脳の変性疾患と捉えるようになってきている。多くの緑内障患者において、眼圧上昇を効率的にコントロールしているにもかかわらず、神経の喪失は進行するのである。当然AGEs（終末糖化産物）も蓄積している。

資料83に示すように、網膜のAGEsの領域は健康な眼（対照群）では5%未満であるが、緑内障では約33%にもなる。視神経乳頭でも健康な眼では6%未満であるが、緑内障では約

資料83　網膜と視神経乳頭におけるAGEsとRAGEの増加
（緑内障患者と対照群の比較）

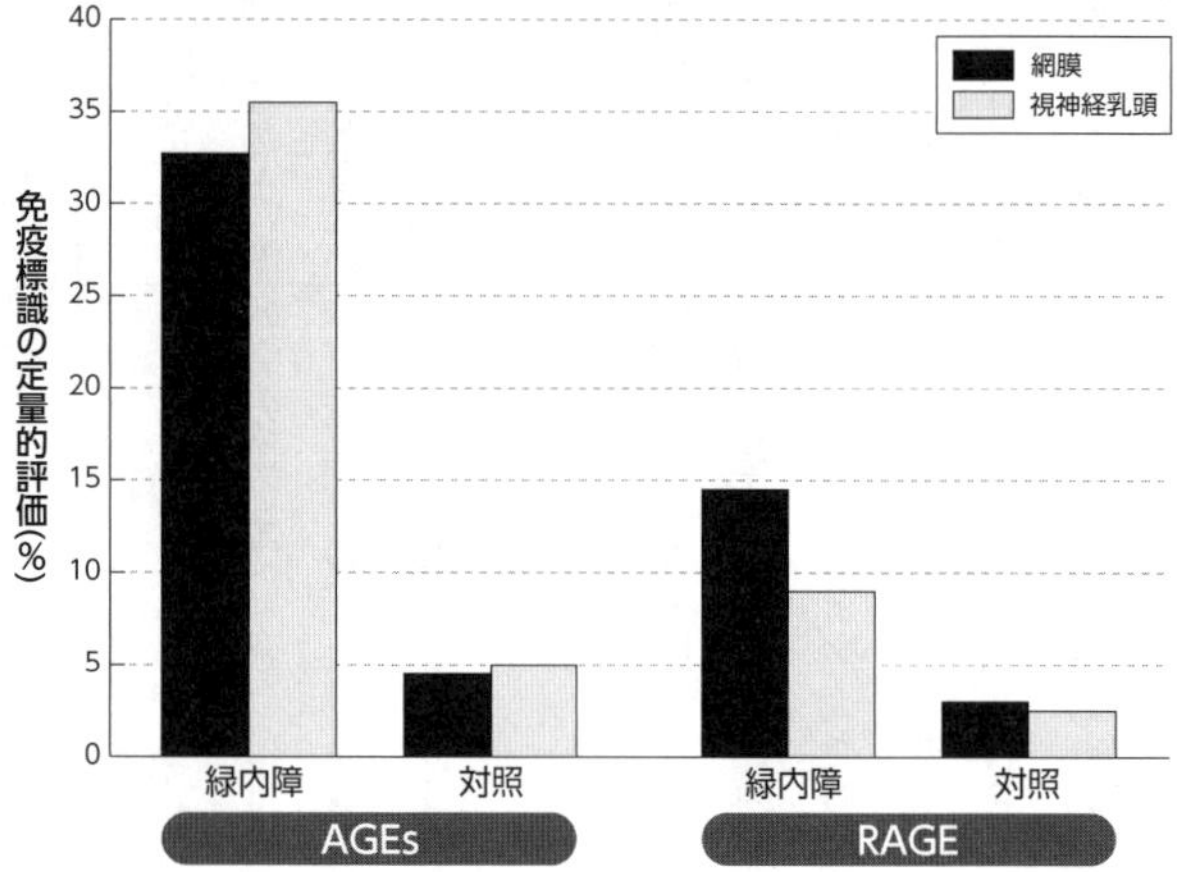

36％であった。ＡＧＥｓの受容体であるＲＡＧＥも緑内障では増加していた。

（Tezel G.et al. Accelerated aging in glaucoma: immunohistochemical assessment of advanced glycation end products in the human retina and optic nerve head. Invest Ophthalmol Vis Sci. 2007 Mar;48(3):1201-11.）

アルツハイマー病の脳で蓄積するβアミロイドやタウタンパク、パーキンソン病で蓄積するαシヌクレイン凝集体は、緑内障でも蓄積している。

ミクログリア（小《しょう》膠《こう》細胞）という脳の細胞は中枢の免疫担当であり、過剰に活性化されると脳は炎症反応を起こす。それが様々な神経変性を促進すると考えられている。視神経も脳の一部である。緑内障でも炎症反応を認め、ミクログリアが活性化している。タンパク凝集体や、高血糖や酸化ストレスなどで神経細胞が損傷したときに出現するＤＡＭＰｓが、トール様受容体を介して免疫反応を促進する。そして自己抗体も産生されるのである。

(Ramirez AI.et al. The Role of Microglia in Retinal Neurodegeneration: Alzheimer's Disease, Parkinson, and Glaucoma. Front Aging Neurosci. 2017 Jul 6;9:214.)

正常眼圧であっても緑内障が進行する理由は、ＡＧＥｓの蓄積および炎症や免疫反応であると考えられる。眼圧だけコントロールしていては駄目であることがわかるであろう。

ほとんどすべての疾患は自己免疫疾患

自己免疫疾患も自己炎症疾患も、どちらも自己の免疫が大きく関わる。それ以外の疾患にも炎症や免疫反応が関わらない疾患はないといえる。さらに、感染症でさえ自己免疫疾患である可能性もある。

新型コロナ感染では、非常に多くの自己抗体が出現している。

新型コロナ感染の１７２人の患者と、軽度の症状または無症候性感染の22人の医療従事者の計１９４人を調べたところ、新型コロナに感染した人は、感染していない人と比較して自己抗体反応性の著しい増加を示していた。

しかも、サイトカイン、ケモカイン（白血球の移動を促進するサイトカインの一種）、補体成分（細菌やウイルスなどを排除するための免疫反応を補助するタンパク質）、細胞表面タンパク質などの免疫調節タンパク質に対する自己抗体が高い割合で存在していたのである。この免疫関連タンパク質を標的とする自己抗体は、重度の新型コロナ感染で増加していた。

これらの自己抗体が免疫機能を混乱させ、免疫受容体シグナル伝達を阻害し、末梢免疫細胞の組成を変化させることにより、ウイルスに対する制御を損なうと考えられる。

それ以外にも、血管細胞、凝固因子および血小板、結合組織、細胞外マトリックス成分（細胞と細胞の間を満たすコラーゲンなどの物質）、肺、中枢神経系、皮膚、消化管などに対する自己抗体も出現していた。糖質過剰摂取では自己抗体も産生されやすいであろう。これらの自己抗体が重症化だけでなく、いわゆる後遺症に関連しているかもしれない。

（Wang EY.et al. Diverse functional autoantibodies in patients with COVID-19. Nature. 2021 Jul;595(7866):283-288.）

そう考えると、感染を伴わないものだけでなく、感染を伴うものも含めて、ほぼすべての病気は広義の自己免疫疾患であるとも考えられる。自己免疫のシステムがどのように、またどの程度まで働くかによって、狭義の自己免疫疾患とその他の広義の自己免疫疾患とに分かれると思われる。

修飾されて傷害された成分だけを排除しようとしていた免疫が、その修飾を受ける前の正常な成分まで攻撃した状態が狭義の自己免疫疾患であると考えられる。一方、広義の自己免疫疾患とは、まだ病原性の自己抗体が発見されていないだけのもの、自己抗体が自己を攻撃まではしないものの何らかの作用をしているもの、自己抗体が悪さをしているのではなくても炎症が主体の自己の免疫が作用して病態を成しているもの、が含まれると考える。

通常、自己免疫は自己の成分を攻撃しないし、何もないのに自然に炎症は起きない。しかし、最初は傷害された成分だけを取り除こうとしていたのに、何度も何度も傷害された成分がやってくると、そのうち傷害されていない成分まで攻撃を始めると思われる。その攻撃手段がときに炎症であり、ときに自己抗体であり、ときにその両方である。

様々な疾患の様々な症状は、炎症反応や免疫反応によって引き起こされるものである。その反応を起こすきっかけが、感染時の病原体関連分子パターン（ＰＡＭＰｓ）によるものであっても、ダメージ関連分子パターン（ＤＡＭＰｓ）によるものであっても、同様の反応を起こす。糖質過剰摂取でＤＡＭＰｓが増加している状態というのは、ずっと感染が続いてい

資料84　糖質過剰摂取は各種の疾患とリンクしている

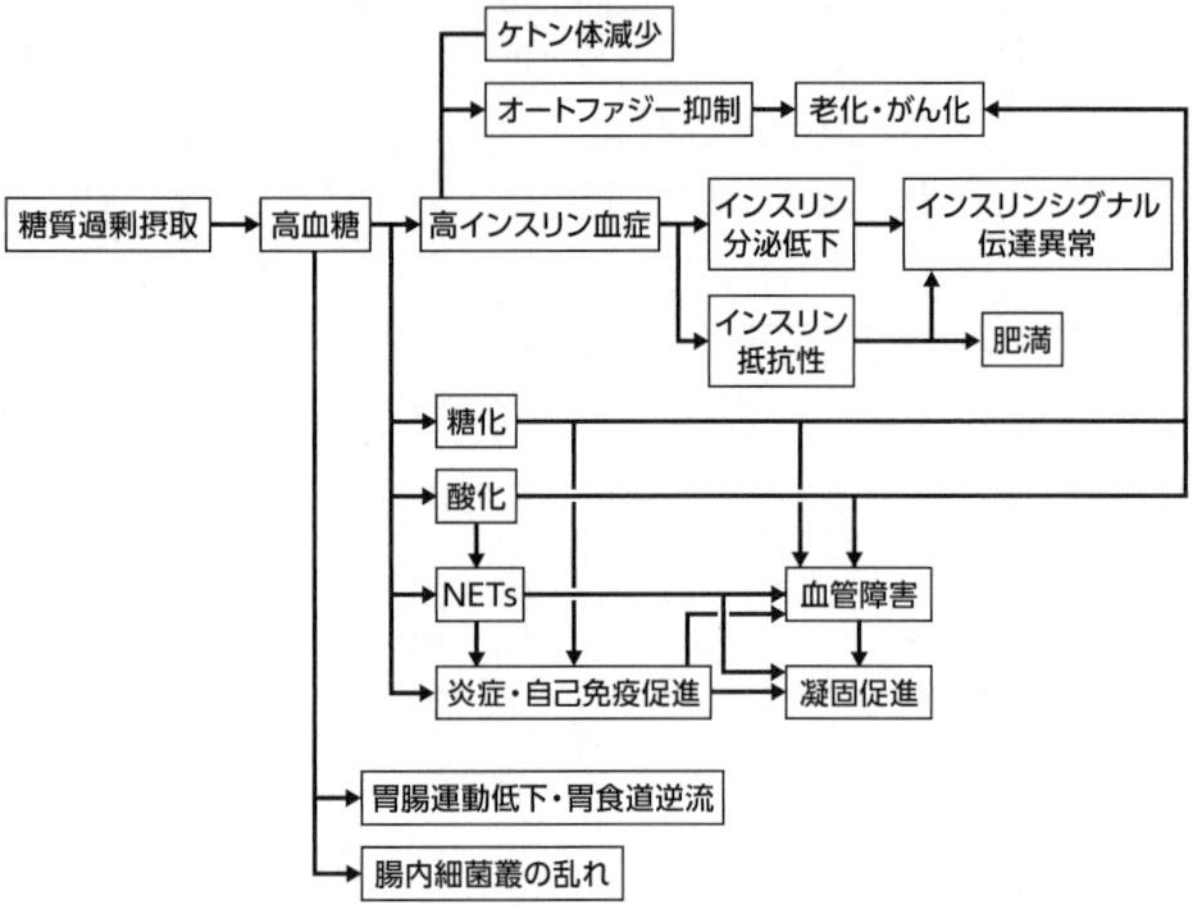

る状態のようなものである。そこに本当に感染が起これば、さらに炎症や免疫反応が強く起きて、重篤な状態に陥る可能性もあるであろう。

そうすると、一見関連のない疾患同士のリンク、たとえばＡＤＨＤの子どもがアレルギー症状や自己免疫疾患を併発しやすい理由が見えてくる。酸化ストレスや神経の炎症を起こすのも、自己免疫が活性化されるのも原因は同じなのである（**資料84**）。

(Corona JC. Role of Oxidative Stress and Neuroinflammation in Attention-Deficit/Hyperactivity Disorder. Antioxidants (Basel). 2020 Oct 23;9(11):1039.)

(Chen MH.et al. Comorbidity of Allergic

and Autoimmune Diseases Among Patients With ADHD. J Atten Disord. 2017 Feb;21(3):219-227.)
(Miyazaki C.et al. Allergic diseases in children with attention deficit hyperactivity disorder: a systematic review and meta-analysis. BMC Psychiatry. 2017 Mar 31;17(1):120.)

糖質過剰摂取からすべてが始まる

糖質過剰摂取をすると、これまで述べてきたように、高血糖、高インスリン血症、糖化、酸化、ＮＥＴｓ誘発、炎症、自己免疫の促進や異常、凝固促進、インスリン抵抗性、インスリンシグナル伝達の異常、胃腸運動の低下およびそれに伴う胃液の逆流、ｍＴＯＲの活性化とオートファジーの抑制による老化やがん化など様々なことが起きうる。これらのことで我々の体に起こる異常、症状、疾患を説明できないものがあるであろうか？

つまり、我々の体を傷つけるのは、遺伝的なもの以外では、外傷によるものか、環境やストレスによるものか、外敵である細菌やウイルスや寄生虫などによるものか、糖質過剰摂取なのである。

第5章

世界の動き

Learn from yesterday, live for today, hope for tomorrow. The important thing is not to stop questioning.

Albert Einstein

過去から学び、今日のために生き、未来に対して希望を持つ。大切なことは、何も疑問を持たない状態に陥らないことである。

アルベルト・アインシュタイン

糖質過剰症候群の代表である糖尿病の栄養療法として、糖質制限食は非常に有用である。世界の動きはどうなっているであろう。

2013年以来、アメリカ、カナダ、イギリス、そしてオーストラリアの糖尿病学会は、2型糖尿病の管理をするために、低炭水化物食とケトン食の使用を承認している。アメリカとカナダの様子を見てみよう。

(1) アメリカ

糖尿病患者に糖質制限を推奨

アメリカ糖尿病学会は糖質制限を認めている。2019年にアメリカ糖尿病学会が発表した栄養療法のコンセンサスレポートには次のように書かれている。

主要な栄養素についての推奨事項として、「糖尿病を患っている、または糖尿病のリスクがあるすべての人にとって、炭水化物、タンパク質、および脂肪からのカロリーの理想的な割合はないことをエビデンスは示唆している。したがって、主要栄養素の配分は、現在の摂食パターン、好み、および代謝目標の個別の評価に基づくべきである。」とある。

つまり、現在日本糖尿病学会や厚生労働省が推奨している、炭水化物の割合を摂取エネルギーの50～65％にするべきということに関して、根拠はないということを示している。3大栄養素のバランスに全くエビデンスは存在していないのである。

また、食事のパターンの推奨事項として、

「糖尿病の管理には、様々な食事パターンが許容される。特定の個人における異なる食事パターンを比較したメリットを取り巻くエビデンスが強化されるまで、医療提供者はそのパターンに共通している主な要因に焦点を当てるべきである。

○でんぷん質のない野菜を重視する。

○砂糖や精製した穀物の追加を最小限に抑える。

○可能な限り、高度に加工された食品よりも自然食品を選ぶ。」

とされ、さらに、

「糖尿病患者の全炭水化物摂取量を減らすことは、血糖を改善するための最も多くのエビデンスを示しており、個人のニーズや好みに合った様々な食事パターンに適用することができる。

　血糖値の目標を満たさない、または血糖降下薬の服用量を減らすことが優先される２型糖尿病の成人では、低炭水化物または超低炭水化物の食事プランで炭水化物摂取量を減らすことが現実的である。」

　とある。

　つまり、糖質制限はもはや「危険」な食事でもなく、「流行」のダイエット法でもなく、研究に裏付けられた非常に有益で実践可能な食事であり、多くの糖尿病患者に最も適していると考えられているということである。

　すばらしい！　歴史が変わった！　ここまで糖質制限を推奨する内容になったのである。文章の中では「炭水化物を制限した食事パターンを使用した試験のほとんどは、飽和脂肪酸を制限していない。現在のエビデンスから、この摂食パターンは全体的な心血管疾患リスクを増加させるようには思われない。」とも書かれている。画期的である。飽和脂肪酸は心血管疾患のリスクも増加させないようであるといっている。

　もちろん、まだまだ改善の余地はあり、炭水化物の割合に対しては完全にコンセンサスが得られていないようである。しかし、このレポートに示されている表では、炭水化物の割合が総エネルギー摂取量の10％のものまで載っている。つまり、10％まで制限することも想定されているのである。

エネルギー源としてケトン体も認める

また、このレポートの「糖尿病患者の炭水化物の必要量は、一般の人々と比べて異なるか？」という問いのところで、こう書かれている。

「人間の健康に最適な糖質量（炭水化物量）はわかっていない。糖尿病のない成人（19歳以上）の炭水化物の推奨される食事許容量は130g／日であり、一部は脳のブドウ糖要求量によって決定されるが、このエネルギー要求量は、グリコーゲン分解、糖新生（脂肪のグリセロール成分またはタンパク質中の糖源性アミノ酸の代謝による）、および／または非常に低い食事性炭水化物摂取の設定におけるケトン体産生、を含む代謝プロセスによって満たすことができる。」

つまり、最適な糖質摂取量は現在のところわかっていないと素直に認めた上で、必要量は1日130gであろうとしている。1日130gというのは、アメリカでも2007年までは130g以下は推奨できないとしていた。しかし、現在の記述では、この130gという

資料85　すべての原因による死亡のリスク比と炭水化物からのエネルギーの割合

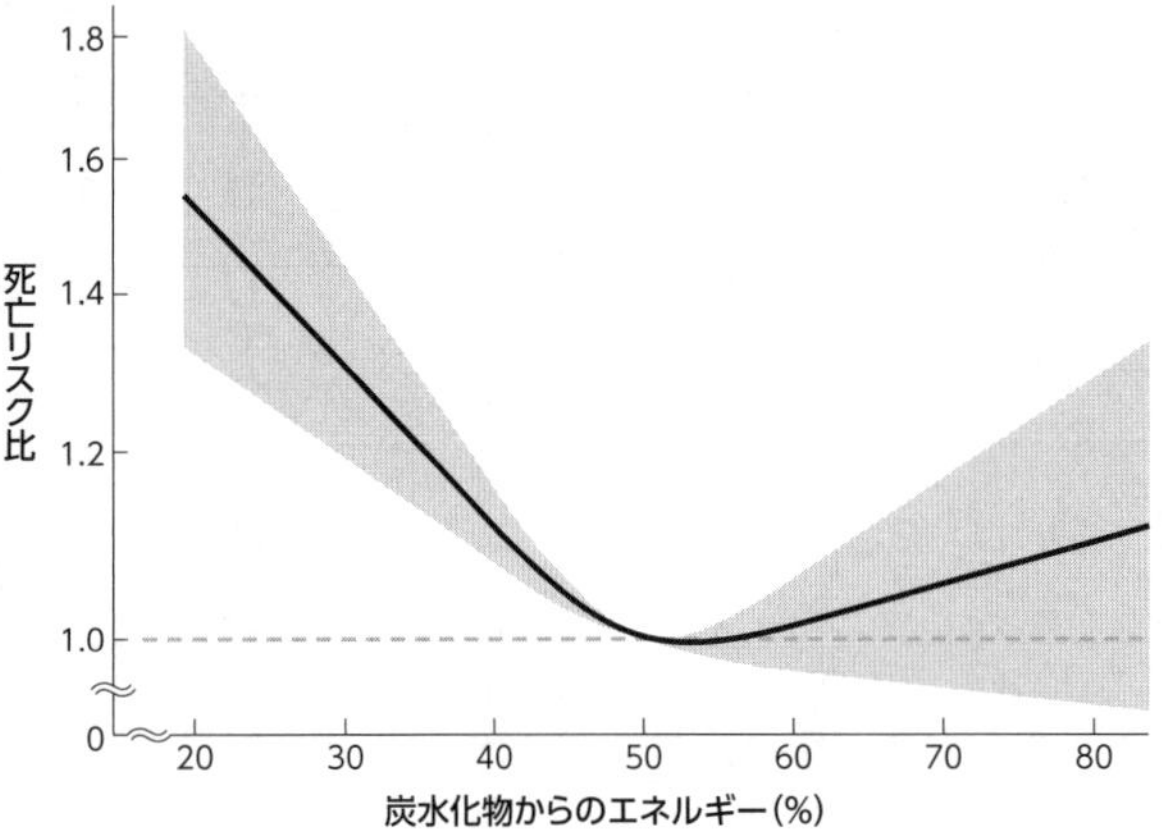

量は、食事から摂取することが必要なわけではなく、この脳が求めるエネルギー量はグリコーゲンの分解や糖新生、そして糖質制限による「ケトン体産生」からも得られるのである、と書かれている。いまだに日本の一部の医師や栄養士がケトン体は「危険」といっているのとは大違いである。

(Evert AB.et al. Nutrition Therapy for Adults With Diabetes or Prediabetes: A Consensus Report. Diabetes Care. 2019 May;42(5):731-754.)

ただ、このような流れに抗《あらが》う研究者もいる。一流の医学雑誌といわれている『ランセット』に2018年に掲載された研究は、「炭水化物(糖質)をエネルギーの50%程度摂取することが最も長生きである」というものである。

資料85はすべての原因による死亡のリスク比と炭水化物からのエネルギーの割合の関係を示している。この図だけを見ればたしかに50％程度の炭水化物が最も死亡リスクが低く見える。

しかし、この研究のデータの中身が問題である。そのデータで、炭水化物が最も少ない群と最も多い群を比較すると、なぜか炭水化物が最も少ない群の方に男性が非常に多く、女性が非常に少ない。そして炭水化物が最も少ない群の方がなぜかＢＭＩも高く、糖尿病の割合も高く、喫煙者の割合も高く、身体活動は少ないのである。比較している集団で、あまりにも炭水化物の量以外の因子が違いすぎていて、炭水化物が最も少ない群の方があまりにも不健康な集団であるので、これでは勝負にならない。

さらに、すべての群のエネルギー摂取量のデータを見ると、アメリカ人の摂取エネルギーとは思えない非常に少ない量であった。つまり、食事のアンケートで過少申告をしてしまっているデータなのである。

しかも、通常の糖質制限食では、総エネルギー摂取量の10％程度の糖質しか摂らないが、そのような糖質制限をしている人のデータは一切含まれていない。炭水化物が最も少ない群でも中央値は37%である。これで、まともな分析ができるとは思えない。

(Seidelmann SB. et al.Dietary carbohydrate intake and mortality: a prospective cohort study and meta-analysis. Lancet Public Health. 2018 Sep;3(9):e419-e428.)

さらに、アメリカの有名な大学から発表された、低炭水化物は危険である、という結論の論文を見てみよう。この論文の題名は「Association of Low-Carbohydrate and Low-Fat Diets With Mortality Among US Adults（アメリカの成人における低炭水化物および低脂肪食と死亡率との関連)」である。

この研究では、コンセンサスの得られていない健康的または不健康な低炭水化物食および低脂肪食というのを勝手に定義し、死亡率との関連を分析している。しかも低炭水化物といっておきながら、その炭水化物の割合は最も低いものでも約48%もあるのである。糖質制限食の3~5倍の量である。低炭水化物の定義が決まっていないことをよいことに、ほんのわずかに推奨量よりも少ない炭水化物でも低炭水化物食と呼んで、混乱を招いているのである。

(Shan Z.et al. Association of Low-Carbohydrate and Low-Fat Diets With Mortality Among US Adults. JAMA Intern Med. 2020 Apr 1;180(4):513-523.)

これら2つの論文だけでなく、糖質制限や低炭水化物という場合に、その量や割合が完全に決まっているわけではないので、マスコミなどが情報を流すときに、論文の中身を読まずに、糖質制限や低炭水化物がよいか悪いかの結論だけを引用してしまっていることが多くある。

糖質制限が中性脂肪を低下させると発表――アメリカ心臓病学会

さらにアメリカ糖尿病学会に続いて、２０２１年になってアメリカ心臓病学会は、動脈硬化性心血管疾患のリスク低減のための根拠に基づく新たな報告の文書を発表した。その中で、ライフスタイルへの介入として、食事療法の項目で糖質制限を推奨しているのだ。中性脂肪値が高いことが様々な心血管疾患のリスクを高くするが、糖質制限が最も効果的に中性脂肪値を低下させると発表したのである。

（Virani SS.et al. 2021 ACC Expert Consensus Decision Pathway on the Management of ASCVD Risk Reduction in Patients With Persistent Hypertriglyceridemia: A Report of the American College of Cardiology Solution Set Oversight Committee. J Am Coll Cardiol. 2021 Aug 31:78(9)960-993.）

その中で次のようなことが書かれている。たとえば、炭水化物からの摂取エネルギーを全体の10％未満とすると、最も中性脂肪値が減少した。また、炭水化物からの摂取エネルギーを全体の20%とした糖質制限食と、脂質からの摂取エネルギーを全体の33%とした低脂肪食を８週間続けて比較すると、糖質制限食では体重は１・７kg減少し、中性脂肪は18%減少したが、低脂肪食では０・７kgの体重減少にもかかわらず、中性脂肪値への影響は見られなかった。

また、低脂肪高炭水化物食と高脂肪低炭水化物食（糖質制限食）とを比較すると、中性脂肪の減少は低脂肪高炭水化物食の方が少ないともはっきりと書かれている。

つまり、中性脂肪を下げるには脂質摂取を減らすのではなく、糖質を減らさなければならないのは明白であり、アメリカ心臓病学会はそれを認めたのである。

（２）カナダ

低炭水化物食に舵を切ったカナダ

糖尿病カナダ（Diabetes Canada：カナダ糖尿病学会）も糖質制限に向かっている。

２０１８年のカナダの「糖尿病の予防と管理のための糖尿病診療ガイドライン」では、健康的な体重を達成および維持するために、栄養バランスのとれた低カロリー食の重要性を強調していて、個人の好みに基づくいくつかの食事パターンによって達成することができる、としていた。

そして、日本と同様に、主要栄養素の摂取割合に関する具体的なエビデンスがないため、糖尿病カナダの推奨事項は、一般国民に対するカナダ保健省の推奨事項と併せて、炭水化物を総エネルギーの45～60％で推奨していた。

しかし２０２０年、糖尿病カナダは見解を発表した。１型および２型糖尿病と診断された人々の管理における低炭水化物食（51～１３０ｇ未満／日）または超低炭水化物食（50ｇ未満／日）の食事の役割のエビデンスを要約し、糖質制限食の食事パターンの利用に関して、患者と開業医に実際的な推奨事項を提供することを目的としている。

１型糖尿病のエビデンスでは、低炭水化物食でインスリン量が減少し、HbA1cも低下することが示されている。超低炭水化物食でも、HbA1cが低下し、血糖変動も低下し、低血糖の発生も低下することなどが示されている。

２型糖尿病のエビデンスでは、非常にすばらしいことに、炭水化物量が１３０～２２５ｇ／日である中程度の糖質制限を別に扱っていて、この中程度の糖質制限では体重や

HbA1cの低下のエビデンスはないとしている。しかし、低炭水化物食や超低炭水化物食では、体重やHbA1cの減少のエビデンスを示している。糖質制限といって全く糖質制限ではない研究を持ち出して、否定するどこかの国の人とは違っている。

ただ、これらの食事療法で見られる血糖コントロールと体重の改善が、長期的に維持されるか、また糖尿病の合併症、心血管疾患または死亡率の低下につながるかなどは不明であるとされ、持続性の欠如も報告されているため、持続可能性は別の問題だとしている。

また、残念なことに、「炭水化物制限食で適切な食物繊維を達成することは難しいかもしれない。」という間違った認識が書かれている。栄養学では炭水化物に食物繊維が含まれていることは確かだが、糖質と食物繊維は全くの別物である。糖質量が低くても、十分に食物繊維を摂取できる。

しかし、その後で「炭水化物に代わる脂肪とタンパク質の品質に注意を払うことで、食物繊維と微量栄養素に関する懸念を軽減することができる。」とも書かれている。

低炭水化物食を健康的な食事パターンと認定

そして、カナダの最終的な推奨事項は次のとおりである。

1. 糖尿病患者は、個人の価値観、目標、好みと一致する健康的な食事パターンを選択できるようにサポートされるべきである。
2. 健康的な低炭水化物食または超低炭水化物食は、1型および2型糖尿病患者の減量、血糖コントロールの改善、および/または糖尿病薬治療の必要性の低減のための健康的な食事パターンと見なすことができる。それぞれの人は、医療提供者に相談して目標を定義し、悪影響の可能性を減らす必要がある。
3. 医療提供者は、強化された血糖値のモニタリングを推奨したり、低血糖を引き起こす可能性のある薬物療法（スルホニル尿素薬やインスリン）、糖尿病ケトアシドーシスのリスクを高める薬物療法（SGLT2阻害薬、インスリン欠乏の人のインスリン）を調整したり、食物繊維と栄養素の適切な摂取を確実にするために、低炭水化物食を希望する糖尿病患者をサポートできる。
4. 個人とその医療提供者は、SGLT2阻害薬と低炭水化物食を使用しながら、正常血糖糖尿病ケトアシドーシスのリスクについて教育を受け、さらにこのリスクを軽減するための戦略について教育を受けるべきである。

5．低炭水化物食を開始する糖尿病患者は、文化的に適切で楽しく持続可能な計画の作成を支援できる栄養士からの支援を求める必要がある。栄養士は、人々が低炭水化物食の食事パターンに移行したり、低炭水化物食の食事パターンから移行したりするときに、個人の価値観、好み、ニーズ、治療目標に最もよく適合する炭水化物摂取量を変更する方法を提案しなければならない。

かなり前進した内容だと評価できる。

糖尿病カナダ（カナダ糖尿病学会）は、完全とはいえないまでも、かなり糖質制限容認の方向に向きを変えたといえる。特に最後の推奨事項の2では、「健康的な低炭水化物食または超低炭水化物食は、1型および2型糖尿病患者の減量、血糖コントロールの改善、および／または糖尿病薬治療の必要性の低減のための健康的な食事パターンと見なすことができる。」とまでいっている。日本糖尿病学会の消極的な姿勢とは全く異なる。

新型コロナ感染で糖尿病、高血糖、肥満の重症化リスクが判明している。そのリスク因子のほとんどすべてが糖質過剰摂取に結びついている。糖質制限容認は当然の流れであろう。

(Diabetes Canada Position Statement on Low-Carbohydrate Diets for Adults With

Diabetes: A Rapid Review. Can J Diabetes. 2020 Jun;44(4):295-299.）

（3）遅れる日本

いまだに糖質制限は推奨されていない

日本の「糖尿病診療ガイドライン２０１９」の食事療法を見ると、欧米諸国からはかなり遅れた内容になっている。糖質制限は推奨できないとしており、さらに、「（各栄養素の）適正比率を定めるためのエビデンスには乏しい」といいながら、「栄養素のバランスの目安は、健常人の平均摂取量に基づいて勘案してよい」としている。つまり、これまでと変化せず、炭水化物50～65％、タンパク質13～20％、脂質20～30％のままなのである。

糖質制限を肯定しない根拠となる論文の中身を見ても、低炭水化物といっておきながら、その炭水化物の割合は総摂取エネルギーの45％未満程度の研究を選択したりしている。

たとえば、このガイドラインの中で、「日本人を対象とし、炭水化物摂取量と合併症発症率との関係を検討した研究では、どの合併症においても関係は認められないとした」と書いている。この根拠となった研究では、炭水化物をはじめ食事の摂取量は、食事アンケートという非常に不正確なデータを収集して行われている。

そして、炭水化物の摂取割合によって３つのグループに分けているが、その割合の最も少ないグループは50・９％以下であり、最も多いグループでは56・５％以上と、たった５・６％の違いしかない。こんなわずかな違いで合併症発生率に差が出るわけがない。糖質制限食とはほど遠い。他の根拠となる研究も同様だ。

(Horikawa C.et al. Is the Proportion of Carbohydrate Intake Associated with the Incidence of Diabetes Complications?-An Analysis of the Japan Diabetes ComplicationsStudy. Nutrients. 2017 Feb 6;9(2):113.)

しかし２０２０年3月に日本糖尿病学会は学会誌にコンセンサスステートメントを出した。適宜アップデートが必要な事項について最新のエビデンスを盛り込んで刊行するとしている。

(山内敏正他、日本糖尿病学会コンセンサスステートメント策定に関する委員会「糖尿病患者の栄養食事指導——エネルギー・炭水化物・タンパク質摂取量と栄養食事指導」『糖尿病』２０２０年63巻3号、91〜１０９頁)

その中で、炭水化物の摂取量についての推奨事項は「糖尿病の予防・管理のための望ましいエネルギー産生栄養素摂取比率について、これを設定する明確なエビデンスはないため、（中略）個別化をはかり、適宜柔軟に対処する必要がある」としている。具体的な中身は、これまでの栄養素バランスを一定の目安としてよい、としていて、何も変わっていない。

しかし、この後エビデンスに基づき、「肥満、非高齢糖尿病患者であれば、半年間の軽度糖質制限食（１３０〜１５０ｇ／日）はHbA1cや肥満の改善に有用であるといえる」としている。「半年間」や「軽度」という言葉が非常に引っ掛かるが、半歩だけ進んだといえる。

どうして半年間としているかというと、ここで選択した研究のフォローアップ研究があり、そこでは「開始後1年半では両群でHbA1c、ＢＭＩの差はなくなっていた」となっているからである。しかし、このフォローアップ研究では、1年半後の糖質摂取量は、研究を始める前の最初の摂取量と違いがなくなっていて、糖質制限が行われていない状態に戻っているのである。これではHbA1c、ＢＭＩの差はなくなって当然である。さらに、その後も問題のある研究を引用している。せっかくアップデートしようとしたのに残念な内容である。

つまり日本糖尿病学会においては、いまだ積極的には糖質制限は勧められない、という立場を変えていない。ただ、少しだけ日本も糖質制限に舵を切りそうな雰囲気は出てきている。

カロリー制限と運動によっても改善せずに悪化

日本ではいまだにカロリー制限と運動による治療に縛られてしまっている。しかし、これは多くの場合成功しない。

たとえば、カロリー制限と運動による介入を10～17歳の子どもに行って糖尿病治療をした研究で、大失敗したものがある。この研究では、メトホルミンは内服し、摂取エネルギーを１２００～１５００キロカロリーとして、５g以上の脂肪、砂糖の多いシリアル、エネルギー密度が高く栄養価の低いスナック、ソフトドリンクを含む食品はできる限り減らす食事をしてもらい、運動として中程度から高強度の活動、筋トレなどをしてもらった。子どもなので家族にサポートも行ってもらう。

平均で３・８６年行った研究であったが、この計画の失敗率は46・６%、つまり半分近くは失敗しているのである。失敗の原因は治療として上手くいかず、どんどん悪化し、８割近くの人はHbA1cが上昇し続けてしまった。

資料86のうち、黒い線が失敗した人、グレーの線が失敗しなかった人のHbA1cである。失敗した人はどんどん増加している。

資料86　カロリー制限と運動指導による糖尿病治療とHbA1cの推移

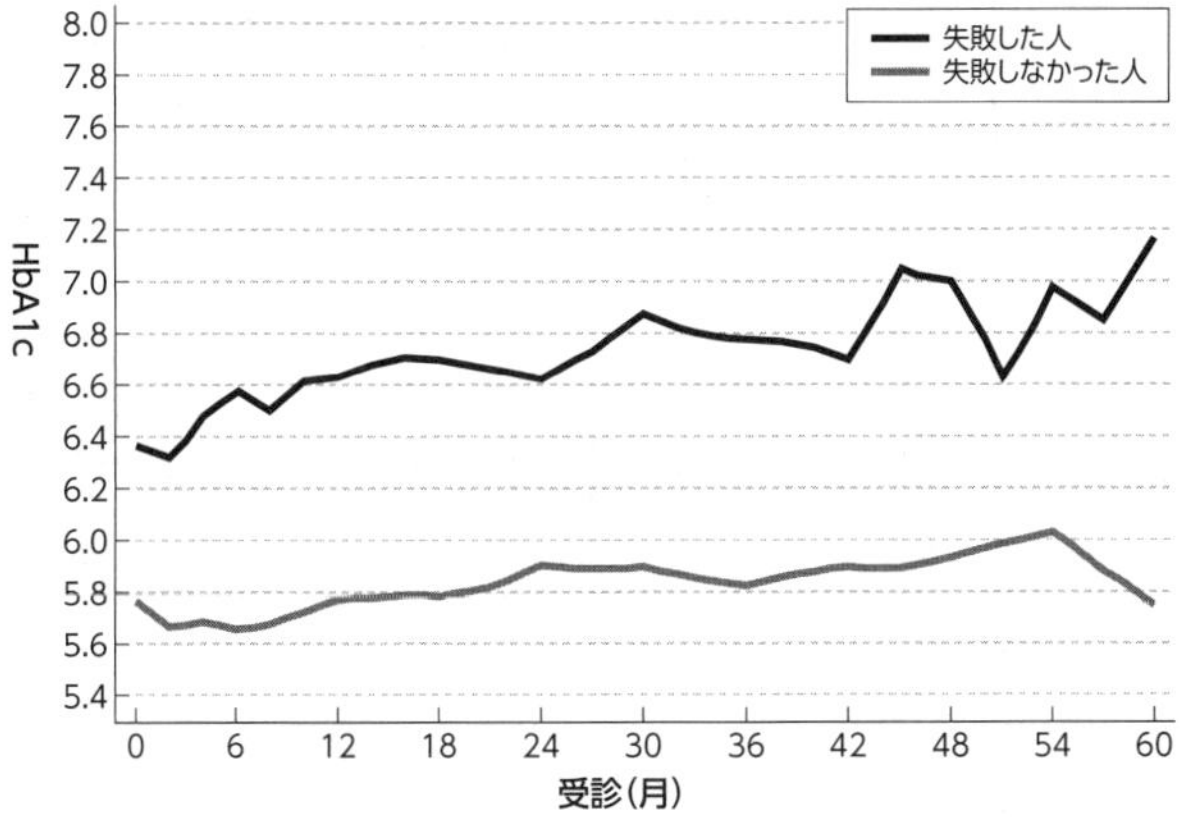

資料87　最後まで失敗しなかった人のBMIの推移（薬、運動などの生活習慣への介入の内容別）

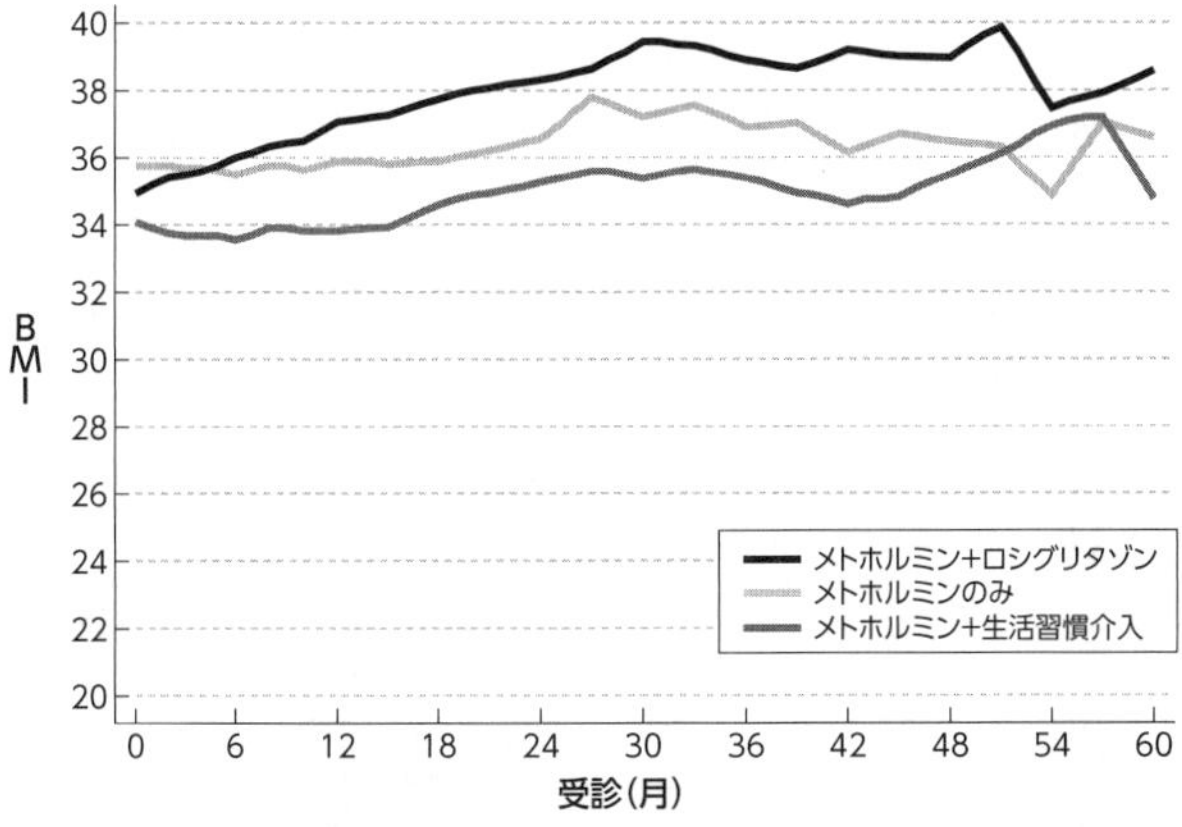

資料87は最後まで失敗しなかった人のＢＭＩである。メトホルミンのみ（薄いグレー）、メトホルミンと他の薬（黒）、そしてメトホルミンと運動などの生活習慣介入（濃いグレー）の推移を示している。脂肪摂取を減らしカロリー制限をしたのに、どれもやや右肩上がりになっている。

つまり、低脂肪のカロリー制限と運動を行っても、HbA1cも低下しないし、ＢＭＩも低下しなかったのである。そして半分近い人は糖尿病が悪化したのである。このような治療は非常に不利益である。糖質制限をすれば、エネルギーを制限しなくても、多くの肥満や過体重の人はどんどん体重が減少し、HbA1cも低下するであろう。

(TODAY Study Group, Zeitler P.et al. A clinical trial to maintain glycemic control in youth with type 2 diabetes. N Engl J Med. 2012 Jun 14;366(24):2247-56.)

いまだに「脳はブドウ糖しか使えない」という厚生労働省

２０２０年の「日本人の食事摂取基準」には次のように書かれている。

「糖質は、約４kcal／ｇのエネルギーを産生し、その栄養学的な主な役割は、脳、神経組織、赤血球、腎尿細管、精巣、酸素不足の骨格筋等、通常はぶどう糖（グルコース）しかエネルギー源として利用できない組織にぶどう糖を供給することである。脳は、体重の２％程度の重量であるが、総基礎代謝量の約20％を消費すると考えられている。基礎代謝量を１５００kcal／日とすれば、脳のエネルギー消費量は３００kcal／日になり、これはぶどう糖75ｇ／日に相当する。上記のように脳以外の組織もぶどう糖をエネルギー源として利用することから、ぶどう糖の必要量は少なくとも１００ｇ／日と推定され、すなわち、糖質の最低必要量はおよそ１００ｇ／日と推定される。しかし、肝臓は、必要に応じて筋肉から放出された乳酸やアミノ酸、脂肪組織から放出されたグリセロールを利用して糖新生を行い、血中にぶどう糖を供給する。したがって、これは真に必要な最低量を意味するものではない。」

脳はブドウ糖しかエネルギー源として利用できない、とはっきり書かれている。「ケトン体」は相変わらず出てこない。日本の厚生労働省が出している正式な文書でさえ、数十年前から否定されていることが、２０２０年になっても全く更新されていないのが現状である。

脳はケトン体を十分に使えるのが真実である。しかし、日本の医師や栄養士の中には、この１００ｇにこだわり、「１日１回は白米などで糖質を摂らないとエネルギー切れを起こし、脳にエネルギーが回らないから危険だ！」などといまだにいっている人もいるようである。

このような人たちは、１日に１回糖質を摂れば、それがブドウ糖に変わり、１日かかって体中をめぐり、エネルギーを届けてくれると思っているのかもしれない。空腹時でさえ、その前に摂取した糖質がずっと脳のエネルギーになっているとでも思っているのであろうか。

「日本人の食事摂取基準」に話を戻すと、アメリカ糖尿病学会のコンセンサスレポートの内容と同様に、１日１００ｇは必要と推定されるけれども、糖新生などで供給されるので、そこまでは実際には必要ないというように書かれている。そうであるにもかかわらず、炭水化物の摂取量はエネルギー摂取量の60％程度を推奨しているままである。１００ｇであればエネルギー摂取量の20％程度のはずである。非常に矛盾している内容だ。

２０２０年の「日本人の食事摂取基準」案の策定検討会のメンバーには、糖質制限に否定的な考えを持っている方が含まれているので、もしかしたら欧米に10年遅れる可能性はあるであろう。

さらに日本では、農林水産省が砂糖の需要拡大のために税金を使っている。「ありが糖運動」「天下糖一プロジェクト」などを行っている。ＷＨＯは当然砂糖の摂取量削減を訴えているし、世界では砂糖税などが導入されている国が多くあるにもかかわらず、日本は砂糖をもっと多く摂れといわんばかりである。

変化した食品業界

日本の医療は変化していないが、社会は確実に変化してきている。食品業界は糖質制限の広がりを見て、糖質制限や低糖質、ロカボなどの言葉を使い、様々な商品を出している。本当にその数は増加した。これまでは糖質制限食では飲むことが躊躇《ちゅうちょ》されたビールでさえ、現在は２社から糖質ゼロビールが販売されている（発泡酒を入れると４社）。食品のパッケージの栄養成分表にも「糖質」という項目が当たり前になっている。また食品業界ではないが、全日空（ＡＮＡ）は２０２１年10月から、特別機内食（スペシャルミール）で、１食の糖質量が15ｇ程度の低糖質メニューを出している。

スイーツでさえ、糖質制限でも十分に食べることができる糖質量のものも増加している。以前では、スイーツには糖質がふんだんに使用されていたのが当たり前であったが、十分に甘いのに糖質が非常に少ないスイーツも手に入るようになった。

ただ、中には低糖質をうたいながら、結構糖質が含まれているものもあるので、注意が必要である。「糖質50％オフ」などと書かれている場合、もともと50ｇ使われていた糖質が25ｇまで減っていても、やはり１品の食品としては非常に多い糖質量であったりする。50ｇよりはましではあるが、せっかくなら１食でトータルの糖質量を20ｇまでに抑えてほしい。中途半端な糖質オフはケトン体が産生されず、有益性は乏しい。

他にも食品業界は、糖質過剰摂取しながら吸収を抑えるような商品も出している。これにも注意が必要だ。難消化性デキストリンなどを含有した、いわゆる「トクホ」である。

しかし、これは非常に眉唾《まゆつば》ものである。難消化性デキストリンにより、血糖値のピークが多少減少する場合もあるが、ほとんど変化しない場合もある。さらに、血糖値の低下スピードが遅くなる場合もあるようである。

つまり個人差があり、自分で血糖値を測定して確かめてみなければわからない。いずれにしても大きな効果は望めないと思った方がよい。到底糖質制限の代わりになるものではない。

同様に、冷ご飯は血糖値の上昇が少ない、という情報もあるが、これも個人差があるので鵜《う》呑《の》みにせず、自分で確かめてみないとわからない。

また糖質制限とは別に、タンパク質の重要性にも注目が集まっており、プロテイン飲料やプロテインバーなどタンパク質摂取を目的とした商品も非常に多くなった。これにも注意が必要である。

これらの商品では糖質を多く含むものも多い。タンパク質もインスリン分泌を促進するが、単独であれば糖質よりも通常は少ない分泌量である。しかし、糖質と一緒に摂取すると、非常に大量のインスリンが出てしまう。

また2型糖尿病の人では、インスリン分泌が保たれていれば、タンパク質単独摂取によるインスリン分泌は糖質とほとんど変わらず分泌され、糖質とタンパク質同時摂取ではさらに多くのインスリンが分泌される。プロテインに最も使用されている牛乳から得られるホエイプロテインが、最もインスリン分泌を促進する。牛乳に含まれるカゼインは、インスリン様成長因子であるＩＧＦ－１を強く分泌する。プロテインシェイクを牛乳で割って飲めば、インスリンもＩＧＦ－１も大量分泌される可能性が高くなる。

インスリンもＩＧＦ－１も、過剰分泌は有害である。がんのリスクも高くなる可能性がある。成長期の子どもやアスリートであっても、牛乳やプロテインを無防備に大量摂取することは危険である。タンパク質は液体ではなく、肉や魚などから摂るべきである。

ケトン体の重要性と可能性――ケトン体がつねに生成されているのが初期設定

ケトン体は様々な有益な作用を認める。脳や心臓のエネルギー源になるし、血管を拡張し、心筋血流量をはじめ、脳および腎臓の血流量も増加させる。酸化ストレスを減少させ、ミトコンドリア機能を改善する。炎症を抑制し、病的な心臓リモデリング（構造と形態の変化）を

資料88　ケトン食による様々な有益な作用

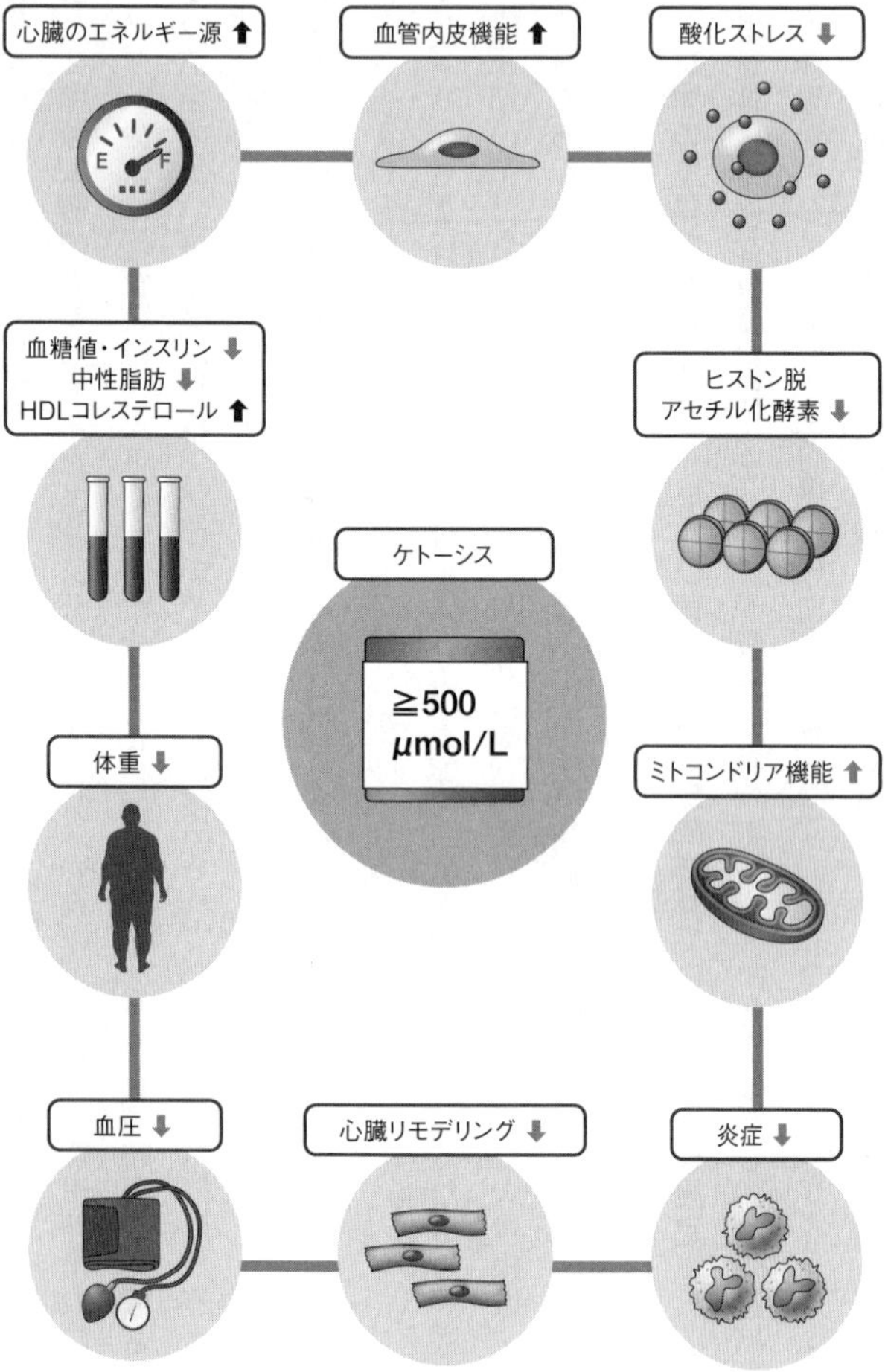

改善する。血圧、血糖値、体重を減少させ、ＨＤＬコレステロールを増加させる（**資料88**）。
(Yurista SR.et al. Therapeutic Potential of Ketone Bodies for Patients With Cardiovascular Disease: JACC Focus Seminar. J Am Coll Cardiol. 2021 Apr 6:77(13)1660-1669.)

　きちんと糖質制限をすれば、このような有益な物質であるケトン体が生成されるのである。そして、人間の進化の過程を考えれば、ケトン体がつねに生成されている状態の方が普通であり、初期設定である。ケトン体がつねにある状態で進化してきているのだ。その初期設定を変化させてしまったのが糖質過剰摂取である。勝手に初期設定を変えてしまえば、上手く作動しなくなってしまっても全く不思議ではない。

　糖質過剰摂取状態であっても、外から、つまり経口摂取または点滴でケトン体を体内に取り込むことも可能であろう。しかし、現在の日本ではまだケトン体を取り入れる方法がない。海外ではサプリメントとしてケトン体が存在しているが、日本でも、サプリメントをはじめとして治療にも使えるケトン体の点滴や内服薬が早く製造されることを望む。現在は体内でケトン体になるＭＣＴオイルしか使用できない。

　実際に、ケトン体内服は認知機能を改善するし、ケトン体の注入は心不全の心機能も改善する。

（Henderson ST.et al. Study of the ketogenic agent AC-1202 in mild to moderate Alzheimer's disease: a randomized, double-blind, placebo-controlled, multicenter trial. Nutr Metab (Lond). 2009 Aug 10;6:31.）

（Nielsen R.et al. Cardiovascular Effects of Treatment With the Ketone Body 3-Hydroxybutyrate in Chronic Heart Failure Patients. Circulation. 2019 Apr 30;139(18):2129-2141.）

期待されるケトン体の治療への応用

脳にとってもケトン体は重要である。脳領域間の機能的コミュニケーションは年齢とともに不安定になる。これは通常は40代後半に始まり、不安定化は認知力の低下と相関し、インスリン抵抗性とともに加速することを示している。ブドウ糖が減少し、ケトン体が増加することは、脳のネットワークの安定性を高める。

（Mujica-Parodi LR.et al. Diet modulates brain network stability, a biomarker for brain aging, in young adults. Proc Natl Acad Sci U S A. 2020 Mar 17;117(11):6170-6177.）

さらに中枢神経の治療での応用も期待される。頭部外傷や脊髄損傷などの急性期や脳震盪《のうしんとう》後症候群などに、ケトン体を治療として使ったり、ケトン食でケトン体の血中濃度を増加させることは非常に有益である可能性がある。多くの動物実験ではケトン体が神経保護作用を示し、外傷性脳損傷や脊髄損傷の症状軽減を認めている。そして、人間を対象にした小規模の研究でも、症状の軽減、改善を認めている。

（Prins ML. Cerebral metabolic adaptation and ketone metabolism after brain injury. J Cereb Blood Flow Metab. 2008 Jan;28(1):1-16.）

（Rippee MA.et al. The Ketogenic Diet in the Treatment of Post-concussion Syndrome-A Feasibility Study. Front Nutr. 2020 Sep 10;7:160.）

（Yarar-Fisher C.et al. Evaluation of a ketogenic diet for improvement of neurological recovery in individuals with acute spinal cord injury: a pilot, randomized safety and feasibility trial. Spinal Cord Ser Cases. 2018 Sep 21;4:88.）

スポーツ外傷でも交通外傷でも、頭部や脊髄、神経などに関わる損傷がある場合、またはその可能性がある場合、その日からケトン食を自分で行うことをお勧めする。少なくとも高血糖を避け、ＭＣＴオイルを摂ろう。

また、ケトン体が体内に不足していることは、攻撃性を生む可能性がある。人間の攻撃性は、遺伝的なものや環境因子など、様々な影響を受ける多因子性のものと考えられるが、体内の物質も大きく影響していると思われる。

12歳、14歳、17歳の子どもの攻撃性の評価と血中のケトン体やアミノ酸の関連を分析すると、ケトン体の1つ、βヒドロキシ酪酸のみが攻撃性と有意に関連していることが明らかになった。βヒドロキシ酪酸レベルが低いほど攻撃性レベルが高くなっていたのである。糖質過剰摂取による脳のエネルギー不足、酸化ストレス、炎症などから攻撃性が生み出されているのかもしれない。これらの脳の問題をケトン体が解消して攻撃性を低下させていると思われる。

本来、人類は群れを作って生活し、生き延びてきた。もちろん敵に対しては攻撃性が必要であっただろうが、仲間に対しての攻撃性が強ければ、人類は現在存在していないであろう。ケトン体があることが初期設定であり、脳もそれに応じて進化してきたので、ケトン体がなくなると脳が混乱し、攻撃性を生んでしまうのかもしれない。

（Whipp AM.et al. Ketone body 3-hydroxy-butyrate as a biomarker of aggression. Sci Rep. 2021 Mar 12;11(1):5813.）

さらに、自閉症や自閉症スペクトラム障害におけるケトン食療法の研究も多く行われてい

資料89　様々な研究におけるケトン食による小児自閉症評価尺度（CARS）の変化

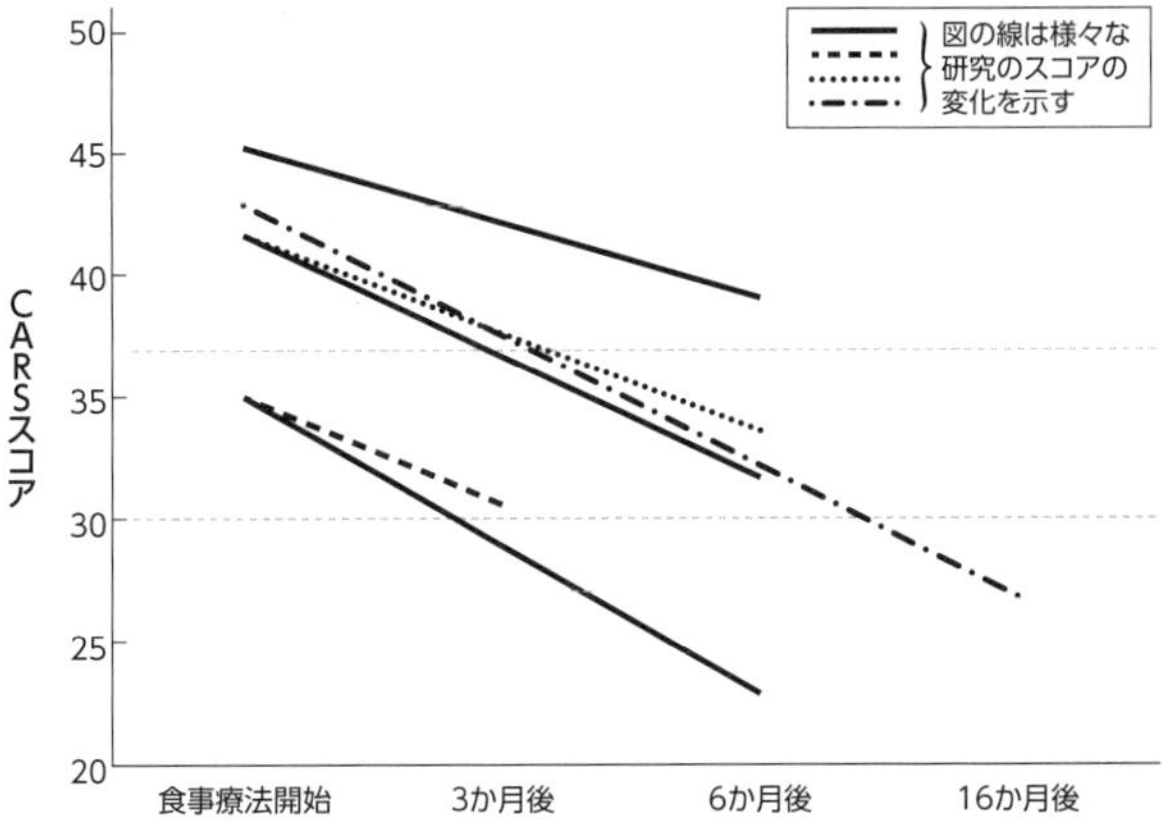

る。**資料89**は様々な研究においてのケトン食による小児自閉症評価尺度（CARS）スコアの変化を示している。合計スコアは15〜60の範囲であり、自閉症を決定するためのカットオフスコアは30である。30未満のスコアは非自閉症として分類され、30〜36のスコアは、軽度から中等度の自閉症に分類され、37以上のスコアは重度の自閉症として分類される。

ケトン食により、どの研究でも大きくスコアが低下して、非自閉症の分類である30未満になったケースもある。

（Varesio C.et al. Ketogenic Dietary Therapies in Patients with Autism Spectrum Disorder: Facts or Fads? A Scoping Review and a Proposal for a

Shared Protocol. Nutrients 2021, 13(6), 2057.)

ケトン体の重要性、可能性はこれからもますます広がるであろう。

（4）対症療法から、根本治療へ

食事は治療である

現代の医療では、食事はただの毎日のエネルギー補給程度の意味しか持っていない。しかし、本来は非常に重要であるし、食事こそが治療である。

スイスで行われた研究では、通常の病院食を食べていた慢性心不全の患者と、個別に栄養状態を評価して、それに応じて個々の食事内容を変えた食事をしていた患者では、30日後の死亡率は、通常の病院食を食べていた方が2倍以上高かった。

(Hersberger L.et al. Individualized Nutritional Support for Hospitalized Patients With Chronic Heart Failure. J Am Coll Cardiol. 2021 May 11;77(18):2307-2319.)

つまり、病院食というのは健康食でもなんでもなく、患者それぞれで違うニーズを全く満たしていないのだ。

食事は治療の重要な一部である。食事を間違えれば、治る病気も治らない。糖尿病の人が、自宅で食事を摂っているときよりも、入院して病院食を食べているときの方が血糖値のコントロールが悪くなることさえある。

新型コロナ感染でも、ホテルなどでの療養の食事は、コンビニ弁当とほとんど変わらないようだ。食事＝エネルギーではない。食事は人間の体を形作ったり、正常な代謝を起こすための材料、原料を体の中に入れることである。質の悪い材料では、質の悪いものしかできないし、代謝の反応も上手くいかない可能性がある。病気のときはなおさら、良質な材料が豊富に必要なはずである。

病気で入院したときでなくても、普段の食事を間違えれば、体に変調をきたすのは当然である。

摂る必要もない糖質を何とか摂取しようとするために、食べる順番を変えたり、糖質の種類を選択する、などの努力をしていることもあるであろう。しかし、それらによる効果は不確定であり、非常に限定的な効果しか得られない場合が多い。

人間の病気の根本原因

人間をはじめ生物はすべて、食べ物や飲み物を口から摂取し、その内容によって体内に様々な変化を起こす。経口摂取と体内の免疫反応、炎症、ミトコンドリア機能、オートファジー、酸化ストレスなど、すべての代謝や反応が関係している。何を食べるかによって、体内で何が起きるかが違って当然である。

人間にとって有益な代謝や反応を起こす食事は、おそらく狩猟採集時代でも頻繁に摂取できた物が中心となるであろう。一方で、狩猟採集時代にはめったに手に入らなかったものは、たまに手に入れば当時は有益な反応を起こしていただろうが、現代では豊富に手に入るようになり、逆に多すぎて有害になってしまっているようだ。

糖質は昔は非常に貴重なものであった。そして、生き延びるためには非常に役に立った可能性が高い。その糖質を有効に使うための体内のメカニズムは、現代になって有害な作用を示してしまっている。

病気は、体内で起きる代謝や反応が、人間の本来のメカニズムを間違った方向に向けたり、超越してしまったために起こる。その根本原因となるのは食事なのである。糖質過剰摂取では高血糖になり、高インスリン血症になり、インスリン抵抗性を増加させ、インスリンのシグナル伝達を障害し、必要なケトン体を減らし、炎症を起こし、免疫反応を異常に活性化させたり免疫機能を低下させ、凝固機能を促進させ、ミトコンドリア機能を低下させ、ｍＴＯＲを異常に活性化し、オートファジーの障害を起こし、体重を必要以上に増加させ、様々なタンパク質を糖化させ、様々なものを傷つける酸化ストレスを増加させ、血管拡張を低下させ、ホルモンの分泌のバランスを乱し、胃腸運動を低下させて胃液の逆流を招き、異常な細胞増殖を起こしている。

　ほとんどすべての病気の原因を網羅している栄養素は糖質以外にない。このような、人体に様々な悪影響を与えるものを「栄養」と呼べるであろうか？　むしろ「猛毒」である。しかもこの猛毒である糖質は、じつにゆっくりと体を蝕み、脳でドーパミンを分泌させて、「もっと」糖質を欲しくなるように仕向けるので、多くの人は離れられなくなるのである。

感染に対して脆弱になった本当の理由

　この本を書いている現在（２０２１年8月中旬）になっても、日本だけでなく世界で新型コロナウイルスのパンデミックは落ち着いていない。本当にワクチンが功を奏するかどうかも未知数である。連日マスコミが新型コロナについて様々な情報を提供しているが、本質的なことを見失っていることも多々見受けられる。

我々人類は地球の支配者ではない。すべての生物の頂点に立っているわけでもない。ましてや人間の目に見えないウイルスや細菌などを十分にコントロールできるはずもない。動物も微生物も人間のご都合に合わせてくれるわけではない。そういう中で人類は生き延びてきたし、これからも絶滅するまでは同様な状況である。

人間にとって免疫は非常に重要である。免疫がなければ人間は生きていけないであろう。しかし、本来その免疫は、毎日の生活の中でウイルスや細菌と触れ合い、自然と訓練され、適切な状態に保たれているはずである。そしてしっかりと免疫が訓練されていれば、未知のウイルスなどがやってきたときにも適切に対応できるように進化している。感染の脅威に対するメカニズムがしっかりしていなければ、人類はとっくの昔に絶滅していたであろう。

ところが現代では、感染が起きていない状態でも、炎症反応や免疫反応を起こさなければならないような状態に晒され続けている。人間のメカニズムを無視した食事のせいである。糖質過剰摂取により高血糖になるなどということは、狩猟採集時代ではありえないことであった。現代では、糖質過剰摂取をして本来の免疫反応を混乱および低下させている。そこに未知のウイルスがやってくれば、十分な対応ができないのは当然であろう。糖尿病や肥満の人で重症化や死亡リスクが高くなるのも当たり前である。

また、現在行われている過剰な感染対策についても、将来問題を起こす可能性がある。先ほど述べたように、人類はウイルスや細菌などと触れ合っていることが普通のことなのに、それが悪いことかのように、その触れ合いを可能な限り遮断してしまっている。石鹸やアルコールなどを頻繁に使って手を洗い、人と人との触れ合いも制限し、周りの環境まで消毒してしまっている。人間とともにこれまで生きてきた常在菌の存在などは無視している。小さな子どもに頻繁にアルコール消毒を行っている人もいるが、このような子どもたちは免疫の適切な訓練ができているのであろうか、と心配になる。

もちろん人間は現代の医学でも、感染によって死亡することもある。しかし、感染によって、より強くもなっているのである。感染を完全になくしてしまうことは不可能であるし、なくしてしまう方が危険でさえある。

抗生物質の発明により、感染がある程度制御できるようになり、人類は長生きできるようになったと思うかもしれない。しかし、進化の過程では、身の回りにもっと多くの細菌やウイルスが存在していたであろう。その中で生き延びてきたのである。もちろん、免疫力だけでは対応できない病原体も存在し、それによって死亡することもあったが、抗生物質がなくても人類は生き延びてきた。狩猟採集時代の後に農耕が始まり、糖質摂取量が爆発的に増加したことにより、人間は自分の免疫力だけで対処できなくなってきたのだと思う。糖質過剰摂取が炎症反応や免疫反応の異常をもたらし、感染に対して脆弱になり、感染がなくても不必要または不都合な炎症や免疫反応を起こすようになったのであろう。

　感染しないようにするのではなく、感染しても十分に対応できる免疫力を保つことが最も重要なことである。ロックダウンして家の中に閉じ籠《こも》れば、ウイルスと触れ合う機会は格段に減少するのは確かであろう。しかし、ウイルスが周りに存在することを前提で生きていかなければならない。そうしないといつまでも閉じ籠って非人間的な生活を送らなければならない。怖いことに、感染を避けるためという理由で、テイクアウトや出前でのファストフードなどのジャンクフードの売り上げも増加しているらしい。どれだけ糖質が含まれているかわからない食事を頻繁に摂取し、「コロナ太り」などの現象が起きている。これではさらに免疫力は低下してしまう。

初期設定に戻そう

初期設定、標準装備ではしっかりと動く人体に対して、現代は勝手にオプションで粗悪な部品を組み込み、上手く動かなくなってしまっている状態である。まずは初期設定に戻そう。どんな調味料がどれだけ使われているかわからない、材料のわからない料理ではなく、食材そのものを買い、できる限りシンプルな調味料を使って食べよう。

一部を除き食材が生の状態では食べられないものは避けよう。すべての食材を生で食べるという意味ではなく、加工をしなければ食べられないものは、本来人間にとって初期設定の栄養ではないのである。米も小麦も加工しなければ食べられない。芋も生では難しい。工業的に作ったものも避けよう。

そして、一日中何らかの食べ物や飲み物を口にするのはやめよう。食事は１日１、２回で十分であるし、それが初期設定である。

さらに動こう。使わない筋肉はどんどん失われるのが初期設定である。家に閉じ籠っていては、どんどん筋力は落ちていく。それを取り戻すことは大変だ。太陽を浴びよう。それでビタミンＤができる。それが初期設定である。

何らかの症状が出たとき、医療だけに頼ることは依存を作り出すことにもなる。現在の医療は様々な薬が開発されているので薬物療法が主体になっている。しかし、それらの薬は根本的に治す本当の意味での治療薬ではなく、症状を抑え込んだり、検査などの所見や数値の見た目をよくする対症療法薬である。

根本的な原因を取り除くことをせずに薬で数値を改善しても、その薬がなければ数値は正常を維持し続けることができない。一方で、その裏では病状は進行している。どんどん進行し、最初の薬だけでは維持できなくなり、さらに薬が増える。薬物依存と同様ではないか。最初は薬で正常化しているように見えても、原因が解消されていなければ、そのうち不可逆性の変化を起こし、もとに戻れなくなる。そうなれば一生薬に頼る人生になる。

つまり糖質依存の生活は、医療や薬剤依存となり、それがなければ普通に生活もできなくなってしまう。多くの薬は対症療法に過ぎない。本当の根本治療は食事を正しく摂ることである。早い段階で初期設定に戻すことが重要なのである。

さあ、糖質制限を始めよう！

おわりに

前著の『「糖質過剰」症候群』を出版してから2年以上が経った。おかげさまで様々な方から評価をいただいた。また、本を手に取っていただき受診された患者さんも何人もいる。感謝でいっぱいである。

前著を書き上げたとき、かなりの内容を盛り込んだので、これ以上の内容で著書を出すことはもう無理なのではないかと思っていた。しかし糖質過剰摂取の闇は深かった。まだまだ前著で書いていないことがいっぱいあったのである。

前著に引き続き、多くの論文を引用している。今回は300以上の論文を選択した。自分自身のブログ「ドクターシミズのひとりごと」(https://promea2014.com/blog/)と今回の本のために集めた論文の数は８０００以上になり（もちろん糖質制限の論文ばかりではない）、前回と合計すると1万５０００以上という膨大な数になってしまった。最近は糖質制限やケトン食に関わる論文も本当に増加している。アメリカ糖尿病学会がいうように、糖質制限は現在最もエビデンスが揃っている食事であるといってよい。

今回も多くの論文を引用したからといって、私は全くエビデンス至上主義ではない。エビデンスは正解ではないし、論文には著者の意図が入ってしまう危険性が高い。また、私のこのような本をチェリーピッキング（数多くの事例の中から自説に都合のよい根拠だけを取り上げること）と思う人もいるかもしれない。私自身はそのようなつもりは全くない。しかし、そんなことをいえば、様々な論文やガイドラインなどで糖質制限を否定したものは、全く糖質制限とはほど遠く、ちょっとだけ糖質を少なくしただけの糖質過剰摂取の研究ばかりを根拠としているものがほとんどである。これこそチェリーピッキングである。

前著は多くの人に読んでいただいたが、じつは前著は本来届くべき人には届いていないのではないかとも思っている。つまり、病気や不調になっても糖質過剰摂取を続けている人たちや糖質摂取を勧める医師、栄養士である。なぜなら、医師や栄養士が現在でもなお、糖質は重要な栄養素であるという情報を、マスコミも一緒になって発信し続けていて、それが様々な症状や病気の発症抑制、改善の邪魔をしているからである。

多くの医師は、薬を処方することこそ治療だと思い込んでいる。対症療法を続ければ、ずっと患者さんは病気のままでいてくれる。根本原因を改善しなければ、よくはならないはずである。糖質制限反対派の医師の考えを、このような本で変えてもらうのは難しいであろうが、栄養士の方はぜひ、考えを変えてほしい。自分が勧めた食事によりその人がどのような状態になっているのか、自分自身で確かめてほしい。病院の栄養士であれば、栄養指導した患者の食後血糖値などがどうなっているのかぜひ知ってほしい。

新型コロナ感染に関しても、性急に作りすぎたワクチンは不安であるが、とはいえワクチンはもちろん効果があるのかもしれない。しかし、このウイルスの致死率、重症化や死亡した人の背景を考えれば、もっと何をすべきかがわかる。このウイルスの犠牲になった人の多くは高齢者であり、肥満や糖尿病などの糖質過剰症候群の人なのである。いずれも免疫力が低下している。

老化とともに免疫力は低下していくとしても、そのスピードはおそらく、何を食べているか、運動をしているか、太陽を浴びているかなどの違いにより大きく異なるであろう。人間本来の初期設定に戻し、食事で糖質過剰摂取にならないように注意するだけで、格段にリスクは減ると思われる。

一部の専門家は、今回のウイルスを制御可能だと思っているかもしれないが、世界中でロックダウンが行われたり、日本では緊急事態宣言が出されても、そのこととは無関係にウイルス感染が増加したり減少したりしている。現段階では「ゼロコロナ」なんて夢物語、ただの妄想レベルである。ワクチン接種率が非常に高い国でも感染が再拡大している。ワクチン効果が早くも切れてきたのか、ウイルスがワクチンをすり抜けるように変異しているのか、その両方なのか？　インフルエンザほどではないとはいえ新型コロナも変異するウイルスなので、ワクチンを接種すればそれをすり抜ける変異株が広がることは当然のように思える。いずれにしても、ウイルスそのもの、およびウイルスの感染については制御不能なのである。

しかし我々は、自分自身の体についてはある程度制御可能である。機能が弱ったり誤作動を起こしている体を、食事によって初期設定に戻し、制御すべきだと考える。

現在、外来診療をしていると、様々な症状の患者さんがやってくる。多くは痛みを訴えてくることが多いが、検査で異常が見つからず、他の診療科では治療が無効であったり、治療さえ受けてこなかった人もいる。当然、それ以上の検査でも異常は見つからないことも多い。しかし、症状はある。どこかで見えない炎症や免疫反応が起きているのであろうと思われる。それに対して私は、できる限り人間の初期設定に戻すことを考えている。ただ、人間は変化することを嫌うものである。なかなか難しいことも多い。そしてまた、初期設定を逸脱し続けてきたことにより失ったり、低下した機能を戻すことは、高齢者ではなおさらであるが、非常に難しいこともある。

寿命は延び、人生１００年時代となった現代においても、20代後半くらいからは老化が始まっているだろう。その老化のスピードは、食事や運動習慣、ストレスなどによって個人差が非常に大きいと思われる。肌の状態や外見で実際の年齢よりも老けて見える人は、体の老化スピードも速い場合が多いと思われる。だから、20代になったら少しずつでも、30代になったらすぐにでも、食事や運動について改善した方がよい。気がついたときには取り返しがつかないこともある。そういう私は40歳を過ぎてやっと気がついた。取り返しのつかない部分もある。しかし、30代の頃よりは50代の今の方が何倍も元気である。

今回、この本を書き上げて、じつは反省している。また前回に続き内容が難しい。一般の人には非常に酷な記述も多いであろう。これは私の文章力、表現力の至らなさである。ただ、上辺だけの内容にしてしまうと、ありきたりの表現になってしまうし、誰かがどこかで述べたものやネットに溢れている情報と大して違いがないと思う。糖質過剰摂取が危険であることをきちんと伝えるには、そのメカニズムを避けては通れない。

前著でさえかなり深く掘り下げた部分もあったので、今回はなおさら深く掘り下げなければならなかった。メカニズムはやっぱり難しい。だから、わかりづらい内容は理解せずとも、裏にはちゃんと根拠があるのだということだけわかっていただければ、それでよいと思っている。

またこのような出版ができて非常にうれしい思いだ。この本を手に取ってくださった方、出版社と編集者の方に感謝申し上げたい。ありがとうございます。

そして周りで色々と助言をしてくださったり、支えてくれているすべての方へ、ありがとうございます。また、年老いた両親の支えがあり、今の自分がいる。ありがとう。そして何より大切な家族に、ありがとう。

清水泰行（しみずやすゆき）

1967年愛知県生まれ。北海道大学医学部卒業。医師。日本麻酔科学会専門医。社会医療法人仁陽会 西岡第一病院勤務。麻酔、ペインクリニック（痛み専門の治療）、漢方内科が専門。痛みの治療だけでなく、背景にある栄養不足・糖質過剰を指摘し、患者の食事の相談にも積極的に対応している。自らも糖質制限によりメタボを脱出。それを機に健康や医療の定説に疑問を抱き、様々な勉強を重ね、学んだことを一般の人に還元するためブログ「ドクターシミズのひとりごと」(https://promea2014.com/blog/) を開設、日々更新中。著書に『「糖質過剰」症候群』（光文社新書）、『運動するときスポーツドリンクを飲んではいけない』（廣済堂健康人新書）、『糖質オフ×プチ断食のW効果でやせる！ 不調が消える！』（監修、主婦の友社）がある。

肥満《ひまん》・糖尿病《とうにょうびょう》の人《ひと》はなぜ新型《しんがた》コロナに弱《よわ》いのか

「糖質過剰《とうしつかじょう》」症候群《しょうこうぐん》II

2021年11月30日初版1刷発行

著　者 ── 清水泰行
発行者 ── 田邉浩司
装　幀 ── アラン・チャン
印刷所 ── 萩原印刷
製本所 ── ナショナル製本
発行所 ── 株式会社光文社
東京都文京区音羽1-16-6(〒112-8011)
https://www.kobunsha.com/
電　話 ── 編集部03(5395)8289　書籍販売部03(5395)8116
業務部03(5395)8125
メール ── sinsyo@kobunsha.com

落丁本・乱丁本は業務部へご連絡くだされば、お取替えいたします。
 ISBN 978-4-334-04575-3

1166

なぜ中学受験するのか？

おおたとしまさ

やり方次第で「良薬」にも「毒」にもなるのが中学受験。気鋭の教育ジャーナリストが膨大な取材経験と古今東西の文献から導き出した、中学受験の是非論へのファイナルアンサー。

978-4-334-04573-9

1167

毛
生命と進化の立役者

稲葉一男

えっ!? 脳の中の毛？ ウイルスから守る毛？ CO_2で止まる毛？「細胞の毛」研究三〇年のスペシャリストが、生き物や自然、そして私たちの命を支える驚くべきミクロの世界を綴る。

978-4-334-04574-6

1168

肥満・糖尿病の人はなぜ新型コロナに弱いのか
「糖質過剰」症候群Ⅱ

清水泰行

新型コロナのパンデミックや病状悪化の要因となると考えられる糖質の過剰摂取。本書では糖質過剰が新型コロナだけでなく数多《あまた》の疾患の原因となる理由を、最新研究を交え伝える。

978-4-334-04575-3

1169

人生を変えた韓国ドラマ ２０１６〜２０２１

藤脇邦夫

「愛の不時着」「梨《イ》泰《テ》院《ウォン》クラス」「賢い医師生活」「イカゲーム」など世界を席巻するKコンテンツの一つとなった韓国ドラマ。その深い魅力を傑作80選とともに徹底解説！

978-4-334-04576-0

1170

不登校・ひきこもり急増
コロナショックの支援の現場から

杉浦孝宣＋ＮＰＯ法人高卒支援会

コロナ禍で不登校・ひきこもりの子どもたちは増えただけでなく、可視化されづらくなった。リアルとオンラインを駆使することで前よりもパワーアップした支援現場の知見を学ぶ。

978-4-334-04577-7